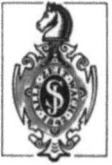

H. Maier H. Weidauer (Hrsg.)

Krebsrisiken im Kopf-Hals-Bereich

In Zusammenarbeit mit dem Forschungsrat
„Rauchen und Gesundheit", dem Tumorzentrum
Heidelberg/Mannheim, dem Hauptverband
der gewerblichen Berufsgenossenschaften
und der Stiftung „Krebs und Scharlach"

Mit 54, zum Teil farbigen Abbildungen
und 39 Tabellen

Springer-Verlag
Berlin Heidelberg New York
London Paris Tokyo
Hong Kong Barcelona
Budapest

Priv.-Doz. Dr. med. habil. Heinz Maier
Prof. Dr. med. Hagen Weidauer
Universitäts-Hals-Nasen-Ohren-Klinik Heidelberg
Im Neuenheimer Feld 400, W-6900 Heidelberg, BRD

Die Deutsche Bibliothek – CIP-Einheitsaufnahme
Krebsrisiken im Kopf-Hals-Bereich / H. Maier; H. Weidauer (Hrsg.).
Berlin; Heidelberg; New York; London; Paris; Tokyo; Hong Kong;
Barcelona; Budapest: Springer, 1991
ISBN-13: 978-3-540-53084-8   e-ISBN: 978-3-642-76036-5
DOI: 10.1007/978-3-642-76036-5
NE: Maier, Heinz [Hrsg.]

Dieses Werk ist urheberrechtlich geschützt. Die dadurch begründeten Rechte, insbesondere die der Übersetzung, des Nachdrucks, des Vortrags, der Entnahme von Abbildungen und Tabellen, der Funksendung, der Mikroverfilmung oder der Vervielfältigung auf anderen Wegen und der Speicherung in Datenverarbeitungsanlagen, bleiben, auch bei nur auszugsweiser Verwertung, vorbehalten. Eine Vervielfältigung dieses Werkes oder von Teilen dieses Werkes ist auch im Einzelfall nur in den Grenzen der gesetzlichen Bestimmungen des Urheberrechtsgesetzes der Bundesrepublik Deutschland vom 9. September 1965 in der jeweils geltenden Fassung zulässig. Sie ist grundsätzlich vergütungspflichtig. Zuwiderhandlungen unterliegen den Strafbestimmungen des Urheberrechtsgesetzes.

© Springer-Verlag Berlin Heidelberg 1991

Die Wiedergabe von Gebrauchsnamen, Handelsnamen, Warenbezeichnungen usw. in diesem Werk berechtigt auch ohne besondere Kennzeichnung nicht zu der Annahme, daß solche Namen im Sinne der Warenzeichen- und Markenschutz-Gesetzgebung als frei zu betrachten wären und daher von jedermann benutzt werden dürfen.

Produkthaftung: Für Angaben über Dosierungsanweisungen und Applikationsformen kann vom Verlag keine Gewähr übernommen werden. Derartige Angaben müssen vom jeweiligen Anwender im Einzelfall anhand anderer Literaturstellen auf ihre Richtigkeit überprüft werden.

Satz: Elsner & Behrens GmbH, Oftersheim

Umschlagabbildung: Klaus Maier, Aschaffenburg

25/3130-543210 – Gedruckt auf säurefreiem Papier

In memoriam Professor Dietrich Schmähl

Kurz nach Vollendung seines 65. Lebensjahres und wenige Monate vor seiner Emeritierung verstarb am 11. Oktober 1990 Professor Dietrich Schmähl völlig unerwartet während eines Urlaubs in der Türkei. Wir betrauern seinen Tod, weil wir wissen, daß wir mit ihm eine herausragende Persönlichkeit, einen begnadeten akademischen Lehrer und einen Wissenschaftler von internationalem Rang verloren haben.

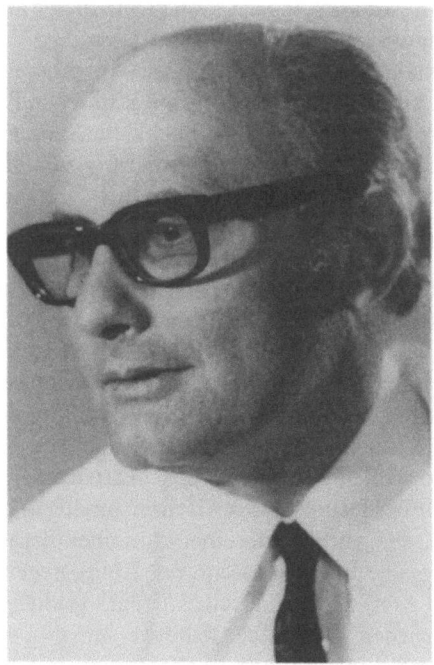

Prof. Dr. med. Dietrich Schmähl

In memoriam Professor Dietrich Schmähl

Dietrich Schmähl wurde am 30. September 1925 in Breslau geboren. Nach seiner Einberufung zur Wehrmacht begann er 1943 an der Militärakademie in Berlin sein Medizinstudium, das er - aus dreijähriger russischer Gefangenschaft heimgekehrt - von 1948 an in Freiburg fortsetzte. Nach dem medizinischen Staatsexamen war er von 1951-1959 wissenschaftlicher Mitarbeiter am Institut von Hermann Druckrey, unter dessen Anleitung seine ersten wissenschaftlichen Publikationen entstanden. Bei ihm erlernte er die Grundlagen der experimentellen Krebsforschung. Um sich mit der Pathogenese des Krebses beim Menschen vertraut zu machen, verließ er 1959 Freiburg und ging zu Herwig Hamperl an das Institut für Pathologie an der Universität Bonn, wo er sich 1960 für das Fachgebiet Onkologie habilitierte. Im Jahre 1964 nahm er den Ruf an das Institut für Toxikologie und Chemotherapie am gerade eröffneten Deutschen Krebsforschungszentrum in Heidelberg an. Dort gehörte er zu den engsten Mitarbeitern von Karl Bauer, dem Gründer des Krebsforschungszentrums, und von dort aus nahm er in den nachfolgenden Jahren auf die Entwicklung der Krebsforschung in Deutschland entscheidend Einfluß. Sein Name ist aus der Geschichte dieser großen Forschungseinrichtung nicht mehr wegzudenken.

Dietrich Schmähl sah seine wichtigste Aufgabe in der Verknüpfung der Grundlagenforschung mit klinischen Fragestellungen. Die großzügigen Arbeitsmöglichkeiten seines Institutes waren für ihn eine stetige Herausforderung zu außergewöhnlichen Leistungen. Seine Beiträge zur Erforschung von krebserzeugenden Stoffen in der Umwelt, zur Abschätzung des mit solchen Stoffen verbundenen Risikos für den Menschen und zur Prävention von Krebserkrankungen sowie die von ihm erzielten Fortschritte in der Entwicklung neuer Chemotherapeutika mit wenigen Nebenwirkungen brachten ihm zahlreiche Auszeichnungen und die Ehrenmitgliedschaft in wissenschaftlichen Gesellschaften ein. Seine mehr als 600 Publikationen in wissenschaftlichen Zeitschriften und seine vielen Bücher, die von einer erstaunlichen schöpferischen Aktivität zeugen, machten ihn weit über Deutschlands Grenzen hinaus bekannt. Seine heimliche Liebe galt jedoch seiner klinischen Beratertätigkeit. Er wollte seine Erkenntnisse in der Klinik angewandt wissen und so als Arzt, der er Zeit seines Lebens geblieben ist, den kranken Menschen unmittelbar helfen.

Dietrich Schmähl wollte sein Lebenswerk mit einem Buch über die Licht- und Schattenseiten der Onkologie abschließen. Der Tod hat ihm die Feder aus der Hand genommen, bevor er diese Aufgabe vollenden konnte. Es wäre – wie er ankündigte – ein Buch geworden, in dem er die „Jahrmarktseitelkeiten, vor denen auch die Wissenschaft nicht gefeit ist", schonungslos darstellen wollte. Die bisherigen Erfolge der Krebsforschung beurteilte er im Hinblick auf die therapeutischen Möglichkeiten trotz großer Fortschritte im Bereich der Grundlagenforschung eher skeptisch. Selbst für seine eigene Arbeit zog er anläßlich seines 65. Geburtstages nur eine „vorsichtig positive" Bilanz.

Dietrich Schmähl wird jedem, der das Glück hatte, ihn näher kennenzulernen, für immer in Erinnerung bleiben. Sein Einblick in wissenschaftliche Zusammenhänge, sein engagierter Skeptizismus und seine Liebenswürdigkeit machten jede Diskussion mit ihm zu einem Erlebnis besonderer Art. Mißverständnisse gab es kaum, da er gewohnt war zu sagen, was er dachte, auch wenn dieses unbequem war. So hat sich Dietrich Schmähl im In- und Ausland viele Menschen zu Freunden gemacht, die mit seiner Familie und uns allen um ihn trauern. Dieses Buch, zu dem er selbst noch einen Artikel beigetragen hat, widmen die Herausgeber in dankenswerter Weise seinem Andenken.

Bonn, im Sommer 1991 *F. X. Adlkofer*

Vorwort

In den letzten Jahrzehnten wurden wesentliche Verbesserungen in der Behandlung der Plattenepithelkarzinome des oberen Aerodigestivtraktes erreicht.

In welchem Maße haben die Patienten davon profitiert? Hinsichtlich der Lebensqualität der Krebskranken kann man nicht umhin, eine positive Entwicklung zu konstatieren. Anders sieht es aus, wenn man die 5-Jahresüberlebensraten betrachtet. Trotz bemerkenswerter Fortschritte auf dem Gebiet der Tumorchirurgie, der Strahlentherapie und der antineoplastischen Chemotherapie ist es uns im Vergleich zu früheren Zeiten bislang nicht gelungen, das Leben dieser Patienten entscheidend zu verlängern.

Wie läßt sich diese enttäuschende Entwicklung erklären? Man muß davon ausgehen, daß sicher verschiedene Faktoren für diese Situation verantwortlich zeichnen. Die entscheidenste Ursache dürfte jedoch darin zu sehen sein, daß ein Großteil der Patienten erst bei weit fortgeschrittener Krankheit in ärztliche Behandlung kommt. In den Tumorstadien I und auch II gelingt es, noch akzeptable Heilungsquoten zu erzielen – bei Patienten mit Plattenepithelkarzinomen des oberen Atmungs- und Verdauungstraktes im Stadium III oder IV hingegen sind die Heilungschancen ungeachtet der Fortschritte der modernen Medizin begrenzt.

Angesichts dieser Konstellation ist es einleuchtend, daß derzeit eine Verbesserung der 5-Jahresüberlebensraten am ehesten durch eine Früherfassung und Frühtherapie dieser Tumoren zu realisieren ist. Dies wird jedoch nur möglich sein, wenn es gelingt, Risikogruppen zu selektionieren und regelmäßige Vorsorgeuntersuchungen durchzuführen.

Wer gehört nun zu einer Risikogruppe?

Um diese Frage ausreichend präzise beantworten zu können, sind umfangreiche Untersuchungen zur Tumorätiologie und -epidemiologie erforderlich. Es ist inzwischen unumstritten, daß es sich bei der Karzinogenese im Kopf-Hals-Bereich um ein multifaktorielles Geschehen handelt. Wir dürfen daher unsere Aufmerksamkeit nicht nur den beiden Hauptrisikofaktoren Alkohol und Tabak zuwenden; es gilt vielmehr, die Bedeutung anderer Faktoren zu untersuchen, die möglicherweise von ähnlich großer Tragweite sind. In diesem Zusammenhang sind insbesondere die Ernährung, der Beruf, eine genetische Prädisposition und Virusinfektionen zu nennen.

Leider wurde dieser Thematik in der Bundesrepublik Deutschland bislang nicht die gebührende Aufmerksamkeit gewidmet. Die Herausgeber haben es sich daher zur Aufgabe gemacht, mit diesem Buch, das auf der Basis eines wissenschaftlichen Symposiums entstanden ist, einen Überblick über den derzeitigen Wissensstand der verschiedenen anerkannten oder diskutierten Kausalfaktoren für die Entstehung von Krebs im Bereich des oberen Atmungs- und Verdauungstraktes zu vermitteln.

Heidelberg, im Sommer 1991 *H. Maier*
H. Weidauer

Inhaltsverzeichnis

Vorsorge und Früherkennung von Plattenepithelkarzinomen des oberen Aerodigestivtraktes –
W. Steiner, P. Ambrosch, G. Aurbach 1

Mechanismen der Tabakkarzinogenese – *D. Schmähl* .. 8

Kokarzinogene Wirkung von Alkohol – *H. K. Seitz,
U. A. Simanowski, G. Egerer, B. Osswald, B. Kommerell* . 15

Chronischer Alkohol- und Tabakkonsum –
Wie hoch ist das Krebsrisiko im Bereich von Mundhöhle,
Oropharynx, Hypopharynx und Larynx? –
W.-D. Heller, A. Dietz, U. Gewelke, H. Maier 26

Passivrauchen – Ein Risikofaktor für Plattenepithelkarzinome des Respirationstraktes? – *F. X. Adlkofer* 38

Ernährung und Krebs im Bereich
des oberen Aerodigestivtraktes – *N. de Vries* 52

Arbeitsstoffexposition und Krebsrisiko im Bereich
von Mundhöhle, Rachen und Kehlkopf –
H. Maier, A. Dietz, U. Gewelke, W.-D. Heller 67

Larynxkarzinom und Asbestexposition – *T. Deitmer* ... 91

Zur Epidemiologie des Kehlkopfkrebses in Polen –
W. Zatonski, J. Tyczynski, J. Didkowska 124

Zur Epidemiologie der Nasen-
und Nasennebenhöhlenkarzinome – *H.-G. Schroeder* .. 137

Anerkannte Berufskrankheiten durch maligne Tumoren
im Kopf-Hals-Bereich – Ein Vergleich zwischen
der Bundesrepublik Deutschland und anderen
Industrienationen – *D. Adler* 152

Krebs im Bereich von Mundhöhle, Pharynx und Larynx –
Eine Erkrankung der unteren sozialen Schichten? –
A. Dietz, U. Gewelke, W.-D. Heller, H. Maier 158

Präkanzeröse Läsionen des oberen Aerodigestivtraktes –
Risikofaktoren einer malignen Entartung –
I. van der Waal 168

Orale Hygiene, Zahnstatus und Zahnersatz
als Risikofaktoren für das Mundhöhlenkarzinom –
J. Zöller, M. Kreiss, W.-D. Heller, H. Maier 173

Zweittumoren bei Patienten mit
Plattenepithelkarzinomen im Kopf-Hals-Bereich –
G. B. Snow, N. de Vries 185

Lokale Einwirkung ionisierender Strahlen
und radiogene Spätkarzinome im Kopf-Hals-Bereich –
M. Flentje, M. Wannenmacher 195

Endokrine Aspekte beim Larynxkarzinom – *T. Deitmer* 202

Kontaktallergie und Krebs im oberen Atmungs-
und Verdauungstrakt – *H. Enzmann* 210

Krebsrisiko und zentralnervöse Stimulation –
Epidemiologische Evidenz – *R. Frentzel-Beyme* 216

Immunsuppression als Risikofaktor für Malignome
im Kopf-Hals-Bereich – *H.-P. Zenner* 232

Was wissen wir heute über die Bedeutung genetischer
Faktoren für die Entstehung maligner Tumoren? –
F. X. Bosch 239

Die Rolle von Virusinfektionen in der Tumorentstehung
im Kopf-Hals-Bereich – *E.-M. de Villiers* 256

Speicheldrüsenkrebs – Eine kurze Übersicht hinsichtlich
möglicher Risikofaktoren – *H. Maier, H. Weidauer* 264

Zur Ätiologie des Lippenkrebses –
G. Angres, A. von Ciriacy-Wantrup, H. Weidauer 270

Zur Epidemiologie des Nasopharynxkarzinoms –
Ch. Reißer 276

Sachverzeichnis 285

Autorenverzeichnis

Adler, D., Prof. Dr. med.
Hals-Nasen-Ohrenklinik der Universität Heidelberg,
Im Neuenheimer Feld 400, W-6900 Heidelberg

Adlkofer, F. X., Prof. Dr. med.
Forschungsrat Rauchen und Gesundheit,
Königswinterer Straße 550, W-5300 Bonn 3

Ambrosch, P., Dr. med.
Hals-Nasen-Ohrenklinik der Universität Göttingen,
Robert-Koch-Str. 40, W-3400 Göttingen

Angres, G., Dr. med.
Hals-Nasen-Ohrenklinik der Universität Heidelberg,
Im Neuenheimer Feld 400, W-6900 Heidelberg

Aurbach, G., Dr. med.
Hals-Nasen-Ohrenklinik der Universität Göttingen,
Robert-Koch-Str. 40, W-3400 Göttingen

Bosch, F. X., Dr. rer. nat.
Hals-Nasen-Ohrenklinik der Universität Heidelberg,
Im Neuenheimer Feld 400, W-6900 Heidelberg

Ciriacy-Wantrup, A. von
Hals-Nasen-Ohrenklinik der Universität Heidelberg,
Im Neuenheimer Feld 400, W-6900 Heidelberg

Deitmer, T., Priv.-Doz. Dr. med.
Klinik und Poliklinik für Hals-, Nasen- und Ohrenheilkunde,
Kardinal-von-Galen-Ring 10, W-4400 Münster

Autorenverzeichnis

Didkowska, J.
Cancer Control and Epidemiology Department,
The Maria Sklodowska-Curie Memorial,
Cancer Center and Institute of Oncology,
15 Wawelska Str., 00-973 Warschau, Polen

Dietz, A., Dr. med.
Hals-Nasen-Ohrenklinik der Universität Heidelberg,
Im Neuenheimer Feld 400, W-6900 Heidelberg

Egerer, G., Dr. med.
Abt. für Gastroenterologie, Medizinische Universitätsklinik,
Bergheimer Str. 58, W-6900 Heidelberg

Enzmann, H., Prof. Dr. med.
Universitätsklinikum Virchow, Standort Charlottenburg,
Hals-Nasen-Ohrenklinik, Spanndauerdamm 130,
1000 Berlin-Steglitz

Flentje, M., Dr. med.
Radiologische Klinik der Universität Heidelberg,
Im Neuenheimer Feld 400, W-6900 Heidelberg

Frentzel-Beyme, R., Priv.-Doz. Dr. med.
Institut für Dokumentation, Information und Statistik,
Deutsches Krebsforschungszentrum,
Im Neuenheimer Feld 280, W-6900 Heidelberg

Gewelke, U.
Hals-Nasen-Ohrenklinik der Universität Heidelberg,
Im Neuenheimer Feld 400, W-6900 Heidelberg

Heller, W.-D., Dr. rer. nat.
Institut für Statistik und mathematische Wirtschaftstheorie,
Universität Karlsruhe, Kollegiumsgebäude am Schloß 2,
W-7500 Karlsruhe

Kommerell, B., Prof. Dr. med.
Abt. für Gastroenterologie, Medizinische Universitätsklinik,
Bergheimer Str. 58, W-6900 Heidelberg

Kreiss, M., Dr. med. dent.
Hals-Nasen-Ohrenklinik der Universität Heidelberg,
Im Neuenheimer Feld 400, W-6900 Heidelberg

Maier, H., Priv.-Doz. Dr. med.
Hals-Nasen-Ohrenklinik der Universität Heidelberg,
Im Neuenheimer Feld 400, W-6900 Heidelberg

Osswald, B.
Abt. für Gastroenterologie, Medizinische Universitätsklinik,
Bergheimer Str. 58, W-6900 Heidelberg

Reißer, Ch., Dr. med.
Hals-Nasen-Ohrenklinik der Universität Heidelberg,
Im Neuenheimer Feld 400, W-6900 Heidelberg

Seitz, K. H., Prof. Dr. med.
Abt. für Innere Medizin, Krankenhaus Salem,
Zeppelinstr. 11–33, W-6900 Heidelberg

Schmähl, D., Prof. Dr. med. †
Institut für Toxikologie und Chemotherapie,
Deutsches Krebsforschungszentrum,
Im Neuenheimer Feld 280, W-6900 Heidelberg

Schroeder, H.-G., Priv.-Doz. Dr. med.
Hals-Nasen-Ohrenklinik der Universität Marburg,
Deutschhaussstr. 3, W-3550 Marburg

Simanowski, U. A., Dr. med.
Abt. für Gastroenterologie, Medizinische Universitätsklinik,
Bergheimer Str. 58, W-6900 Heidelberg

Snow, G. B., Prof. Dr. med.
Department of Otorhinolaryngology,
Head and Neck Surgery, Free University Hospital,
De Boelelaan 1117, 1081 HV Amsterdam, Netherlands

Steiner, W., Prof. Dr. med.
Hals-Nasen-Ohrenklinik der Universität Göttingen,
Robert-Koch-Str. 40, W-3400 Göttingen

Tyczynski, J., Dr. med. sc.
Cancer Control and Epidemiology Department,
The Maria Sklodowska-Curie Memorial,
Cancer Center and Institute of Oncology,
15 Wawelska Str., 00-973 Warschau, Polen

Villiers, E.-M. de, Dr. rer. nat.
Referenzzentrum für humanpathogene Papillomviren,
Deutsches Krebsforschungszentrum,
Im Neuenheimer Feld 506, W-6900 Heidelberg

Vries, N. de, Dr. med.
Department of Otorhinolaryngology,
Head and Neck Surgery, Free University Hospital,
De Boelelaan 1117, 1081 HV Amsterdam, Netherlands

Waal, I. van der, Prof. Dr. med.
Department of Oral Pathology and Oral and
Maxillofacial Surgery, Free University Hospital,
De Boelelaan 1117, 1081 HV Amsterdam, Netherlands

Wannenmacher, M., Prof. Dr. med., Dr. med. dent.
Radiologische Klinik der Universität Heidelberg,
Im Neuenheimer Feld 400, W-6900 Heidelberg

Weidauer, H., Prof. Dr. med.
Hals-Nasen-Ohrenklinik der Universität Heidelberg,
Im Neuenheimer Feld 400, W-6900 Heidelberg

Zatonski, W., Prof. Dr. med. sc.
Cancer Control and Epidemiology Department,
The Maria Sklodowska-Curie Memorial,
Cancer Center and Institute of Oncology,
15 Wawelska Str., 00-973 Warschau, Polen

Zenner, H.-P., Prof. Dr. med.
Hals-Nasen-Ohrenklinik der Universität Tübingen,
Tumorzentrum Sigwart 18, W-7400 Tübingen

Zöller, J., Dr. med., Dr. med. dent.
Klinik und Poliklinik für Mund-Kiefer-Gesichtschirurgie,
Im Neuenheimer Feld 400, W-6900 Heidelberg

Vorsorge und Früherkennung von Plattenepithelkarzinomen des oberen Aerodigestivtraktes

W. Steiner, P. Ambrosch, G. Aurbach

Für die Tumoren der oberen Luft- und Speisewege läßt sich eine eindeutige Zunahme der Inzidenz und Mortalität in der Bundesrepublik Deutschland wie in anderen Ländern (USA, Frankreich usw.) epidemiologisch-statistisch belegen.

In Ermangelung eines zentralen bundesdeutschen Krebsregisters basierten bisher die Daten über die Häufigkeit verschiedener Tumorerkrankungen auf den amtlichen Todesursachenstatistiken, die, wie wir alle wissen, erhebliche Mängel aufweisen.

Das in ätiologischer, diagnostischer und therapeutischer Hinsicht eine Einheit darstellende Organsystem Mundhöhle, Rachen und Kehlkopf, wird in den Statistiken in einzelne Organe unterteilt, wodurch quantitativ die einzelnen Organkrebse an Bedeutung verlieren. Hinzu kommt: Wegen der unterschiedlichen Überlebensraten der verschiedenen Krebsformen liefern Mortalitätsdaten ein verzerrtes Bild bezüglich der Krebshäufigkeit. Krebserkrankungen mit niedrigen Überlebensraten (z. B. Lunge) überwiegen, andere mit hohen Überlebensraten (z. B. Kehlkopf) sind unterrepräsentiert.

Unter den Kopf- und Halstumoren ist in der *Bundesrepublik Deutschland* seit 1952 ein *Anstieg* in der Mortalität nachweisbar: Für das Kehlkopfkarzinom um das 2fache, für die Mundhöhlen- und Rachenkrebserkrankungen um das 6fache [3].

Noch besteht eine Übersterblichkeit für die Männer. Der Trend ist jedoch bei Frauen gleich. Der Anstieg im mittleren Erwachsenenalter entspricht dem von Lungenkrebserkrankungen. Dies ist ein wichtiges Indiz für gemeinsame exogene Noxen.

Neumann [3] konnte weiterhin zeigen, daß im 1-Jahres-Schritt (1984–1986) 1200 Männer mehr gestorben sind als nach der Mortalität von 1950–1952 zu erwarten gewesen wäre.

Diesem alarmierenden Anstieg stehen 521 Aidstote in 6 Jahren (1981–1987) gegenüber.

Neumann unterstreicht unsere seit Mitte der 70er Jahre mit Beginn der von uns initiierten und durchgeführten Krebsvorsorgeuntersuchungen für Mundhöhle, Rachen und Kehlkopf immer wieder in der Öffentlichkeit und bei den zuständigen Ministerien in Bonn vorgetragene Forderung: Die bösartigen Neubildungen der oberen Luft- und Speisewege verdienen wesentlich mehr Aufmerksamkeit.

In *Frankreich,* einem Land, dessen hoher Konsum an Alkohol und Zigaretten bekannt ist, lagen die Krebserkrankungen der oberen Luft- und Speisewege bezüglich der Morbidität – berechnet für die Region Doubs – schon 1977/78 nach Mitteilung des französischen Gesundheitsministeriums mit 36,5 pro 100000 Einwohner knapp hinter den Bronchialkarzinomen mit 39 auf 100000.

Zurück nach Deutschland: Geschätzt nach Höhe und Entwicklung der Inzidenz in den Krebsregistern Hamburgs und des Saarlandes sowie unter Berücksichtigung der Sterbefälle in der BRD 1984 (Schriften des BGA/87) ergeben sich für den Gebärmutterhalskrebs (bisher einzig anerkanntes Modellorgan für eine Krebsvorsorge- und -früherkennungsuntersuchung) 6500 Neuerkrankungen pro Jahr, für Mundhöhle, Rachen und Kehlkopf (8. Stelle) 8150 und für die Lunge (1. Stelle) 30000.

Für Männer bis zum 60. Lebensjahr wird der Unterschied wesentlich geringer: 6000 Lungenkrebserkrankungen stehen 3400 Krebserkrankungen in Mundhöhle, Rachen und Kehlkopf gegenüber.

Wenn man berücksichtigt, daß sich aus den Daten des saarländischen Krebsregisters für 82 bzw. 85 rohe Inzidenzraten pro 100000 an bösartigen Neubildungen der oberen Luft- und Speisewege für Männer 28,9 bzw. 40,2 und rohe Mortalitätsraten von 13,0 bzw. 15,7 ergeben, so wird deutlich, daß wir uns im nächsten Jahrzehnt in der Morbidität der Krebserkrankungen der oberen Luft- und Speisewege denen der Lunge nähern, ähnlich wie in Frankreich. Aus den bisher zitierten statistischen Angaben über die Mortalität und Inzidenz der Krebserkrankungen von Mundhöhle, Rachen und Kehlkopf läßt sich folgern, daß die jährliche Neuerkrankungsrate in der Bundesrepublik Deutschland hoch genug ist, um ein Krebsvorsorge- und -früherkennungsprogramm sinnvoll erscheinen zu lassen, zumindest sind kontrollierte Studien im Vorfeld gerechtfertigt, angesichts des alarmierenden Anstiegs dieser Tumorerkrankungen sogar dringend notwendig.

Voraussetzungen für eine primäre Prävention und für die Planung von Vorsorge- und Früherkennungsuntersuchungen ist die Kenntnis der Ätiologie dieser Tumorerkrankungen, also der Risikofaktoren. Darüber wird in diesem Band ausführlich und kompetenter von anderen Beitragsautoren Stellung genommen. Soviel steht fest: Der Anstieg dieser Schleimhautkrebse ist mit großer Wahrscheinlichkeit auf den zunehmenden Tabak- und Alkoholkonsum zurückzuführen.

Zur ätiologischen Trias, besonders für Mundhöhlenkarzinome, zählen noch mangelnde Mundhygiene, sanierungsbedürftiges Gebiß usw.

Der Zusammenhang von übermäßigem Tabak- und Alkoholgenuß mit den Plattenepithelkarzinomen der oberen Luft- und Speisewege ist durch zahlreiche epidemiologische, tierexperimentelle und klinische Studien sowie Reihenuntersuchungen erwiesen [4, 5]. Gerade die von Maier et al. [2] publizierten Ergebnisse einer Fallkontrollstudie mit aktueller Literaturzusammenstellung unterstreichen die vorrangige Bedeutung der genannten Risikofaktoren.

Aus den von uns zwischen 1975 und 1984 durchgeführten Krebsvorsorge-Reihenuntersuchungen im Rahmen der von der Deutschen Forschungsgemeinschaft, dem BMJFFG und dem BMFT geförderten Erlanger Feldstudien, bei fast 15000 Probanden, geht eindeutig hervor, daß die Hauptzielgruppe für Krebsvorsorge- und -früherkennungsuntersuchungen der oberen Luft- und Speisewege starke Raucher sind, insbesondere wenn sie zusätzlich und regelmäßig übermäßig Alkohol trinken. Mit der Beschränkung des Angebotes einer Vorsorge- und Früherkennungsuntersuchung auf Hochrisikogruppen erreichen wir eine Prävalenzanreicherung. Dies konnte bei den 3 Feldstudien eindrucksvoll gezeigt werden [4, 5].

Unter den Rauchern dieser Feldstudien, und zwar Männer und Frauen, wurden vier Karzinome der Mundhöhle und des Kehlkopfes auf 1000 Probanden entdeckt. Im "Mayo-Lung-Project" wurden bei männlichen Rauchern über 45 Jahre 6 auf 1000 diagnostiziert. Die amerikanische Gesundheitsbehörde rechnet für Männer über 40 Jahre, die rauchen und Alkohol trinken, mit 8 auf 1000 neuen Krebserkrankungen in Mundhöhle und im Kehlkopf.

Ein weiteres Ergebnis der 3 Feldstudien war: Die Hauptursachen für das gehäufte Vorkommen von chronischen Entzündungen, Präkanzerosen und Karzinomen in Mundhöhle und Kehlkopf in bestimmten Berufskollektiven, z. B. Galvaniseuren und Metallschleifern, waren ganz offensichtlich die ungesunden, schleimhautschädigenden und krebsfördernden Rauch- und Trinkgewohnheiten der Probanden [4]. Dennoch werden für wenige, erheblich über einen längeren Zeitraum beruflich exponierte Arbeitnehmergruppen (z. B. gegenüber Asbest, Arsen, Benzopyrene, Nitrosamine, Chrom, Nickel, Holzstaub usw.) arbeitsmedizinische und HNO-ärztliche Vorsorgeuntersuchungen angeraten.

In einer gerade erschienenen Übersichtsarbeit von Maier et al. [1] über „Beruf und Krebs im Bereich von Mundhöhle, Pharynx und Larynx" sind weitere Schadstoffe mit potentieller karzinogener Wirkung auf die Schleimhäute der oberen Luft- und Speisewege aufgeführt, die zukünftig besondere Aufmerksamkeit verdienen.

HNO-Ärzte, Arbeitsmediziner und Toxikologen müssen eng zusammenarbeiten, um bezüglich des tatsächlichen Krebsrisikos am Arbeitsplatz mehr gesicherte Fakten liefern zu können. Nach dem bisher Dargelegten kann festgestellt werden: Es handelt sich bei den Krebserkrankungen in Mundhöhle, Rachen und Kehlkopf um eine relativ häufige Erkrankung, sie stellt ein gesundheitspolitisches Problem dar, und wir kennen die Hauptrisikogruppe, nämlich Männer über 40 Jahre, die regelmäßig stark rauchen und übermäßig Alkohol trinken.

Zu den Risikogruppen bei Krebserkrankungen der oberen Luftwege zählen jedoch zukünftig auch zunehmend die Frauen bei gleichen Lebensgewohnheiten.

Nun zu den weiteren Eignungsvoraussetzungen für Früherkennungsmaßnahmen:

Gibt es Vor- und Frühstadien, die sich mit einer einfachen, nicht belastenden, kostenniedrigen, diagnostisch zuverlässigen Untersuchung erkennen, klären und erfolgreich funktionserhaltend behandeln lassen?

Täglich werden wir mit Patienten konfrontiert, die mit weit fortgeschrittenen Tumorstadien in klinische Behandlung kommen. Die Ursachen der Tumorverschleppung sind vielfältig. Während bei Früherkennung ausgezeichnete Heilungschancen mit einer funktionserhaltenden Behandlung bestehen, ist bei den ausgedehnten Karzinomen meist eine aggressive kombinierte Krebstherapie erforderlich. Die Folge sind Verstümmelungen, Frühinvalidität und vorzeitiger Tod.

Und dies, obgleich die Voraussetzungen für eine Früherkennung auch symptomarmer, ja sogar klinisch stummer Vor- und Frühstadien, insbesondere in Mundhöhle und Kehlkopf, sehr günstig sind.

Die Mehrzahl der Karzinome, besonders der Mundhöhle und des Larynx, entwickeln sich über leicht erkennbare und erfaßbare Vorstadien (Dysplasien), klinisch als Leukoplakien, Erythroplakien, Hyperplasien oder Ulzera usw. imponierend. In Oro- und Hypopharynx werden häufig schon manifeste Karzinome entdeckt. Hier gilt, daß es sich überwiegend um ein „Schleimhautdrama in einem Akt" handelt.

Screening- (Endoskopie) und Kurativ- (Histologie) Diagnostik sind einfach, nicht belastend, kostenniedrig und zuverlässig. Die vorhandenen Untersuchungsmethoden „Inspektion der Mundhöhle und Lupenendoskopie mit einer 90°-Winkeloptik von Rachen und Kehlkopf" haben sich in der Routine bewährt. Sie sind bestens für Reihenuntersuchungen geeignet. Die endoskopische Untersuchung ist zumutbar und praktikabel. Sie weist eine hohe diagnostische Zuverlässigkeit für das Entdecken von Krebsvor- und -frühstadien auf.

Die Behandlung der Krebsvor- und -frühstadien – en-transoral (laser)- mikrochirurgisch durchgeführt – meist als begrenzte „diagnostische Therapie" möglich, ist ebenfalls nicht belastend, kostenniedrig und weist sehr günstige Heilungsraten auf.

Für die endoskopische Früherkennung, das diagnostische Vorgehen und die funktionserhaltende Chirurgie werden einige Fallbeispiele gezeigt.

Bezüglich weiterer Eignungsvoraussetzungen für Früherkennungsmaßnahmen ergeben sich aus den 3 Feldstudien übereinstimmend folgende Resultate:

Das Interesse an der Vorsorgeuntersuchung war sehr groß. Die Untersuchungsmethoden haben sich bewährt.

Die Befundausbeute war relativ hoch: Jeder 5. Proband wies einen „Befund mit Krankheitswert" auf, d.h. es ergaben sich aus der Vorsorgeuntersuchung weiterführende diagnostisch-therapeutische Konsequenzen.

Die Häufigkeit der entdeckten Präkanzerosen und Karzinome übertraf alle Erwartungen, verglichen mit den etablierten Krebsvorsorgeuntersuchungen. In der Risikogruppe der Raucher ließ sich eine eindrucksvolle Prävalenzanreicherung nachweisen. Die prozentualen Anteile in den jeweiligen Rauchergruppen für zytologisch oder histologisch gesicherte Dysplasien lagen zwischen 0,8 und 4,4% und für Karzinome zwischen 0,2 und 0,7%. Sehr wahrscheinlich ist die Entdeckungsrate noch höher. Leider konnten wir nicht alle definitiven histologischen Diagnosen in Erfahrung bringen.

Bei Beschränkungen auf Hochrisikogruppen ist die vorhandene Untersuchungskapazität von HNO-Ärzten ausreichend.

Eine unter Vorbehalt vorgenommene Kosten-Nutzen-Analyse [4] weist das Programm als volkswirtschaftlich vertretbar aus. Die Kosten pro Entdeckungsfall liegen, verglichen mit den etablierten Vorsorge- und Früherkennungsprogrammen, sicher niedriger.

Der zu erwartende Nutzen einer Krebsvorsorge- und -früherkennungsuntersuchung für Mundhöhle, Rachen und Kehlkopf läßt sich kurz zusammenfassen: Erkennen von krankhaften Zuständen in therapeutisch günstigeren Stadien; aufdecken von Nebenbefunden; geringere Behandlungskosten; geringerer Aufwand für Entgeld und Krankengeld; Senkung der Krebsinzidenz; Verhütung von persönlichem Leid; Frühinvalidität (Laryngektomie ist nicht gleich Uterusexstirpation!) und vorzeitigem Tod; Erhalt der Lebensqualität. Der Nutzen durch das Erkennen von Vor- und Frühstadien im Bereich der oberen Luft- und Speisewege für den einzelnen Menschen und für die gesamte Volkswirtschaft ist sehr hoch einzuschätzen.

Aufgrund der von uns schon früher vorgetragenen Argumente für Vorsorge- und Früherkennungsuntersuchungen in Mundhöhle, Rachen und Kehlkopf hat man bei den zuständigen Stellen in Bonn folgende Feststellung getroffen: „Neben anderen Krebslokalisationen kommen Neoplasien der oberen Luft- und Speisewege für eine Erweiterung der Krebsfrüherkennungsrichtlinien ggf. in Betracht. Bösartige Neubildungen der Mundhöhle und des Rachens, einschließlich des Kehlkopfes, eignen sich für ein Früherkennungsprogramm, wenn man sich auf die Risikogruppe der Raucher ab 35 Jahre als Berechtigte beschränkt (Bundesminister für Arbeit und Sozialordnung, Bonn 1982)".

Es müssen jedoch noch eine Reihe offener Fragen im Hinblick auf die eventuelle Empfehlung, eine Krebsvorsorgeuntersuchung von Rauchern in den allgemeinen Katalog der gesetzlichen Vorsorgeuntersuchungen aufzunehmen, geklärt werden.

Dazu gehören:

1. *Akzeptanz:* Gelingt es, die am stärksten gefährdeten Personen, nämlich die starken Raucher mit Alkoholabusus, zu einer Vorsorgeuntersuchung zu motivieren?
2. *Untersuchungsintervalle:*
3. *Spezifität und Sensitivität der Screening-Endoskopie:* Da Nachuntersuchungen negativ gescreenter Personen bisher nicht möglich waren, ist eine Aussage über Spezifität und Sensitivität der Endoskopie bisher nicht möglich.
4. *Effektivität:* Kann die Mortalität bei Erhalt der Lebensqualität gesenkt werden? Kann die Inzidenz gesenkt werden?
5. Wie sind die tatsächlichen *Kosten* pro Entdeckungsfall?

Derzeit wird im Einvernehmen mit den zuständigen Ministerien in Bonn eine kontrollierte Langzeitstudie in verschiedenen Städten der Bundesrepublik Deutschland geplant. Dabei geht es insbesondere um die Prüfung, ob Vorsorge- und Früherkennungsuntersuchungen für Mundhöhle, Rachen und Kehlkopf für Patienten mit früherkannten Tumoren bezüglich Überlebenszeit und Lebensqualität sinnvoll sind. Die Durchführung der Studien erfolgt in enger Kooperation mit der Deutschen HNO-Gesellschaft, den niedergelassenen HNO-Kollegen sowie leistungsfähigen HNO-Kliniken. Ziel dieser gemeinsamen, epidemiologisch, statistisch und methodisch exakt abgesicherten Studie ist die Klärung der obengenannten, noch offenen Fragen im Zusammenhang mit Krebsvorsorge- und -früherkennungsuntersuchungen.

Dennoch sollte abschließend nochmals der Wert der primären Prävention hervorgehoben werden. Der Schlüssel für eine gesundheitspolitische Langzeitstrategie ist die Reduktion des Tabak- und Alkoholkonsums. Im Rahmen der weltweit sehr kostenintensiven Krebsbekämpfung sollten die Möglichkeiten einer gezielten Prävention durch Änderung eingefahrener Lebensgewohnheiten allen Verantwortlichen und Betroffenen mehr bewußt gemacht werden. Durch die Vermeidung bekannter Noxen wie Zigarettenrauchen und Alkoholkonsum wäre ein deutlicher Rückgang bestehender, konsumbedingter Krebserkrankungen insbesondere der Atem- und oberen Speisewege erreichbar. Rauchen aufgeben, zumindest weniger rauchen und nicht mehr inhalieren, weniger Alkohol trinken und die Ernährung gesünder gestalten, das wäre die billigste und effektivste Lösung eines großen gesundheitspolitischen Problems. Hauptziel – im Sinne einer verstärkten Prävention – sollte sein, junge Menschen vom Rauchen und vom Alkoholabusus abzuhalten und die

Raucher zum Aufgeben bzw. zum Ändern der Rauchgewohnheiten zu motivieren.

Es gilt, gemeinsam, durch intensive Aufklärung und eine positive Motivation, dem „Selbstmord auf Raten" der starken Raucher und Alkoholiker entgegenzuwirken. Weiterhin gilt es, auch in Zukunft durch die intensivierte Zusammenarbeit von Epidemiologen, Arbeitsmedizinern, Toxikologen und HNO-Ärzten die beruflichen Risiken rechtzeitig zu erkennen und zu erforschen und sie konsequent auszuschalten.

Literatur

1. Maier H, de Vries N, Weidauer H (1990) Beruf und Krebs im Bereich von Mundhöhle, Pharynx und Larynx. HNO 38:271
2. Maier H, Dietz A, Zielinski D, Jünemann K-H, Heller W-D (1990) Risikofaktoren bei Plattenepithelkarzinomen der Mundhöhle, des Oropharynx, des Hypopharynx und des Larynx. Dtsch Med Wochenschr 115:843
3. Neumann G (1988) Bösartige Neubildungen von Lippe, Mundhöhle, Rachen, Nase, Ohr und Kehlkopf. Eine deskriptiv-epidemiologische Untersuchung. HNO 36:345
4. Steiner W (1985) Krebsvorsorge- und -früherkennungsuntersuchungen der oberen Luft- und Speisewege bei Risikogruppen. Schriftenreihe des BMJFFG. Kohlhammer, Stuttgart, S 149
5. Steiner W (1988) Krebsvorsorge und -früherkennung in den oberen Luft- und Speisewegen. Ergebnisse und Folgerungen aus drei Feldstudien. MD GBK 53:25

Mechanismen der Tabakkarzinogenese

D. Schmähl †

Das Naturprodukt Tabak nimmt hinsichtlich seiner karzinogenen Potenz eine Sonderstellung ein, denn nicht nur das Pyrolysat, also der Tabakrauch, wirkt nach aktiver Inhalation karzinogen für die Bronchialschleimhaut, sondern auch die Tabakpflanze. Diese kann nach Speichelextraktion zu Malignomen in der Mundhöhle führen, wie dies beim Priemen beobachtet wurde. Schließlich und nicht zuletzt hat auch das Tabakschnupfen potentiell karzinogene Wirkungen für die Nasenscheidewand. Historisch gesehen, waren dies die ersten chemisch induzierten Malignome, die 1761 von dem englischen Arzt Hill (Abb. 1a) beschrieben wurden, und zwar in

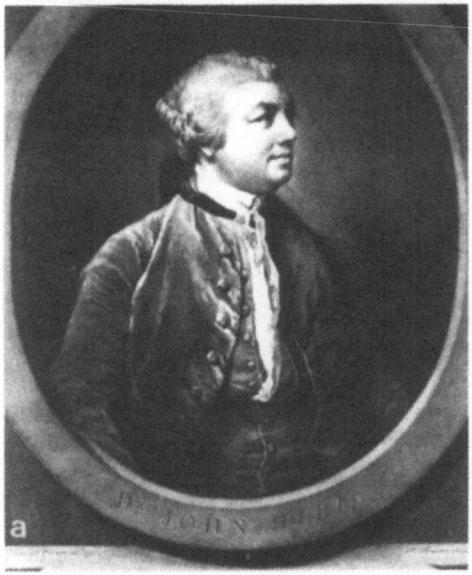

Abb. 1. a John Hill; **b** Titelblatt der Arbeit „Cautions against the immoderate use of snuff"

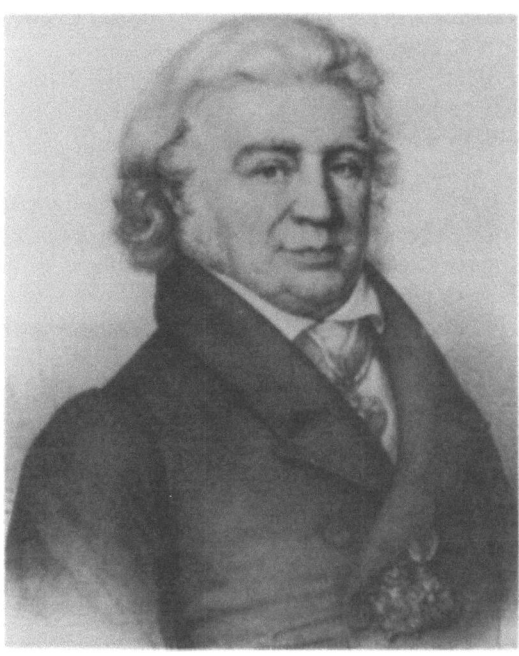

Abb. 2. Samuel Thomas von Soemmering

einer Arbeit, die er überschrieb: "Cautions against the immoderate use of snuff" (Abb. 1b). Diese erste Beschreibung einer chemischen karzinogenen Wirkung erfolgte noch 15 Jahre vor der häufig zitierten Publikation von Percivall Pott über krebserzeugende Wirkungen von Ruß und Teer auf die Skrotal- und Oberschenkelhaut bei Schornsteinfegern. Noch ein weiteres kurzes Wort zur Historie: der seinerzeit in Mainz wirkende Pathologe und Physiologe von Soemmering (Abb. 2) beschrieb 1792 bereits den Lippenkrebs bei Pfeifenrauchern, wobei er schon damals auf die Bevorzugung der Unterlippe hinwies. Die ersten schlüssigen Ergebnisse über krebserzeugende Wirkungen von Tabakrauch stammten von dem Argentinier Rocho, der Ende der 20er Jahre unseres Jahrhunderts den Begriff der „Rauchstraße" prägte, was besagen sollte, daß maligne Tumoren im Bronchialbaum nach Inhalation von Tabakrauch bevorzugt entlang der Tabakrauchstraße im Bronchialsystem auftreten. Ansätze zu ersten epidemiologischen Untersuchungen zur Tabakrauchkarzinogenese stammten Anfang der 30er Jahre von dem Dresdner Internisten Lickint, der ein gehäuftes Auftreten von Bronchialkrebsen bei Arbeitern in den Tabakfabriken beschrieb, die seinerzeit vorwiegend im Raum von Dresden lokalisiert waren. Die dort Beschäftigten erhielten täglich als Deputat eine Anzahl Zigaretten. Infolgedessen war dort eine höhere Anzahl von Rauchern zu finden als in der Allgemeinbevölkerung.

Wenn im folgenden über die Tabakkarzinogenese gesprochen werden soll, so muß zunächst kurz auf die krebserzeugende Wirkung der Tabakpflanze eingegangen werden. Die schlüssigsten Beobachtungen darüber finden sich in Asien, vor allem bei den sog. Betelnußkauern. Das Kauen der Betelnuß gehört seit vielen Jahrhunderten in Asien zu einem kulturellen Brauch. So wie bei uns einem Gast zur Begrüßung ein Glas Sherry oder Cognac angeboten werden mag, wurden z. B. in Thailand in besonderen ziselierten Silberschalen (Abb. 3) Betelnüsse zum Kauen angeboten. Diese Betelnüsse wurden zum Kauen mit einem Blatt aus Rohtabak umwickelt und mit einem besonderen Leim festgekittet. Epidemiologische Untersuchungen haben später ergeben, daß das Mundhöhlenkarzinom in manchen asiatischen Ländern (Indien, Ceylon, Singapur usw.) zu den häufigsten Krebslokalisationen gehörte und bis zu 30% aller malignen Tumoren ausmachen konnte (im Gegesatz zu 1–2% bei uns). Dieses Mundhöhlenkarzinom wurde nun fast ausschließlich bei Betelnußkauern beobachtet, und zwar bei solchen, die zum Kauen der Nuß diese mit einem Tabakblatt umwickelten. Das Kauen der Betelnuß ohne Tabakumhüllung erwies sich dagegen nicht oder kaum karzinogen für die Mundschleimhaut. Damit war bewiesen, daß die wesentliche Komponente bei der Erzeugung dieser Art von Mundhöhlenkrebsen der durch den Speichel bedingte Tabakextrakt war, der im wesentlichen als verantwortlich für die Kanzerisierung der Mundhöhlenschleimhaut angesehen wird. Wahrscheinlich sind in diesem Extrakt vorhandene N-Nitrosoverbindungen verantwortlich oder mitverantwortlich für die Kanzerisierung.

Bei dem soeben erwähnten Mundhöhlenkrebs ist ähnlich wie beim durch Tabakrauch bedingten Bronchuskrebs dem Entstehen eine chronische Entzündung mit Epithelmetaplasie der betreffenden Gewebe vorgeschaltet. Man findet nicht selten chronisch entzündliche Läsionen mit Übergang in fibröses Gewebe, Sklerosierungen in der Submukosa und Veränderungen, wie sie gelegentlich bei Krebsentwicklungen auf Narbengewebe anzutreffen sind. Auch Ulzerationen und polypöse Wucherungen sind möglich. Dabei kommt es zur Umwandlung des Zylinderepithels in vielschichtiges Plattenepithel, welches Verhornungen zeigen kann. Dieser Zelltyp mag dann im Falle des Bronchialkarzinoms der Übergang zum verhornenden oder auch nichtverhornenden Plattenepithelkarzinom sein.

Die Möglichkeit der Entstehung von Nasenscheidewandkarzinomen durch übermäßigen Gebrauch von Schnupftabak wurde bereits erwähnt und ist historisch nunmehr weit mehr als 200 Jahre bekannt. Es tut gut, an diesen alten Befund zu erinnern, weil in jüngster Zeit speziell in den USA für vermehrten Gebrauch von Schnupf- (oder auch Kau-)tabak geworben wird. Diese Werbung soll gleichermaßen als Ersatz vor dem Inhalieren von

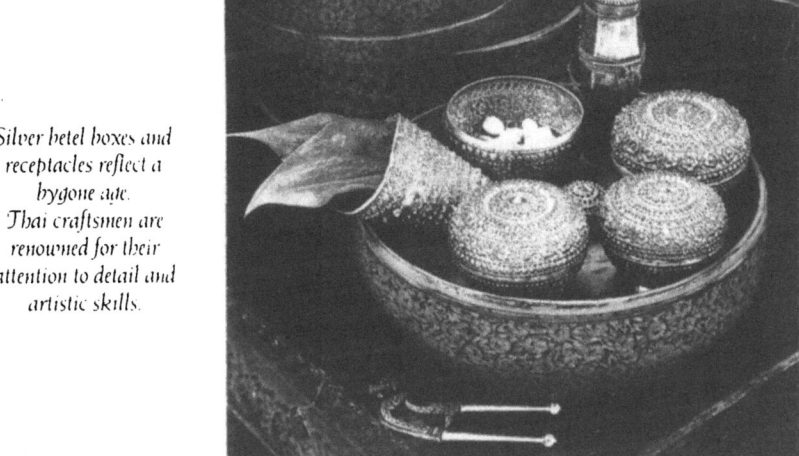

Silver betel boxes and receptacles reflect a bygone age. Thai craftsmen are renowned for their attention to detail and artistic skills.

Abb. 3. Silberschalen aus Thailand zur Aufbewahrung von Betelnüssen

Tabakrauch warnen. Daß aber mit Schnupftabak oder auch Kautabak potentielle karzinogene Risiken verbunden sind, bleibt dabei unerwähnt.

Fragen wir nun nach den Mechanismen der Tabakrauchkarzinogenese, etwa im Rachenbereich oder in den Bronchien, so stehen wir vor dem Problem, daß im Tabakrauch viele tausend unterschiedliche Substanzen enthalten sind, die grundsätzlich in die Tabakrauchkarzinogenese mit hineinspielen können. Neben etwa 30 im Tabakrauch identifizierten, aus dem Tierexperiment oder auch aus der menschlichen Pathologie bekannten Karzinogenen, wie etwa höheren polyzyklischen Kohlenwasserstoffen, N-Nitrosoverbindungen, Kadmium, aromatischen Aminen, Polonium usw., finden sich bronchotoxische Verbindungen, wie z. B. Acrolein, Zyanide oder Aldehyde, die zu einer toxischen Schädigung des Bronchialepithels führen können, ohne selbst sensu strictuo karzinogen zu sein. Wir haben es also mit Kombinationswirkungen verschiedenster Stoffe zu tun. Die Beurteilung von Kombinationswirkungen ist aber immer besonders schwierig.

Aus meiner Sicht bleibt zunächst festzuhalten, daß es sich sowohl bei den Inhaltsstoffen, die aus dem ungerauchten Tabak extrahiert werden können, als auch bei denjenigen, die wir aus dem Pyrolysat für die krebserzeugende Wirkung verantwortlich machen müssen, um solche handelt, die über einen *lokalen* Wirkungscharakter verfügen. So ist etwa beim Bronchialkarzinom zu beobachten, daß ganz besonders solche Raucher gefährdet sind, die den Tabakrauch inhalieren, also durch die

Lunge rauchen, während andere, die nur paffen, also nicht inhalieren, ein bedeutend geringeres Risiko haben, ein Bronchialkarzinom zu entwickeln. Bei diesen Paffern ist dann aber das Risiko des Mundhöhlen- oder Rachenkrebses größer als bei inhalierenden Rauchern. Dies deutet darauf hin, daß der direkte Kontakt zwischen den gefährdeten Schleimhäuten und dem Tabakrauch eine entscheidende Rolle spielt. Es handelt sich also um lokale Wirkungen. Dasselbe gilt, wie bereits besprochen, für das Mundhöhlenkarzinom bei Tabak-Betelnußkauern. Auch hier entsteht der Tumor fast immer an denjenigen Lokalisationen, an denen die Betelnuß zusammen mit der Tabakumhüllung im Mund liegt.

Vielleicht ist der Mechanismus der Tabakrauchkarzinogenese so zu erklären: Die im Tabakrauch enthaltenen bronchotoxischen Verbindungen, die bereits erwähnt wurden, schädigen oder zerstören in einem ersten Schritt die Zilienaktivität in der Bronchialschleimhaut. Diese Zilien sind bekanntlich verantwortlich für die Selbstreinigungskraft des Bronchus. So dienen sie dem Schleimtransport oder aber auch dem Auswurf von Fremdkörpern. Bei Rauchern sind diese Funktionen ganz erheblich beeinträchtigt. Es kommt also in diesem ersten Schritt zu einer Störung der Selbstreinigungskraft. In einem folgenden Schritt, der sich möglicherweise über Jahre hinziehen kann, kommt es durch die chronische Epithelschädigung zu einem Umbau des Zylinderepithels in Plattenepithel. In die so geschädigte und in ihrer natürlichen Abwehrkraft beeinträchtigte Bronchialschleimhaut können nun die im Tabakrauch vorhandenen krebserzeugenden Substanzen, und hier vorwiegend solche mit lokaler Wirkung, leichter eindringen als in eine gesunde Schleimhaut, die noch über ihre Schutzmechanismen verfügt. Welche Stoffe hier letztlich aus der nachgewiesen Reihe der Karzinogene im Tabakrauch maßgeblich verantwortlich sind, ist bis heute unklar. Möglicherweise tragen alle in einem mehr oder weniger starken Ausmaß zu der Kanzerisierung bei. Biologisch gesehen ist damit aber offenbar das Schicksal des Tabakrauchexponierten noch nicht endgültig besiegelt, denn es haben wiederum zahlreiche epidemiologische Studien gezeigt, daß nach Rauchstopp die hier beschrieben Vorgänge reversibel sind und das Risiko, einen Bronchialkrebs zu entwickeln, bei Leuten, die das Rauchen aufgegeben haben, in etwa 10 Jahren drastisch absinkt und nahezu dem Risiko des Nichtrauchers entspricht. Sind aber die Vorgänge in der Bronchialschleimhaut einmal so weit fortgeschritten, daß die Basalmembran durchbrochen wird, so ist offenbar keine Reversibilität mehr möglich, und die Erkrankung nimmt ihren schicksalhaften Lauf.

Wichtig erscheint mir zu erwähnen und nochmals zu betonen, daß zur Krebserzeugung sowohl in der Mund- und Rachenregion als auch im Bronchus der langdauernde direkte Kontakt mit dem unverdünnten Tabakrauch von ausschlaggebender Bedeutung ist. Diese Situation ist vor allem beim Aktivrauchen gegeben. So findet z. B. bei der Inhalation des

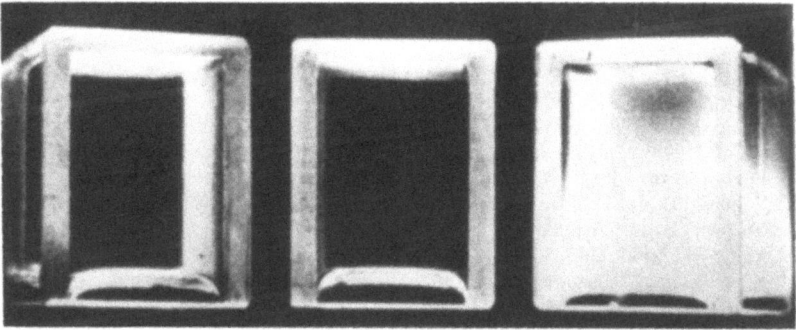

Abb. 4. Fluoreszenzintensität von Zigarettenrauch in Benzol nach „Mundrauchen" und „Lungenrauchen". *Linke Küvette:* Rauch von 6 Zigaretten in optisch leerem Benzol absorbiert, nicht inhaliert; sehr starke Fluoreszenz. *Rechte Küvette:* Rauch von 11 Zigaretten nach Inhalation in optisch leerem Benzol absorbiert; schwache Fluoreszenz. *Mittlere Küvette:* Optisch leeres Benzol als Kontrolle

Tabakrauches keine Filtrierung oder Säuberung desselben statt, weil der Rauch direkt von der Mundhöhle in den Bronchialbaum gebracht wird. Der Nasenfilter ist also ausgeschaltet. Dies ist eine ganz besondere Situation, weil nämlich die Atmung des Menschen in der Regel durch die Nase erfolgt und auf diese Weise Fremd- oder Schadstoffe zumindest partiell durch den Nasenfilter zurückgehalten werden können. Dieser Mechanismus ist aber bei der Tabakrauchinhalation nicht gegeben.

In Abb. 4 möchte ich abschließend eine eigene Untersuchung aus dem Jahre 1954 vorstellen. Hier wurde erstmalig an fluoreszierenden Inhaltsstoffen des Tabakrauchs die enorme Bedeutung der Inhalation für die Bronchialschleimhautkarzinogenese gezeigt. Nach der Inhalation bleibt ein Vielfaches an fluoreszierenden Inhaltsstoffen für längere Zeit im Bronchialbaum zurück und wird nicht oder erst spät wieder exhaliert. Im Gegesatz dazu findet sich bei nichtinhalierenden Rauchern ein großer Anteil dieser Stoffe direkt im Exhalat wieder. Sie kommen also nicht in Kontakt mit der Bronchialschleimhaut. Zu den fluoreszierenden Stoffen gehören aber gerade höhere aromatische Kohlenwasserstoffe mit vier oder mehr Ringen, die für lange Zeit als der wesentliche Träger der karzinogenen Wirkung des Tabakrauchs angesehen wurden und auch heute noch angesehen werden müssen. Ob durch sie oder andere genotoxisch wirkende Karzinogene gebildete DNA-Addukte in verschiedenen Körperzellen, z. B. Lymphozyten, einen Hinweis auf besonders gefährdete Personen geben können, ist bis heute unklar.

Literatur

1. Amberger-Lahrmann M, Schmähl D (1988) Gifte – Geschichte der Toxikologie. Springer, Berlin Heidelberg New York Tokyo
2. Jahnke GD, Thompson CL, Walker MP, Gallagher JE, Lucien GW, Diaugustine RP (1990) Multiple DNA-adducts in lymphocytes of smokers and nonsmokers determined by ^{32}P-postlabeling analysis. Carcinogenesis 11:205–211
3. Schmähl D (1981) Maligne Tumoren – Entstehung, Wachstum, Chemotherapie. Edition Cantor, Aulendorf
4. Zeller WJ, Schmähl D (1985) Ätiologie des Bronchialkarzinoms. In: Trendelenburg F (Hrsg) Tumoren der Atmungsorgane und des Mediastinums A. Springer, Berlin Heidelberg New York Tokyo

Kokarzinogene Wirkung von Alkohol

H. K. Seitz, U. A. Simanowski, G. Egerer, B. Osswald, B. Kommerell

Einleitung

Dem Kliniker ist seit Jahrzehnten ein Zusammenhang zwischen Alkoholismus und dem Auftreten bestimmter Organkrebse bekannt. Bereits zu Beginn dieses Jahrhunderts konnte Lamu [33] in Frankreich zeigen, daß Absinthtrinker ein erhöhtes Risiko haben, ein Ösophaguskarzinom zu entwickeln. Zwischenzeitlich hat ein große Anzahl von epidemiologischen Untersuchungen nachgewiesen, daß eine Beziehung zwischen Alkoholismus und dem Auftreten von Tumoren im Oropharynx [9, 15, 27, 43, 54, 84, 87], Hypopharynx [43], Larynx [16, 22, 43, 59, 84, 89] und Ösophagus [58, 59, 82, 83, 88] besteht.

Neben der alkoholbedingten Kokarzinogenese im oberen Alimentär- und Respirationstrakt beeinflußt Äthanol auch die Entstehung eines primären Leberkarzinoms, insbesondere in einer zirrhotisch umgebauten Leber [2, 17, 18, 27, 38, 71, 78, 92], sowie nach neueren epidemiologischen Studien die Entwicklung von Karzinomen im Rektum [10, 29, 53, 86] und sehr wahrscheinlich auch in der Mamma [20, 23, 35, 56, 85]. Bezüglich der beiden letztgenannten Organe liegen aber auch epidemiologische Befunde vor, die einen Zusammenhang zwischen Alkoholkonsum und Krebsentstehung nicht bestätigen [19, 25, 26, 91].

Im folgenden soll die alkoholstimulierte Krebsentstehung im Bereich des Mundes, des Oro- und Hypopharynx und des Larynx diskutiert werden, wobei insbesondere pathogenetische Mechanismen im Vordergrund stehen sollen, da epidemiologische Zusammenhänge an anderer Stelle in diesem Buch besprochen werden (s. S. 26-37). Auf weitere Übersichtsartikel zum Thema Alkohol und Krebs wird verwiesen [38, 39, 60, 63, 65, 66, 71].

Tierexperimentelle Untersuchungen

In tierexperimentellen Untersuchungen konnte ein kokarzinogener Effekt von chronischer Alkoholzufuhr gezeigt werden, wobei die Ergebnisse je nach Versuchungsanordnung, insbesondere in Abhängigkeit von Art, Dauer und Menge der Alkoholzufuhr variieren [65]. Alkohol per se ist nicht karzinogen [28], kann aber entweder als Tumorpromoter oder als Kokarzinogen die durch ein chemisches Karzinogen induzierte Karzinogenese verstärken. So wird die lokale Karzinogenese durch polyzyklische Kohlenwasserstoffe, wie z. B. Benzpyren oder Dimethylbenzanthrazen, im Ösophagus von Mäusen oder auf der Haut und Schleimhaut von Mäusen und Hamstern dann verstärkt, wenn diese Substanzen in Äthanol als Lösungsmittel gelöst sind [7, 21, 24, 76]. In diesen Experimenten ist Äthanol sehr wahrscheinlich ein Tumorpromoter, indem er die Mukosa schädigt.

Wenn Alkohol in der Diät verabreicht wird, so findet sich ebenfalls eine Stimulation der Karzinogenese im Bereich der Nasenhöhle und der Trachea nach Induktion mit Nitrosopyrrolidin, jedoch nicht mit N'Nitroso-nornicotin [5, 46]. Bezüglich der Ösophaguskarzinogenese variieren die Ergebnisse ebenfalls in Abhängigkeit der tumorinduzierenden Substanz, der Art der Alkoholapplikation und der Tierspezies. Wenn Diäthylnitrosamin oder Methylbenzylnitrosamin intragastrisch gegeben, und Äthanol entweder dazu oder im Trinkwasser unter Zinkmangel verabreicht wurde, so fand sich eine gesteigerte Karzinogenese im Ösophagus [11, 13]. Wurde Methylphenylnitrosamin subkutan mit 25%igem Alkohol verabreicht oder Nitrosopiperidin der Diät beigemengt, so konnte kein Effekt von Alkohol nachgewiesen werden [57].

Bezüglich des Einflusses von Alkohol auf die Kokarzinogenese in anderen Organen wird auf weiterführende Literatur verwiesen [65].

Mögliche pathogenetische Mechanismen der kokarzinogenen Wirkung von Alkohol auf das Plattenepithel der Mundhöhle, des Pharynx und des Ösophagus

Alkohol kann die Suszeptibilität verschiedener Gewebe gegenüber chemischen Karzinogenen durch eine Vielzahl von Mechanismen erhöhen. Unter anderem durch eine gesteigerte Aktivierung von Prokarzinogenen nach mikrosomaler Enzyminduktion, durch Veränderung des Stoffwechsels und/oder der Verteilung von Karzinogenen, durch Interferenz mit dem Repair-System, welches karzinogen-induzierte DNA-Alkylierungen behebt, und dem Immunsystem, durch Stimulation der Zellgeneration und durch alkoholbedingte Mangelernährung (Abb. 1). Je nach betroffenem Organ überwiegt der eine oder andere Mechanismus der alkoholbedingten Kokarzinogenese [39, 65].

Nicht unerwähnt bleiben soll, daß in verschiedenen alkoholischen Getränken wie Whiskey, Wermuth, Sherry, Bier und Wein karzinogene

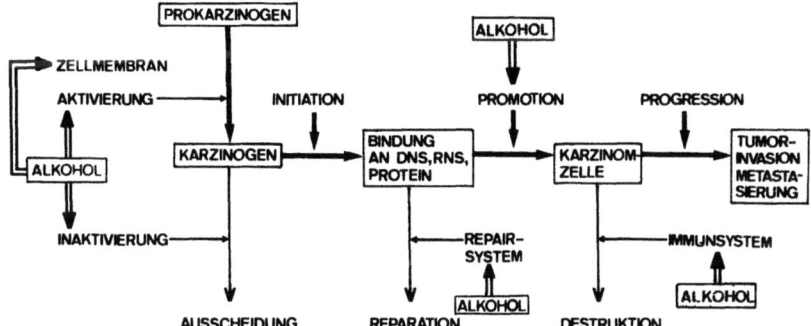

Abb. 1. Vereinfachtes Schema der 2-Phasenkarzinogenese und mögliche Angriffspunkte von Äthanol

Substanzen (polyzyklische Kohlenwasserstoffe, Nitrosamine) nachgewiesen worden sind [39].

Lokal spezifische Mechanismen für den oberen Alimentärtrakt

Äthanol vermag durch eine Schädigung der Zellmembran die Aufnahme von Umweltkarzinogenen zu erleichtern. Darüber hinaus wird postuliert, daß Alkohol als Solvens wirkt, wodurch es zu einer verstärkten Penetration von karzinogenen Substanzen in die Schleimhaut kommen kann [65]. Zudem führt chronischer Alkoholkonsum zu einer Atrophie und lipomatösen Umwandlung des Parenchyms der großen Kopfspeicheldrüsen mit erheblicher Reduktion der Speichelsekretion [41, 42]. Durch den verringerten Speichelfluß wird die Schleimhautoberfläche nicht mehr ausreichend befeuchtet und gereinigt. Dies resultiert u. a. in höheren Konzentrationen lokal wirkender Karzinogene sowie in einer Verlängerung der Kontaktzeit dieser Substanzen mit der Schleimhaut. Die Karzinogene werden in erster Linie durch das Rauchen an die Schleimhaut herangeführt.

Zusätzlich kommt eine lokale Schädigung der Mukosa durch hochprozentige Alkoholika oder durch Azetaldehyd hinzu. Es ist bekannt, daß Mundbakterien in der Lage sind, aus Äthanol Azetaldehyd zu produzieren [52]. Es wird deshalb spekuliert, daß insbesondere bei kariösem Zahnstatus mit bakterieller Überwucherung, wie sie sich häufig beim Alkoholiker findet [43], es zu einer nicht unbeachtlichen Produktion von Azetaldehyd kommt. Diese Substanz ist äußerst reagibel und toxisch, und kann für die beobachtete Mukosaschädigung wenigstens teilweise verantwortlich sein. Die Mukosaschädigung wird durch eine sekundäre kompensatorische Hyperregeneration beantwortet [44]. Schnell regenerierende Gewebe sind

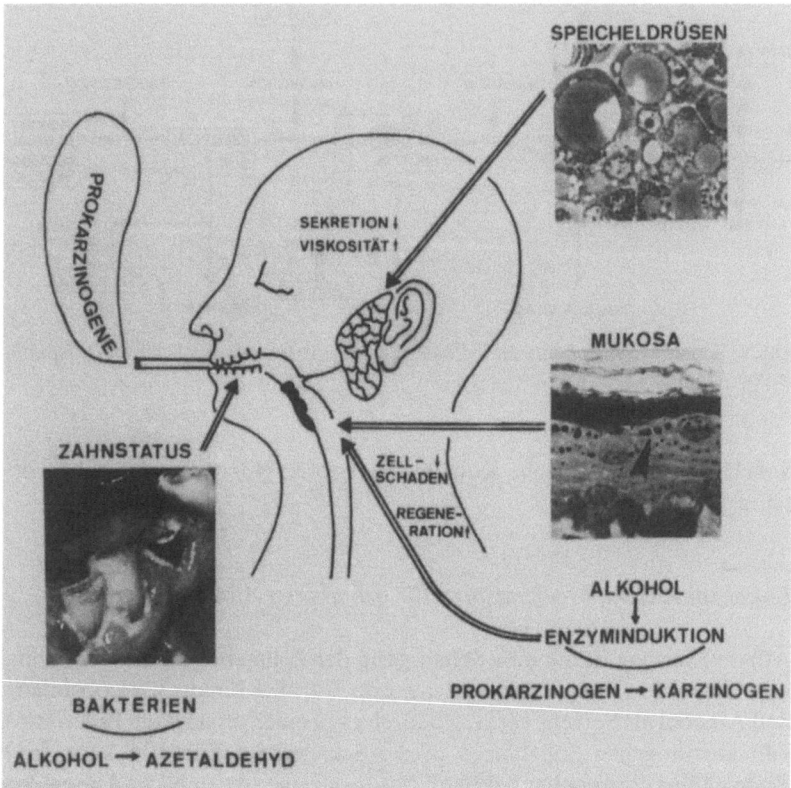

Abb. 2. Der Einfluß von chronischer Alkoholzufuhr auf die Karzinogenese im Kopf-Hals-Bereich. Die mit dem Tabakrauch zugeführten Prokarzinogene können durch Enzyminduktion vermehrt aktiviert werden. Alkohol selbst führt neben einer mikrosomalen Enzyminduktion in der Mukosazelle (s. Text) zu einer lokalen Schädigung der Mukosa und der großen Kopfspeicheldrüsen. Azetaldehyd kann durch Mundbakterien aus Alkohol entstehen und diese Schädigung verstärken

jedoch extrem anfällig gegenüber der karzinogenen Wirkung von Umweltkarzinogenen, die an die Schleimhaut herangeführt werden. Ein Zusammenwirken dieser Faktoren ist schematisch in Abb. 2 wiedergegeben.

Die Bedeutung der mikrosomalen Enzyminduktion durch Alkohol

Viele Umweltkarzinogene existieren in ihrer prokarzinogenen Form und benötigen eine metabolische Aktivierung durch das mikrosomale Zytochrom-P-450-abhängige Enzymsystem. Die Induktion der mikrosomalen Enzymaktivität steigert den mutagenen Effekt vieler Substanzen im Ames-Test [1]. Es ist bekannt, daß Äthanol ein mikrosomaler Enzyminduktor in der Leber und in anderen Geweben ist [37, 39, 61, 64]. Bei chronischer Alkoholzufuhr tritt eine bestimmte Form von Zytochrom P-450 in der Leber auf [31, 34]. Dieses spezifische Zytochrom P-450, das sog. Zytochrom P-450IIE1 zeigt eine bevorzugte Affitität zu Anilin, 7-Äthoxycoumarin [6] und Retinol [55] und ist hauptverantwortlich für die Dimethylnitrosamin (DMN)-Demethylase mit niedriger Km [30, 90]. Auf diese Weise ist beim Alkoholiker der Metabolismus einer großen Anzahl von Medikamenten und Xenobiotika beschleunigt. Zusätzlich ist die Kapazität von hepatischen und intestinalen Mikrosomen, welche eine Vielzahl von chemischen Prokarzinogenen zu Mutagenen aktivieren, nach chronischer Alkoholzufuhr erhöht. Dies gilt für polyzyklische Kohlenwasserstoffe [67, 68, 70, 75], 2-Aminofluoren [69, 75], Aminosäurepyrolysate [40, 69, 70] und Nitrosamine [12, 45, 49, 73]. Die gesteigerte intestinale Aktivierung von Prokarzinogenen nach Alkoholzufuhr kann die Bioverfügbarkeit dieser Komponenten vergrößern und so zu erhöhten Karzinogenkonzentrationen in der Pfortader und auch in der Zirkulation führen.

Obwohl das mikrosomale Zytochrom-P-450-abhängige Biotransformationssytem für die Aktivierung der meisten chemischen Prokarzinogene essentiell ist, führt die Induktion dieses Enzymsystems nicht notwendigerweise zu einem erhöhten Krebsrisiko. Dies kommt wahrscheinlich daher, daß Entgiftungsreaktionen ebenfalls durch Alkohol induziert werden. Der mikrosomale Stoffwechsel mancher Substanzen, wie z. B. von Benzpyren schafft unterschiedliche Produkte. Bestandteile des mikrosomalen Enzymsystems und assoziierter Enzyme, wie z. B. die Epoxidhydratase und Glutathiontransferase sind an der Entgiftung vieler Chemikalien beteiligt, die eine Aktivierung benötigen. Die beiden letztgenannten Enzyme können ebenfalls durch Alkohol induziert werden. In diesem Zusammenhang ist die Nettoproduktion von aktivierten Karzinogenen unter Alkohol von entscheidender Bedeutung, da sie bestimmt, ob die Karzinogenese stimuliert oder inhibiert wird.

Alkohol und Nitrosaminstoffwechsel

Wie bereits erwähnt wurden Nitrosamine in alkoholischen Getränken entdeckt [39, 65, 74]. Auch im Tabakrauch befinden sich verschiedene Nitrosamine. Zudem katalysiert Äthanol die Produktion von Nitrosaminen aus Nitrit und Aminosäuren im Magen [51] und führt zu einer verstärkten Absorption dieser Karzinogene im Gastrointestinaltrakt [4].

Da Äthanol und Nitrosamine über Zytochrom-P-450-abhängige Enzyme metabolisiert werden, ist es nicht überraschend, daß beide Komponenten interagieren. Alkohol hemmt die Aktivität der hepatischen low-Km-DMN-Demethylase [50, 77]. Andererseits erhöht chronische Alkoholgabe die mikrosomale DMN-Demethylaseaktivität als Ergebnis der Induktion von Zytochrom P-450 II E 1, welches eine hohe Affinität für DMN aufweist [12]. Auf diese Weise steigert chronische Alkoholzufuhr die mikrosomale Aktivierung von DMN zu einem Mutagen im Ames-Test [12]. Eine solche gesteigerte Aktivierung wurde mit DMN-Konzentrationen von 0,3 mmol/l beobachtet, was von pathophysiologischer Bedeutung sein kann. Es wurde jedoch keine Zunahme der Methylierung der hepatischen DNA festgestellt, wenn 14C (DMN) äthanolgefütterten und Kontrollratten gegeben wurde [32], oder wenn die Mutagenität von DNM in vivo mit dem "host mediated assay" getestet wurde [14].

Wenn DMN oral zugeführt wird, unterliegt es einem First-pass-Stoffwechsel der Leber bis zu einer Dosis von 30 µg/kg KG [77]. Bei höheren Dosen sind die hepatischen Enzyme gesättigt, und es kommt zur Methylierung in anderen Organen, wie z. B. Niere und Ösophagus. Wenn Äthanol Ratten in niedriger Dosierung zugeführt wird, verhütet es den First-pass-Stoffwechsel von DMN, indem es mit dem hepatischen mikrosomalen Enzym konkurriert. Als Ergebnis kann mehr Nitrosamin die Leber umgehen, und nitrosaminempfindliche extrahepatische Organe sind höheren Spiegeln des Prokarzinogens ausgesetzt. Messungen des DMN-Stoffwechsels in Leberschnitten und Ösophagusepithel legen nahe, daß die Veränderungen der Alkylierung der ösophagealen DNA das Resultat einer selektiven Hemmung des DMN-Metabolismus in Leber und Niere sind. Es kommt hinzu, daß das DMN-aktivierende Enzym der Ösophagusmukosa eine wesentlich höhere Affinität zu DMN hat, daß also bereits äußerst kleine Mengen an DMN dort aktiviert werden können und daß chronische Alkoholzufuhr dieses Enzym in seiner Aktivität steigert [8]. Diese biochemischen Daten über die Interaktion zwischen Nitrosaminstoffwechsel und Äthanol in der Leber und die Interation zwischen Nitrosaminstoffwechsel und Äthanol in der Leber und in extrahepatischen Geweben erklären wenigstens teilweise, warum Alkohol die nitrosamin-induzierte Hepatokarzinogenese nicht stimuliert, dagegen aber die Entwicklung extrahepatischer Tumoren, wie z. B. das Ösophaguskarzinom oder Tumoren der Nase, Trachea und de Mundhöhle steigert.

In diesem Zusammenhang muß erwähnt werden, daß sowohl erniedrigte Zinkkonzentrationen als auch verminderte Vitamin-A-Spiegel, wie sie beim Alkoholiker häufig beobachtet werden [36, 47], die Aktivierung von Nitrosaminen begünstigt [3, 39].

Alkohol und Mangelernährung

Chronische Alkoholzufuhr führt in erster Linie zu einem Mangel an lipotropen Faktoren wie Methionin und Cholin [62], sowie zu einer Verminderung der Vitamine A und E, Riboflavin, Thiamin, Pyridoxin und der Spurenelemente Zink und Selen. Alle diese Substanzen können theoretisch eine Rolle in der Karzinogenese spielen. Auf weiterführende Literatur wird verwiesen [65].

Literatur

1. Ames BN, McCann J, Yamasaki E (1975) Methods for detecting carcinogens and mutagens with the salmonella/mammalian-microsomes mutagenicity test. Mutat Res 31:374–384
2. Austin H, Delzell E, Grufferman S, Levine R, Morrison AS (1986) Case control study of hepatocellular carcinoma and the hepatitis B virus, cigarette smoking and alcohol comsumption. Cancer Res 46:962–966
3. Barch DH, Iannaccone PM (1986) Role of zinc deficiency in carcinogenesis. In: Poirier LA Mewberne PM, Pariza MW (eds) Essential nutrients in carcinogenesis. Plenum Press, New York, pp 517–527
4. Capel ID, Cosier RS, Pinock MH, Williams DC (1981) Use of inverted intestinal sacs to assess the effect of gastrointestinal insult on carcinogen absorption. Oncology 38:343–348
5. Castonguay A, Rivenson A, Trushin N, Reinhardt J, Spathopoulos S (1984) Effect of chronic ethanol consumption on the metabolism and carcinogenicity of N'-nitrosonornicotine in F344 rats. Cancer Res 44:2285–2290
6. Elves RG, Ueng TH, Alvares AP (1984) Comparative effects of ethanol consumption on the metabolism and carcinogenicity of N'-nitrosonornicotine in F344 rats. Cancer Res 44:2285–2290
7. Elzay (1966) Local effects of alcohol in combination with DMBA on hamster cheek pouch. J Dent Res 45:1788–1795
8. Farinati F, Zhou Z, Bellah J, Lieber CS, Garro AJ (1985) Effect of chronic ethanol consumption on activation of nitrosopyrrolidine to a mutagen by rat upper alimentary tract, lung and hepatic tissue. Drug Metab Dispos 13:210–214
9. Feldman JG, Hazan M, Nagaranjan MM, Kissin B (1975) A case control investigation of alcohol, tobacco and diet in head and neck cancer. Prev Med 4:444–463
10. Freudenheim JL, Graham S, Marshall JR, Haughey BP, Wilkinson G (1990) Lifetime alcohol intake and risk of rectal cancer in Western New York. Nutr Cancer 13:101–109
11. Gabrial GN, Schrager TF, Newberne PM (1982) Zink deficiency, alcohol, and retinoid: association with esophageal cancer in rats. JNCI 68:785–789
12. Garro AJ, Seitz HK, Lieber CS (1981) Enhancement of dimethylnitrosamine metabolism and activation to a mutagen following chronic ethanol consumption in the rat. Cancer Res 41:120–124
13. Gibel W (1967) Experimentelle Untersuchungen zur Synkarzinogenese beim Ösophaguskarzinom. Arch Geschwulsforsch 30:181–189

14. Glatt H, DeBalle L, Oesch F (1981) Ethanol or acetone pretreatment of mice strongly enhanced the bacterial mutagenicity of dimethylnitrosamine in assays mediated by liver subcellular fractions, but not in host mediated assays. Carcinogenesis 2:1057-1061
15. Graham S, Dayal H, Rohrer T, Swanson T, Swanson M, Sultz H (1977) Dentition, diet, tobacco, and alcohol in the epidemiology of oral cancer. JNCI 59:1611-1616
16. Gregoriades G (1974) Cancer of the endolarynx: analysis of 415 cases. J Laryngol Otol 88:749-755
17. Hakulinnen T, Lehtimäki L, Lehtonen M, Teppo M (1974) Cancer morbidity among male cohorts with increased alcohol consumption in Finland. JNCI 52:1711-1714
18. Hardell L, Bengtson NO, Jonsson U (1984) Etiological aspects on primary liver cancer with special regard to alcohol, organic solvents and acute intermittend porphyria. An epidemiologic investigation. Br J Cancer 50:389-397
19. Harris RE, Wynder EL (1988) Breast cancer and alcohol consumption: a study in weak associations. JAMA 259:2867-2871
20. Harvey EB, Schairer C, Brinton LA, Hoover RN, Fraumeni JF (1987) Alcohol consumption and breast cancer. JNCI 78:657-661
21. Henefer EP (1966) Ethanol 30% and hamster pouch carcinogenesis. J Dent Res 45:838-844
22. Herity B, Moriaty M, Daly L (1982) The role of tobacco and alcohol in the etiology of lung and larynx cancer. Br J Cancer 46:961-964
23. Hiatt RA, Bawol RD (1984) Alcoholic beverages consumption and breast cancer incidence. Am J Epidemiol 120:676-683
24. Horie A, Kohchi S, Karatsune M (1965) Carcinogenesis in the esophagus II. Experimental production of esophageal cancer by administration of ethanolic solutions of carcinogens. Gann 56:429-441
25. Jensen OM (1979) Cancer morbidity and cause of death among Danish brewery workers. Int J Cancer 23:454-463
26. Kabat GC, Howson CP, Wynder EL (1986) Beer consumption and rectal cancer. Int J Epidemiol 15:494-501
27. Keller AZ (1967) Cirrhosis of the liver, alcoholismus and heavy smoking associated with cancer of the mouth and pharynx. Cancer 20:1015-1022
28. Ketcham AS, Wexler H, Mentel N (1963) Effects of alcohol in mouse neoplasia. Cancer Res 23:667-670
29. Kikendall JW, Bowen PE, Burgess MB, Megnetti C, Woodward J, Langenberg P (1989) Cigarettes and alcohol as independent risk factors for colonic adenomas. Gastroenterology 97:660-664
30. Ko IY, Park SS, Song BJ et al. (1987) Monoclonal antibodies to ethanol-induced rat liver cytochrome P-450 that metabolizes aniline and nitrosamines. Cancer Res 47:3101-3109
31. Koop DR, Morgan ET, Tarr G, Coon M (1982) Purification and characterization of a unique isoenzyme of cytochrome P-450 from liver microsomes of ethanol treated rabbits. J Biol Chem 57:8472-8480
32. Kouros M, Mönch W, Reiffer FJ (1983) The influence of various factors on the methylation for DNA by the esophageal carcinogen N-nitrosomethylbenzylamine. I: The importance of alcohol. Carcinogenesis 4:1081-1084
33. Lamu L (1910) Etude de statistique clinique de 131 cas de cancer de l'oesophage et du cardia. Arch Mal Appar Dig Mal Nutr 4:451
34. Lasker JM, Raucy J, Kubota S, Lieber CS (1987) Purification and characteriza-

tion of the human liver cytochrome P-450 ALC. Biochem Biophys Res Commun 148:232–238
35. La Vecchia C, Decarli A, Franceschi S, Pampallona S, Tognoni G (1985) Alcohol consumption and the risk of breast cancer in women. JNCI 75:61–65
36. Leo MA, Lieber CS (1982) Vitamin A depletion in alcoholic liver injury in man. N Engl J Med 307:597–601
37. Lieber CS (1985) Ethanol metabolism and pathophysiology of alcoholic liver disease. In: Seitz HK, Kommerell B (eds) Alcohol related disease in gastroenterology. Springer, Berlin Heidelberg New York Tokyo pp 19–47
38. Lieber CS, Seitz HK, Garro AJ, Worner TM (1979) Alcohol related diseases and carcinogenesis. Cancer Res 39:2863–2886
39. Lieber CS, Garro AJ, Leo MA, Mak KM, Worner TM (1986) Alcohol and cancer. Hepatology 6:1005–1019
40. Loury DJ, Kado NY, Byard JL (1985) Enhancement of hepatocellular genotoxicity of several mutagens from amino acid pyrolysates and broiled foods following ethanol pretreatment. Food Chem Toxicol 23:661–667
41. Maier H, Born IA, Veith S, Adler D, Seitz HK (1986) The effect of chronic ethanol consumption on salivary gland morphology and function in the rat. Alcoholism Clin Exp Res 10:425–429
42. Maier H, Born IA, Mall G (1988) Effect of chronic ethanol and nicotine consumption on the function and morphology of the salivary glands. Klin Wochenschr 66 (Suppl XI):140–144
43. Maier H, Dietz A, Zielinski D, Jünemann KH, Heller WD (1990) Risikofaktoren bei Patienten mit Plattenepithelkarzinomen der Mundhöhle, des Oropharynx, des Hypopharynx und des Larynx. Dtsch Med Wochenschr 115:843–850
44. Mak KM, Leo MA, Lieber CS (1987) Effect of ethanol and vitamin A deficiency on epithelial cell proliferation and structure in the rat esophagus. Gastroenterology 93:362–370
45. McCoy GD, Chen CB, Hecht SS (1979) Enhanced metabolism and mutagenesis of nitrosopyrrolidine in liver fractions isolated from chronic ethanol-consuming hamsters. Cancer Res 39:793–796
46. McCoy GD, Hecht SS, Katayama S, Wynder EL (1981) Differential effects of chronic ethanol consumption on the carcinogenicity of N-nitrosopyrrolidine and N-nitrosonornicotine in male Syrian hamsters. Cancer Res 41:2849–2854
47. McClain CJ, Su LC (1983) Zinc deficiency in the alcoholic: a review. Alcoholism Clin Exp Res 7:5–10
48. McMichael AJ (1978) Increases in laryngeal cancer in Britain and Australia in relation to alcohol and tobacco consumption trends. Lancet I:1244–1247
49. Neis JM, TeBrömmelstroet BWJ, VanGemert PJL, Roelofs HMJ, Henderson PT (1985) Influence of ethanol induction on the metabolic activation of genotoxic agents by isolated rat hepatocytes. Arch Toxicol 57:217–221
50. Peng R, Yong-Tu Y, Yang CS (1982) The induction and competitive inhibition of a high affinity microsomal nitrosodimethylamine demethylase by ethanol. Carcinogenesis 3:1457–1461
51. Pignatelli B, Castegnaro M, Walker EA (1976) Effects of gallic acid and of ethanol on formation of nitrosodiethylamine. IARC Sci Publ 14:173–178
52. Pikkarainen PH, Baraona E, Jauhonen P, Seitz HK, Lieber CS (1979) Contribution of oropharynx microflora and of lung microsomes to acetaldehyde in expired air after alcohol ingestion. J Lab Clin Med 97:631–636
53. Pollack ES, Nomura AMY, Heilbrun LK, Stemmermann GN, Green SB (1984) Prospective study of alcohol consumption and cancer. N Engl J Med 310:617–621

54. Rothmann KJ, Keller A (1972) The effect of joint exposure to alcohol and tobacco on risk of cancer of the mouth and pharynx. J Chron Dis 25:711–716
55. Sato M, Lieber CS (1982) Increased metabolism of retinoic acid after chronic ethanol consumption in rat liver microsomes. Arch Biochem Biophys 213:557–564
56. Schatzkin A, Jones DY, Hoover RN et al. (1987) Alcohol consumption and breast cancer in the epidemiologic follow up study of the First National Health and Nutrition Examination Survey. NEJM 316:1169–1173
57. Schmähl D (1976) Investigations of esophageal carcinogenicity by methylphenyl nitrosamine and ethyl-alcohol in the rat. Cancer Lett 1:215–218
58. Schoenberg B, Bailar JC, Fraumeni JF (1971) Certain mortality patterns of esophageal cancer in the US. JNCI 46:63–73
59. Schottenfeld D, Gantt RC, Wynder EL (1974) The role of alcohol and tobacco in multiple primary cancers of the upper digestive system, larynx and lung. A prospective study. Prev Med 3:277–293
60. Seitz HK (1985a) Ethanol and carcinogenesis. In: Seitz HK, Kommerell B (eds) Alcohol related diseases in gastroenterology. Springer, Berlin Heidelberg New York Tokyo pp 192–212
61. Seitz HK (1985b) Alcohol effects on drug-nutrient interaction. Drug Nutr Interact 4:143–164
62. Seitz HK, Kommerell B (1990) Alkoholismus als häufigste Ursache für Mangelernährung. Dtsch Ärztebl 87:B497–500
63. Seitz HK, Simanowski UA (1986) Ethanol and gastrointestinal carcinogenesis. Alcoholism Clin Exp Res 10:33–40
64. Seitz HK, Simanowski UA (1987) Metabolic and nutritional effects of alcohol. In: Hatchcock JN (ed) Nutritional toxicology, vol II. Academic Press, New York, pp 63–104
65. Seitz HK, Simanowski UA (1988) Alcohol and carcinogenesis. Ann Rev Nutr 8:99–119
66. Seitz HK, Simanowski UA (1989) Ethanol and colorectal carcinogenesis. In: Seitz HK, Simanowski UA, Wright NA (eds) Colorectal cancer: from pathogenesis to prevention? Springer, Berlin Heidelberg New York Tokyo, S 177–192
67. Seitz HK, Garro AJ, Lieber CS (1978) Effect of chronic ethanol ingestion on intestinal metabolism and mutagenicity of benzo(a)pyrene. Biochem Biophys Res Commun 85:1061–1066
68. Seitz HK, Garro AJ, Lieber CS (1981a) Sex dependent effect of chronic ethanol consumption in rats on hepatic microsome mediated mutagenicity of benzo(a)pyrene. Cancer Lett 13:97–102
69. Seitz HK, Garro AJ, Lieber CS (1981b) Enhanced pulmonary and intestinal activation of procarcinogens and mutagens after chronic ethanol consumption. Eur J Clin Invest 11:33–38
70. Seitz HK, Garro AJ, Lieber CS (1983) Increased activation of procarcinogens by microsomes of various tissues induced by chronic ethanol ingestion. In: Lieber CS (ed) Biological approach to alcoholism: update 1980, pp 131–141 (Research Monograph No 11, DHHS, Publ. No. (ADM) 83-1261, London)
71. Seitz HK, Simanowski UA, Hörner M, Kommerell B (1989) Alcohol and liver carcinoma. In: Bannasch P, Keppler D, Weber G (eds) Liver cell carcinoma. Kluwer, Dordrecht, pp 227–242
72. Seitz HK, Simanowski UA, Garzon FZ et al. (1990) Possible role of acetaldehyde in ethanol related rectal cocarcinogenesis in the rat. Gastroenterology 98:1–8

73. Smith BA, Guttman MR (1984) Differential effect of ethanol chronic consumption by the rat of microsomal oxidation of hepatocarcinogenes and their activation to mutagens. Biochem Pharmacol 33:2901-2910
74. Spiegelhalder B, Eisenbrand G, Preussmann R (1979) Contamination of beer with trace quantities of N-nitrosodimethylamine. Food Cosmet Toxicol 17:29-31
75. Steele CM, Ionnides C (1986) Differential effects of chronic alcohol administration to rats on the activation of aromatic amines to mutagenes in the Ames test. Carcinogenesis 7:825-829
76. Stenback F (1969) The tumorgenetic effect of ethanol. Acta Pathol Microbiol Scand 77:325-326
77. Swann PF, Coe AM, Mace R (1984) Ethanol and dimethylnitrosamine and diethylnitrosamine metabolism and disposition in the rat. Carcinogenesis 5:1337-1343
78. Tamburro CH, Lee HM (1981) Primary hepatic cancer in alcoholics. Clin Gastroenterol 10:457-477
79. Tomera JF, Skipper PL, Wishnok JS, Tannenbaum SR, Brunnengraber H (1984) Inhibition of N-nitrosodimethylamine metabolism by ethanol and other inhibitors in the isolated perfused rat liver. Carcinogenesis 5:113-116
80. Tuyns A (1978) Alcohol and cancer. Alcohol Health Res World 2:20-31
81. Tuyns A (1979) Epidemiology of alcohol and cancer. Cancer Res 39:2840-2843
82. Tuyns A, Masse LMF (1973) Mortality from cancer of the esophagus in Brittany. Int J Epidemiol 2:241-245
83. Tuyns A, Pequignot G, Jensen OM (1977) Le cancer de l'esophage en Ile-et-Vilaine en fonction des niveau de consomation de alcool et de tabac. Bull Cancer 64:45-60
84. Vincent RG, Marchetta F (1963) The relationship of the use of tobacco and alcohol to cancer of the oral cavity, pharynx or larynx. Am J Surg 106:501-505
85. Willett WC, Stampfer MJ, Colditz GA, Rosner BA, Hennekens CH, Speizer FE (1987) Moderate alcohol consumption and the risk of breast cancer. NEJM 316:1174-1180
86. Wu AH, Paganini-Hill A, Ross RK, Henderson BE (1987) Alcohol, physical activity and other risk factors for colorectal cancer: a prospective study. Br J Cancer 55:687-694
87. Wynder EL, Bross IJ (1957) Etiological factors in mouth cancer: an approach to its prevention. Br Med J 1:389-395
88. Wynder EL, Mabuchi K (1973) Etiological and environmental factors in esophageal cancer. JAMA 226:1546-1548
89. Wynder EL, Corvey LS, Mabuchi KN, Mushinski M (1976) Environmental factors in cancer of the larynx. Second look. Cancer 38:1591-1601
90. Yang CS, Koop DR, Wang T, Coon MJ (1985) Immunochemical studies on the metabolism of nitrosamines by ethanol-inducible cytochrom P450. Biochem Biophys Res Commun 128:1007-1013
91. Young TB (1989) A case control study of breast cancer and alcohol consumption habits. Cancer 64:552-558
92. Yu MC, Mack T, Hanisch P, Peters RL, Henderson BE (1983) Hepatitis, alcohol consumption, cigarette smoking, and hepatocellular carcinoma in Los Angeles. Cancer Res 43:6077-6079

Chronischer Alkohol- und Tabakkonsum –
Wie hoch ist das Krebsrisiko im Bereich von Mundhöhle, Oropharynx, Hypopharynx und Larynx?

W.-D. Heller, A. Dietz, U. Gewelke, H. Maier

Vorkommen von Tumoren im Kopf- und Halsbereich

Inzidenz- und Mortalitätsraten für Tumoren des oberen Aerodigestivtraktes zeichnen sich durch eine hohe geographische und geschlechtsspezifische Variabilität aus. Entsprechende Raten sind für europäische Länder von Levi et al. [5] für den Zeitraum 1978–1982 zusammengestellt. Durchschnittliche, auf eine Weltbevölkerung standardisierte Inzidenzraten für Mund-/Pharynxkarzinome erreichen in französischen Regionen wie Bas-Rhin oder Calvados Größenordnungen von nahe 50/100000 Personen, während sie sich für Gebiete in Großbritannien nur auf etwa 1/10 der französischen Raten belaufen (Abb. 1). Ähnliche Verhältnisse sind für Mortalitätsraten festzustellen, die in Abb. 1 – auf Länderebene bezogen – ebenfalls dargestellt sind: Mit 15,5/100000 weist Frankreich eine um fast das 10fache höhere altersstandardisierte Mortalität für Mund-/Pharynxkarzinome auf wie beispielsweise die Niederlande (2,0/100000).

Während die vorangegangenen Angaben sich auf Männer beziehen, liegen die Mund-/Pharynx-Tumorraten für Frauen um ein Vielfaches niedriger: Die Inzidenzen sind generell kleiner als 5/100000 Personen, und die Mortalitätsraten erreichen maximal den Wert von 1,5/100000 Frauen. Entsprechend liegen die daraus resultierenden Geschlechtsquotienten für die Raten in einem weiten Bereich; zwischen 2 und 16,3 für die Inzidenzraten, und die Mortalitätsratenquotienten reichen von 1,7–12,9.

Für Karzinome im Larynxbereich lassen sich für die Männer ähnliche Variationen feststellen, wobei die maximalen Inzidenzwerte für Larynxtumore deutlich unter denen der Mund-/Pharynxtumore liegen. Noch gravierender fallen bei den Larynxkarzinomen die geschlechtsspezifischen Unterschiede ins Auge, bei Männern tritt diese Tumorart in einigen europäischen Regionen (Spanien) bis zu 100mal häufiger auf als bei Frauen, die Mortalitätsquotienten variieren zwischen einer 3- bis 30fach höheren Mortalität der Männer.

Die Bundesrepublik Deutschland liegt in diesen Vergleichen bei den Männern für die Mortalität an Mund-/Pharynxtumoren mit 3,9/100000 an

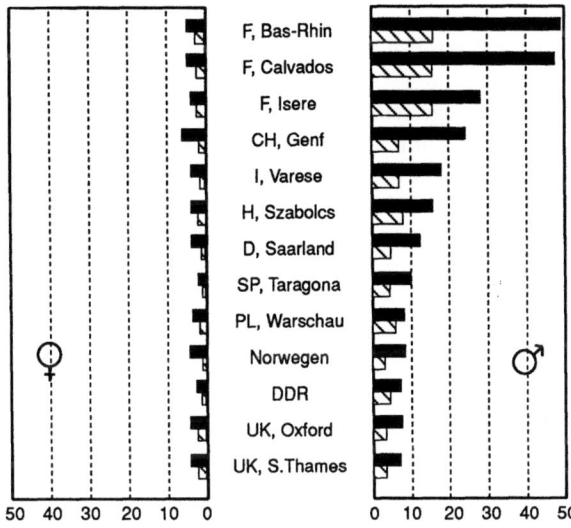

Abb. 1. Durchschnittliche, auf eine Weltbevölkerung altersstandardisierte Inzidenzraten (*dunkle Säulen*) und Mortalitätsraten (*schraffierte Säulen*) pro 100000 Personen für Mund- oder Pharynxkarzinome (ICD-9:140-9) 1978–1982

13. Stelle, für die Mortalität an Larynxtumoren an 17. Stelle von insgesamt 26 aufgeführten europäischen Ländern.

Fast zwingend drängt sich die Frage nach der Ursache dieser, in deskriptiver epidemilogischer Betrachtung gewonnenen, extremen geographischen und geschlechtsspezifischen Variabilitäten auf. Zahlreiche analytische epidemiologische Studien wurden deswegen in der Vergangenheit mit dem Ziel durchgeführt, die Rolle von Risikofaktoren für die Karzinogenese im Kopf-Hals-Bereich zu ergründen. Den Tabakkonsum als einen solchen Risikofaktor zu betrachten, lag auf der Hand. Daß hier aber noch andere Risikofaktoren entscheidend den Krankheitsverlauf mitbeeinflussen könnten, läßt sich wiederum aus deskriptiven epidemiologischen Betrachtungen ableiten. Wie Tuyns [15] feststellte, korrellieren die Raten für Lungenkrebs und Larynxkarzinome über ihre Nord-Süd-Verteilung in Europa betrachtet nicht. So ist beispielsweise der Arbeit von Levi [5] zu entnehmen, daß für Männer der Lungen-/Larynxkarzinom-Mortalitätskoeffizient in Schottland 83,5/1,7 = 49,1 für den Zeitraum um 1980 betrug, in Spanien hingegen 33,9/7,0 = 4,8. Dieser Unterschied könnte bei weitem nicht den unterschiedlichen Rauchgewohnheiten oder der Art des konsumierten Tabaks (schwarze/blonde Sorten) angelastet werden – eine weitere die Karzinogenität im Kopf-Hals-Bereich beeinflussende Größe mußte vorhanden sein: Der Alkoholkonsum.

Die Gießener/Heidelberger Studien zu Risikofaktoren für Kopf-Hals-Tumoren

Die hier vorgestellten Daten wurden in drei Teilstudien erhoben: Eine Fallkontrollstudie an der Universitäts-HNO Klinik Gießen, sowie zwei weitere Fallkontrollstudien am Universitäts-HNO Klinikum Heidelberg. In die ersten beiden Untersuchungen gingen Plattenepithelkarzinomfälle der Mundhöhle, des Oropharynx, des Hypopharynx und des Larynx ein, die dritte Untersuchung war auf Larynxkarzinome beschränkt. In konsekutiver Auswahl wurden in Gießen innerhalb des letzten Jahresdrittels 1987 nach dem festgelegten Studiendesign 100 männliche Fälle erfaßt, in Heidelberg in den Monaten Februar bis Mai des Folgejahres ebenfalls 100 männliche Tumorfälle. In die dritte Studie gingen 119 männliche Karzinomfälle, befragt von Dezember 1988 bis Mai 1989 ein. Über die ersten beiden Studien haben wir schon andernorts [7] berichtet.

Zur Vermeidung verschiedener Biasmöglichkeiten wurden nur Patienten in die Untersuchung miteinbezogen, deren Tumorerstdiagnosezeitpunkt mit dem Zeitpunkt der Aufnahme in die Studienkollektive (Befragung) nicht um mehr als 3 Jahre differierte. Alle drei Studien waren in einem gematchten 1:4-Design angelegt. Jedem Fall wurden individuell je zwei Kontrollpersonen aus der Ambulanz der entsprechenden HNO-Poliklinik und je zwei Kontrollpatienten aus der Medizinischen Poliklinik zugeordnet. Fälle und Kontrollen mußten natürlich bzgl. des Geschlechts, des Alters (±5 Jahre) und der Größe des Wohnortes (4 Kategorien) übereinstimmen.

Die Befragung von Fällen und Kontrollen erfolgte in standardisierten Einzelinterviews durch insgesamt zwei Interviewer.

Die anschließend vorgestellten Ergebnisse wurden über das Statistikpaket SAS [10] ermittelt, die Risikoberechnungen mit Hilfe der SAS-Prozedur MCSTRAT [14], die das gemachte Studiendesign in der Modellierungstechnik berücksichtigt.

Alter- und Tumorlokalisationsverteilung der 319 Tumorpatienten sind in Abb. 2 wiedergegeben. Das mittlere Alter der Fälle beträgt 57,7 Jahre, wobei sich die Spanne von 34- bis 88jährigen Tumorpatienten erstreckt. Die Kontrollen weisen ein mittleres Alter von 55,7 Jahren auf. Die Patienten der verschiedenen Tumorlokalisationen unterscheiden sich im Alter nicht wesentlich (Tabelle 1).

Am häufigsten sind in dieser Studienpopulation Larynxkarzinome vertreten. Die Verteilung der Tumoren bzgl. ihrer Lokalisation kann aber nicht als repräsentativ (über den Erhebungszeitraum hinweg) für die Studienkliniken angesehen werden, da in die dritte Teilstudie vorwiegend Larynxkarzinome aufgenommen wurden.

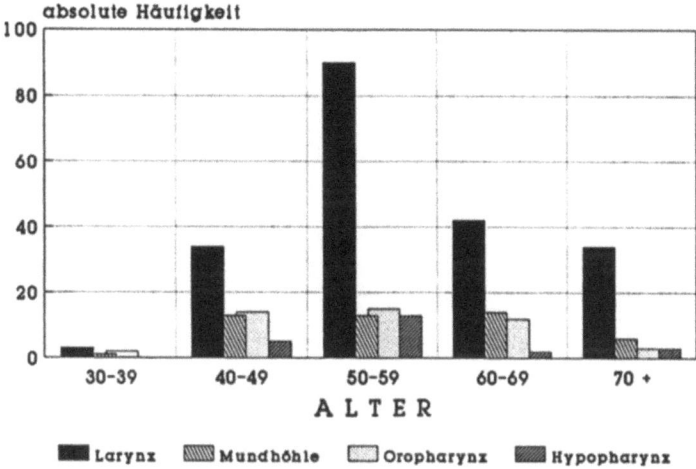

Abb. 2. Altersverteilung und Tumorlokalisation

Tabelle 1. Alter der Tumorpatienten in Jahren in Abhängigkeit von der Tumorlokalisation

Lokalisation	Anzahl Patienten	Mittleres Alter (Jahre)	Standardabweichung	MIN	MAX
Mundhöhle	47	57,6	10,8	37	82
Oropharynx	46	55,5	10,3	36	84
Hypopharynx	23	55,9	9,6	44	77
Larynx	203	58,4	10,4	34	88

Bezüglich des Tabak- und Alkoholkonsums ist wie zu erwarten ein deutlicher Unterschied zwischen Fällen und Kontrollen festzustellen.

Die Abb. 3 zeigt, daß alle Kontrollpopulationen vergleichbar viel Alkohol konsumierten; die Mittelwerte schwanken zwischen 28,9 und 32,1 g Ethanol/Tag. Dabei wurde ein Ethanolgehalt von 4 Vol% im Bier, von 10 Vol% im Wein und von 40 Vol% im Schnaps zugrunde gelegt. Die Werte für die jeweiligen Fallpopulationen liegen im Mittel um den Faktor 2–2,5 höher, wobei die Fälle mit Mundhöhlen- bzw. Larynxkarzinomen in ihren Mittelwerten fast übereinstimmen (66,1 gegen 66,5 g Ethanol/Tag), während die Patienten mit Oropharynx- oder Hypopharynxtumoren einen deutlich höheren mittleren täglichen Alkoholkonsum aufweisen (80,5 und 75,6 g Ethanol). Bezüglich der Regelmäßigkeit des Alkoholkonsums

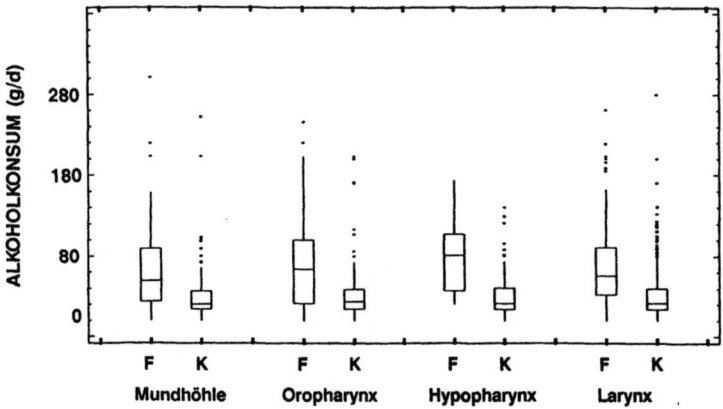

Abb. 3. Verteilung des durchschnittlichen täglichen Alkoholkonsums für Fälle (*F*) und Kontrollen (*K*) in Abhängigkeit von der Tumorlokalisation

unterscheiden sich die Fall- und Kontrollpopulationen nicht wesentlich. Je nach Teilpopulation schwankt der Anteil derjenigen, die angeben regelmäßig Alkohol zu trinken, zwischen 80% und 90%.

Ein deutlicher Unterschied ergibt sich aber bei Art und Menge des alkoholischen Getränkes. 90% oder mehr der Ethanolmenge wurde bei Fällen wie auch Kontrollen über Bier konsumiert. War der Weinkonsum bei Fällen und Kontrollen wiederum vergleichbar, erreichten die Fälle ihre beträchtlich höheren Ethanolwerte über den Mehrkonsum von Schnaps und vor allem Bier.

Bemerkenswert ist auch, daß der mittlere Alkoholkonsum bei den Fällen mit dem Alter sehr deutlich ansteigt und dann wiederum auf die Werte der jüngeren Tumorpatienten absinkt. Bei den Kontrollen kann von einem im großen und ganzen vergleichbaren mittleren Alkoholkonsum gesprochen werden.

In vielen epidemiologischen Studien wird der Tabakkonsum als Querschnittsangabe zum Zeitpunkt der Befragung in die statistischen Analysen eingebracht. Der prozentuale Anteil der Niemalsraucher beträgt in den einzelnen Tumorpatientenkollektiven unserer Studie etwa 5%, wohingegen um 30% der Kontrollpatienten angaben, niemals geraucht zu haben. Während der Anteil der Exraucher für Fälle und Kontrollen vergleichbar ist und bei 40–50% liegt, zeigt sich hier aber ein anderer deutlicher Unterschied zwischen den beiden Populationen: Ein Großteil der Exraucher bei den Tumorpatienten hat erst im Zeitraum der Tumordiagnose oder -operation mit dem Rauchen aufgehört. Dies zeigt sich auch bei der Angabe von Gründen, wegen denen die Exraucher ihre Rauchgewohnheiten aufgaben. Der prozentuale Anteil derer, die eine Krankheit als Grund

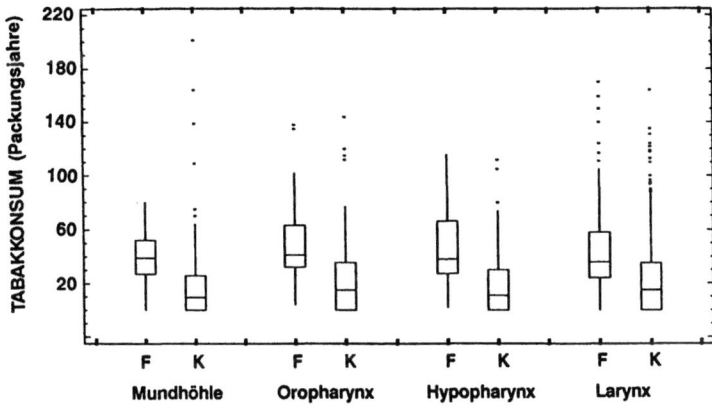

Abb. 4. Verteilung des Tabakkonsums für Fälle (*F*) und Kontrollen (*K*) in Abhängigkeit von der Tumorlokalisation

nannten, ist bei den Tumorpatienten fast doppelt so hoch wie bei den Kontrollen. Der Tabakkonsum wurde deshalb lebenslänglich summarisch in einer Variablen „Packungsjahre" erfaßt. Ein Packungsjahr entspricht dabei dem Konsum von 1 Packung Zigaretten à 20 Stück pro Tag über ein Jahr. Pfeifen- und Zigarrenkonsumangaben, die in der Studienpopulation generell kaum ins Gewicht fallen, wurden in den Äquivalenten „4 Zigarren/Tag" oder „5 Pfeifenfüllungen/Tag" für eine Packung Zigaretten umgerechnet.

Der Tabakkonsum weist ähnliche Charakteristika auf wie soeben beim Alkoholkonsum beschrieben: Vergleichbarer mittlerer Konsum in den 4 Kontrollpopulationen (18,7–21,7 Packungsjahre) und ein im Vergleich dazu um den Faktor 2,0–2,5 erhöhter mittlerer Tabakkonsum bei den Tumorpatienten [40,0 (Mundhöhle), 51,2 (Oropharynx), 44,8 (Hypopharynx) und 42,8 (Larynx)]. Analog zum Alkohol ist für die Oropharynxfälle der höchste mittlere Konsum zu finden (Abb. 4).

Welche Risikoschätzungen an einem Plattenepithelkarzinom des oberen Aerodigestivtraktes zu erkranken lassen sich nun aus diesen Angaben für Alkohol- und Tabakkonsum errechnen? Unabhängig von der Tumorlokalisation kann eine signifikante Dosis-Wirkungsbeziehung zwischen Tabak- und Alkoholkonsum und Krebsrisiko festgestellt werden (Tabelle 2). Die tabakadjustierten Alkoholrisiken sind am höchsten für die Hypopharynxkarzinome und für die restlichen drei Tumorlokalisationen vergleichbar. Was die bzgl. des Alkoholkonsums bereinigten Risiken für den Tabakkonsum angeht, können wegen zu geringer Untergruppenbesetzung keine Risikowerte für die Gruppe der Oropharynxkarzinome angegeben werden.

Tabelle 2. Relatives Risiko für die Entstehung von Plattenepithelkarzinomen im Bereich von Mundhöhle, Oropharynx, Hypopharynx und Larynx in Abhängigkeit von Alkohol- und Tabakkonsum (95%-Konfidenzintervalle in Klammern)

	Mund-höhle (n=47) RR	Oro-pharynx (n=46) RR	Hypo-pharynx (n=23) RR	Larynx (n=203) RR	Insgesamt (n=319) RR
Gramm Alkohol/Tag					
<25	1,0	1,0	1,0	1,0	1,0
25–75	3,0 (1,2–7,6)	1,0 (0,4–2,7)	2,2 (0,5–9,8)	2,7 (1,8–4,0)	2,3 (1,7–3,2)
>75	15,0 (4,1–54,3)	13,2 (3,3–53,0)	23,2 (3,6–151,2)	9,1 (5,4–15,1)	10,5 (6,8–16,0)
Tabak (in Packungsjahren)					
<5	1,0	1,0	1,0	1,0	1,0
5–50	17,3 (3,5–86,5)	–*	10,5 (0,9–121,1)	5,7 (3,2–10,3)	7,8 (4,5–13,3)
>50	69,8 (10,2–476,5)	–*	19,5 (1,7–223,7)	9,1 (4,7–17,6)	16,0 (8,8–29,0)

* Wegen zu geringer Gruppenbesetzung keine sinnvolle Risikoberechnung möglich.

Überraschend hoch sind die Risikoschätzungen für die Mundhöhlenkarzinome. Für die Hypopharynx- und Larynxkarzinome sind die Risikowerte für den Alkohol- und Tabakkonsum vergleichbar.

Diskussion

Alkohol ist die am weitesten verbreitete psychoaktive Substanz, die seit dem Altertum bekannt, früher eher nur in ihren sozialen oder kulturellen Aspekten und Auswirkungen beachtet wurde. Vermehrt wurde aber auch den gesundheitlichen Auswirkungen des Alkoholismus, insbesondere des exzessiven, Beachtung geschenkt. Über die (vermutlich) karzinogene Wirkung von Alkohol wurde schon zu Anfang dieses Jahrhunderts berichtet, wobei die Assoziation zwischen exzessivem Alkoholgenuß und dem Vorhandensein von Tumoren in den vergangenen 20 Jahren intensiver erforscht worden ist [11]. Primärer Zielbereich war hierbei neben Leber-

und Darm- der Kopf-Hals-Bereich [4, 16]. In Tierversuchen zeigte sich, daß Ethanol selbst nicht karzinogen wirkt, in Verbindung mit einem chemischen Karzinogen aber als Kokarzinogen wirksam werden kann. Die kokarzinogene Wirkung von Ethanol kann im Karzinogeneseprozeß auf der initialen oder der Promotoren-Ebene erfolgen. In bezug auf Tumoren im oberen Aerodigestivtrakt wird dies ausführlich von Seitz et al. (s. S. 15–25) diskutiert.

Die in unseren Studien aufgetretenen hohen Differenzen im Alkoholkonsum zwischen Fällen und Kontrollen führen zu der Frage, wie valide die Trinkgewohnheiten der Probanden erfaßt wurden. Ein Vergleich mit einer 1988 im Rahmen der DHP-Studie (Deutsche Herz-Kreislauf-Präventionsstudie) durchgeführten Befragung von über 5000 Bundesbürgern im Alter von 25–69 Jahren [3] zeigt, daß die in Gießen/Heidelberg erhobenen Alkoholkonsumwerte für die Kontrollprobanden in ihrer Verteilung fast identisch mit der des DHP-Kollektives sind (Abb. 5).

Drastisch hebt sich hingegen der Alkoholkonsum der Tumorfälle ab: Während etwa 4mal soviele Tumorpatienten mehr als 60 g Alkohol pro Tag zu sich nehmen wie im Vergleich dazu die Kontroll- oder DHP-Population, steigt dieser Quotient auf das 6fache, wenn man den Konsum von durchschnittlich mehr als 80 g Alkohol pro Tag betrachtet.

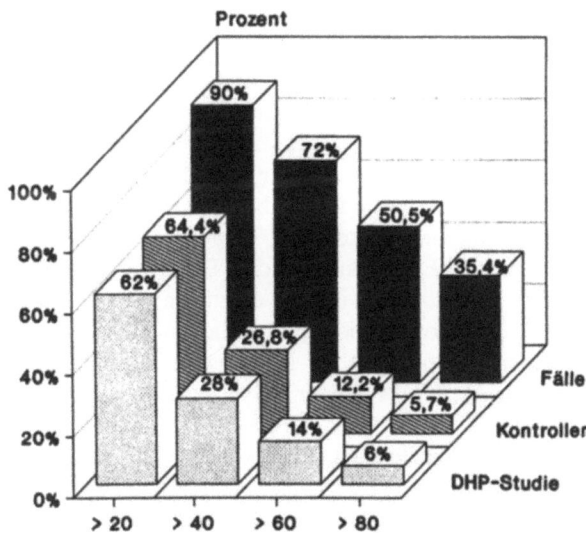

Abb. 5. Durchschnittlicher täglicher Alkoholkonsum von mehr als 20, 40, 60 und 80 g Alkohol für Fälle und Kontrollen der Gießen/Heidelberg-Studie im Vergleich zur männlichen Studienbevölkerung der DHP-Studie (25–69 Jahre). (Nach Hoffmeister et al. [3])

Die nicht einheitlichen Befunde in der Literatur bzgl. der Art des regelmäßig konsumierten alkoholischen Getränks wurden an unserem Kollektiv geprüft. In der Gießener Untersuchungspopulation wird überwiegend Bier und Schnaps getrunken, in der Heidelberger Population auch ein deutlicher Anteil an Wein.

Ein Unterschied hinsichtlich des Risikos für einen Tumor im oberen Aerodigestivtrakt konnte aber in Abhängigkeit von der Art des alkoholischen Getränkes nicht festgestellt werden, so daß auf die Gesamtmenge des durchschnittlich pro Tag zu sich genommenen Ethanols als Risikovariable Bezug genommen werden konnte.

Seit Jahrhunderten wird Tabak als Genußmittel verwendet, und zwar in unterschiedlichsten Formen. In Zusammenhang mit der Betrachtung von Tumoren im oberen Aerodigestivtrakt müßten hier Tabakverwendungsformen wie Rauchen (Zigarette, Zigarre, Pfeife), Schnupfen oder Kauen diskutiert werden. In der Untersuchungspopulation unserer Studie überwiegt aber deutlich der Zigarettenkonsum, unter 5% der einzelnen Teilkollektive rauchten Zigarre und/oder Pfeife. Um eine gesonderte Betrachtung dieser kleinen Gruppe zu vermeiden, wurde in der hier vorgestellten Auswertung der Zigarren- und Pfeifenkonsum in Tabakäquivalente umgerechnet. Wirkungsmodelle von Tabakrauch im Zusammenhang mit Tumoren des oberen Aerodigestivtraktes werden von uns an anderer Stelle diskutiert.

Auch für den Tabakkonsum ist eine Validierung der erhobenen Daten an Messungen in repräsentativen Populationen notwendig. In der MONICA-Studie Augsburg [13] beläuft sich die Prävalenz des Zigarettenrauchens bei 45–64jährigen Männern auf etwa 30%, ein Wert, der direkt mit den Angaben unserer Kontrollpopulationen vergleichbar ist. Da viele Tumorpatienten ihr Rauchverhalten im Zusammenhang mit ihrer Krankheit geändert haben, eignet sich zur globalen Abgrenzung der Rauchgewohnheiten der Tumorpatienten eher der Anteil der Niemalsraucher. Er beträgt bei der Tumorpopulation 4% im Vergleich zu Werten von 20–35% in den einzelnen Kontrollkollektiven. Auch diese Werte der Kontrollpopulation lassen sich gut in Einklang mit den Prävalenzschätzungen für Niemalsrauchen bei 45- bis 64jährigen Männern der MONICA-Studie [13] bringen: Dort beläuft sich dieser Anteil auf etwa 25%.

Aus den Vergleichen der Alkohol- und Tabakkonsumenten in unseren Studien mit denen von repräsentativen Populationen kann auf recht valide Angaben für die Kontrollpopulationen geschlossen werden. Inwieweit aber dies auch für die Angaben der Tumorpatienten zu ihrem Alkohol- und Tabakkonsum zutrifft, bleibt offen. Das Vorliegen einer zwischen Fällen und Kontrollen differentiellen Mißklassifikation dieser Angaben erscheint möglich, bedingt durch die Beobachtung, daß den Tumorpatienten die

Risikofaktoren Rauchen und Alkohol wohlbekannt sind. Richtung und Größe dieses möglichen Bias lassen sich aber anhand unserer Daten nicht abschätzen.

Daß bei der Ätiologie von Kopf-Hals-Tumoren und bei der Schätzung von Risikowerten Alkohol- oder Tabakkonsum nicht isoliert betrachtet werden dürfen, ist in vielen Studien nachgewiesen (als Übersicht [4]). Die in Tabelle 2 lokalisationsabhängig vorgestellten Risikowerte sind deswegen auch in einem den Alkohol- und Tabakkonsum gemeinsam umfassenden Modell errechnet. Diese Risikowerte sind im Einklang mit den in anderen internationalen Studien ermittelten tabakadjustierten Risiken für Alkoholsum:

So errechneten etwa Brugère et al. [2] für einen Alkoholkonsum von 100–160 g täglich im Vergleich zu einem Konsum unter 40 g ein RR von 15,2 für Oropharynx- und ein RR von 28,6 für Hypopharynxkarzinome. Auch die Risikoschätzungen für die anderen beiden Lokalisationen sind vergleichbar.

Die bzgl. des Alkoholkonsums standardisierten Risiken für den Tabakkonsum zeigen bis auf die Oropharynxkarzinome, für die aus methodischen Gründen kein RR-Wert angegeben werden kann, eine signifikante Dosis-Wirkungsbeziehung. Während die Risikoschätzungen für die Hypopharynx- und Larynxkarzinome in ähnlichen Bereichen wie die anderer Studien liegen, sind die RR-Werte für die Mundhöhlenkarzinome sehr hoch. Im Vergleich dazu geben Brugère et al. [2] ein alkoholstandardisiertes RR von 15,4 für Mundhöhlenkarzinome starker Raucher an. Für die Hypopharynx- und Larynxkarzinome liegen die Risikowerte für Alkohol und Tabak auf vergleichbarem Niveau.

Auch für die Tabakrisiken kann mit Ausnahme der Mundhöhlenkarzinome eine gute Übereinstimmung mit internationalen Studien festgestellt werden: Tuyns et al. [16] ermittelten bei einem Konsum von mehr als 26 Zigaretten pro Tag ein alkoholadjustiertes RR für Hypopharynxkarzinome von 20, für supraglottische Larynxkarzinome von 24 und für subglottische/ glottische von 10. Führen wir bei unserer Studie eine entsprechende Untergliederung der Larynxkarzinome durch, finden wir ebenfalls einen deutlich höheren Tabakrisikowert für supraglottische Larynxkarzinome als im Vergleich zu glottischen Larynxkarzinomen.

In einer der ersten Studien, die die Problematik der Kombination beider Noxen aufgriffen, beobachteten Wynder et al. [18] lediglich eine additive Wirkung beider Faktoren auf das Risiko an einem Mundhöhlenkarzinom zu erkranken. Die Vorstellung von der Art des Zusammenwirkens von Tabak und Alkohol wurde in der Zwischenzeit durch eine Reihe von Studien dahingehend geändert (als „Initialarbeit" sei die von Rothmann u. Keller [9] erwähnt), daß eher von einer synergistischen Wirkung der beiden Risikofaktoren ausgegangen werden muß. Auch in unserer Studie deutet sich dies an. In einer weiteren Publikation werden wir diesen Aspekt ausführlicher behandeln.

Alkohol- und Tabakkonsum stellen sich in breiter Vielfalt der weltweit durchgeführten Studien als Hauptrisikofaktoren für Karzinome im oberen Aerodigestivtrakt dar. Was aber Smith et al. [12] über Oraltumore und Rauchen (und dies dürfte auch auf Alkohol bezogen werden) schreiben, kann nicht übersehen werden: „The accumulated data on smoking and oral cancer are voluminous, and one of the most surprising aspects is how contradictory and inconclusive the findings are ... Perhaps much of the information has been considered in too simplistic a fashion". Auch berufliche Exposition, sozioökonomische Einflüsse oder Variationen in den Ernährungsgewohnheiten können eine Rolle spielen, dies ist ebenfalls in vielen Studien erforscht und diskutiert worden. Ergebnisse der Gießen/Heidelberg-Studien für diese Aspekte und ihre Wechselwirkung mit den hier behandelten Risikofaktoren Rauchen und Alkohol werden in diesem Buch in den Beiträgen von Dietz et al. (s. S. 158–167) und Maier et al. (s. S. 67–90) behandelt.

Literatur

1. Blot WJ, McLaughlin JK, Winn DM et al. (1988) Smoking and drinking in relation to oral and pharyngeal cancer. Cancer Res 48:1282–1287
2. Brugère J, Guenel P, Leclerc A, Rodriguez J (1986) Differential effects of tobacco and alcohol in cancer of the larynx, pharynx and mouth. Cancer 57:391–395
3. Hoffmeister H, Hoeltz J, Schön D, Schröder E, Günther B (1988) Nationaler Untersuchungs-Survey und regionale Untersuchungs-Surveys der DHP, Bd 1. DHP-Forum 3, Heft 1
4. IARC Monograph on the evaluation of carcinogenic risks to humans: Alcohol drinking, Vol 44. IARC, Lyon 1988
5. Levi F, Maisonneuve P, Filiberti R, La Vechia C, Boyle P (1989) Cancer incidence and mortality in Europe. Sozial Präventivmed 34 (Suppl 2):1–84
6. Maier H, Dietz A, Gewelke U, Seitz HK, Heller W-D (1990) Tabak- und alkoholassoziiertes Krebsrisiko im Bereich des oberen Atmungs- und Verdauungstraktes. Laryngol Rhinol Otol (Stuttg) 69:505–511
7. Maier H, Dietz A, Zielinski D, Jünemann K-H, Heller W-D (1990) Risikofaktoren bei Plattenepithelkarzinomen der Mundhöhle, des Oropharynx, des Hypopharynx und des Larynx. Dtsch Med Wochenschr 115:843–850
8. Olsen J, Sabroe S, Fasting U (1985) Interaction of alcohol and tobacco as risk factors in cancer of the laryngeal region. J Epidemiol Community Health 39:165–168
9. Rothman K, Keller A (1972) The effect of joint exposure to alcohol and tobacco on risk of cancer of the mouth and pharynx. J Chron Dis 215:711–716
10. SAS User's Guide: Statistics. SAS Institute Inc. 1985
11. Seitz HK, Simanowski UA (1988) Alcohol and carcinogenesis. Ann Rev Nutr 8:99–119

12. Smith C, Pindborg JJ, Binnie WH (1990) Oral cancer: Epidemiology, etiology, and pathology. Hemisphere Publ., New York
13. Stieber J, Härtel U, Heller W-D, Keil U, Gostomzyk JG (1988) Smoking habits and attitude to smoking in the study population of the MONICA project Augsburg. Sozial Präventivmed 33:22-26
14. SUGI, Supplemental Liberary User's Guide. SAS Institute Inc. 1985
15. Tuyns AJ (1982) Incidence trends of laryngeal cancer in relation to national alcohol and tobacco consumption. In: Magnus K (ed) Trends in cancer incidence. Hemisphere, Washington/DC, pp 199-214
16. Tuyns AJ, Esteve J, Raymond R (1988) Cancer of the larynx/hypopharynx, tobacco and alcohol: IARC international case-control study in Turin and Varese (Italy), Zaragossa and Navarra (Spain), Geneva (Switzerland) and Calvados (France). Int J Cancer 41:483-491
17. Wynder ED, Bross IDJ, Day E (1956) A study of environmental factors in cancer of the larynx. Cancer 10:1300
18. Wynder ED, Bross IDJ, Feldman R (1957) A study of etiological factors in cancer of the mouth. Cancer 10:1300-1323

Passivrauchen – Ein Risikofaktor für Plattenepithelkarzinome des Respirationstraktes?

F. X. Adlkofer

Einleitung

Im Gegensatz zum Thema Rauchen wird das Thema Passivrauchen unter Ärzten und Wissenschaftlern und noch mehr in der Öffentlichkeit kontrovers diskutiert. Die einen sehen im Tabakrauch den für den Menschen gefährlichsten Schadstoff in der Luft unserer Umwelt [38] und lasten ihm allein in den USA jährlich bis zu 50000 Tote an [52]. Die anderen sind der Meinung, daß zumindest eine krebserregende Wirkung des Passivrauchens bis heute nicht bewiesen ist und daß es wesentlich wichtigere umweltmedizinische Probleme gibt als das Passivrauchen [1, 33, 42, 49]. Ich werde mich im folgenden auf die Frage beschränken, ob Passivrauchen ähnlich wie Rauchen ein Risikofaktor für Plattenepithelkarzinome des Respirationstraktes sein kann.

Epidemiologie des Passivrauchens

Seit 1983 haben sich verschiedene medizinische Organisationen in den USA und England zur Frage eines Lungenkrebsrisikos durch Passivrauchen geäußert [21, 36, 39, 50]. Von ihnen allen wird ein solches Risiko mehr oder weniger bejaht. Keine geht jedoch in ihrer Schlußfolgerung so weit wie die Environmental Protection Agency (EPA) der USA. Diese kommt in einem vorläufigen, noch nicht autorisierten Bericht [10] zu dem Ergebnis, daß es sich beim Tabakrauch in der Raumluft um ein Gruppe-A-Karzinogen, also ein menschliches Karzinogen, handelt, daß das mittels Metaanalyse errechnete relative Risiko 1,28 beträgt und daß etwa 3800 Amerikaner pro Jahr an Lungenkrebs durch Passivrauchen sterben. Diese Zahl setzt sich zusammen aus 1750 weiblichen Niemalsrauchern, 800 männlichen Niemalsrauchern und 1250 Exrauchern. Es wird für unwahrscheinlich gehalten, daß die Zahl der als Folge des Passivrauchens durch Lungenkrebs zu Tode gekommenen Personen unter 1800 und über 6100 liegt. Wie überzeugend sind solche Zahlen, die sich natürlich auch für die Bundesrepublik

Deutschland errechnen ließen, und kann die Begründung der EPA und damit auch der anderen genannten Organisationen einer kritischen Analyse überhaupt standhalten?

Die Abbildung 1 zeigt das relative Risiko und die Vertrauensintervalle in 22 Fallkontrollstudien sowie 3 Kohortenstudien. Mit Ausnahme der Fallkontrollstudie von Sobue et al. [45] und der Doktorarbeit von Varela [51] werden alle diese Untersuchungen in der EPA-Metaanalyse berücksichtigt. Nur in 4 Fallkontrollstudien und in einer Kohortenstudie ist das relative Risiko signifikant erhöht. Die EPA geht davon aus, daß die japanische Kohortenstudie von Hirayama [17], die den Zusammenhang zwischen Passivrauchen und Lungenkrebs am deutlichsten aufzeigt und ohne die es das Problem Passivrauchen wohl gar nicht gäbe, wissenschaftlich unangreifbar ist. Dies ist ein Irrtum. All die Schwachstellen dieser Studie aufzuzeigen, wäre nur eine Wiederholung der Analyse anderer [25, 30, 32, 49]. Ich möchte jedoch einen Zusatzbefund dieser Studie, der in der Regel nicht beachtet wird, erwähnen: Das Selbstmordrisiko nichtrauchender Frauen von Rauchern ist ähnlich hoch wie ihr Lungenkrebsrisiko [5]. Hirayamas Erklärung, daß den Frauen wegen der garstigen Gewohnheit ihres Mannes kein anderer Ausweg als der Freitod bliebe, mag glauben, wer will. Richtiger ist wohl, daß sich Fälle und Kontrollen nicht nur bezüglich der Tabakrauchexposition, sondern auch auf psychosozialer Ebene unterscheiden. Dies weist auf zusätzliche Confounding-Faktoren hin, die in der Studie nicht berücksichtigt werden. In der gerade publizierten japanischen Studie von Sobue et al. [45] wurde übrigens der Befund von Hirayama nicht bestätigt. Es fand sich keine Beziehung zwischen dem Rauchen der Ehemänner und der Lungenkrebsrate ihrer nichtrauchenden Frauen. Diese Beobachtung steht in Einklang mit dem Ergebnis einer weiteren japanischen Studie, der von Shimizu et al. [44]. Diese Autoren beobachteten ebenfalls keine Zunahme des Lungenkrebsrisikos bei nichtrauchenden Frauen von rauchenden Männern. Erstaunlicherweise fand sich ein solcher Zusammenhang aber, wenn im Haushalt ein rauchender Schwiegervater lebte.

Die EPA behauptet, daß die epidemiologischen Studien in ihrer Mehrzahl zu einer übereinstimmenden Aussage kommen. Dies trifft nur auf den ersten Blick zu. Wenn man die Studien näher betrachtet, stellt man fest, daß ihre Qualität nahezu umgekehrt proportional zur Höhe des gefundenen Risikos ist. In keiner der Studien wurde die Tabakrauchbelastung mit ausreichender Genauigkeit erfaßt. Aufgrund der Datensammlung ist es fraglich, ob die Fälle mit den Kontrollen überhaupt vergleichbar sind. Nur in wenigen Studien wurde versucht, Bias- und Confounding-Faktoren auszuschließen [24, 30, 43, 49]. Wenn man sich schließlich mit der Histologie des Lungenkrebses bei Passivrauchen beschäftigt, kann von Übereinstimmung keine Rede mehr sein. Die Abbildung 2 zeigt in allen Studien den Anteil der Fälle, bei denen die Diagnose Lungenkrebs

40 F. X. Adlkofer

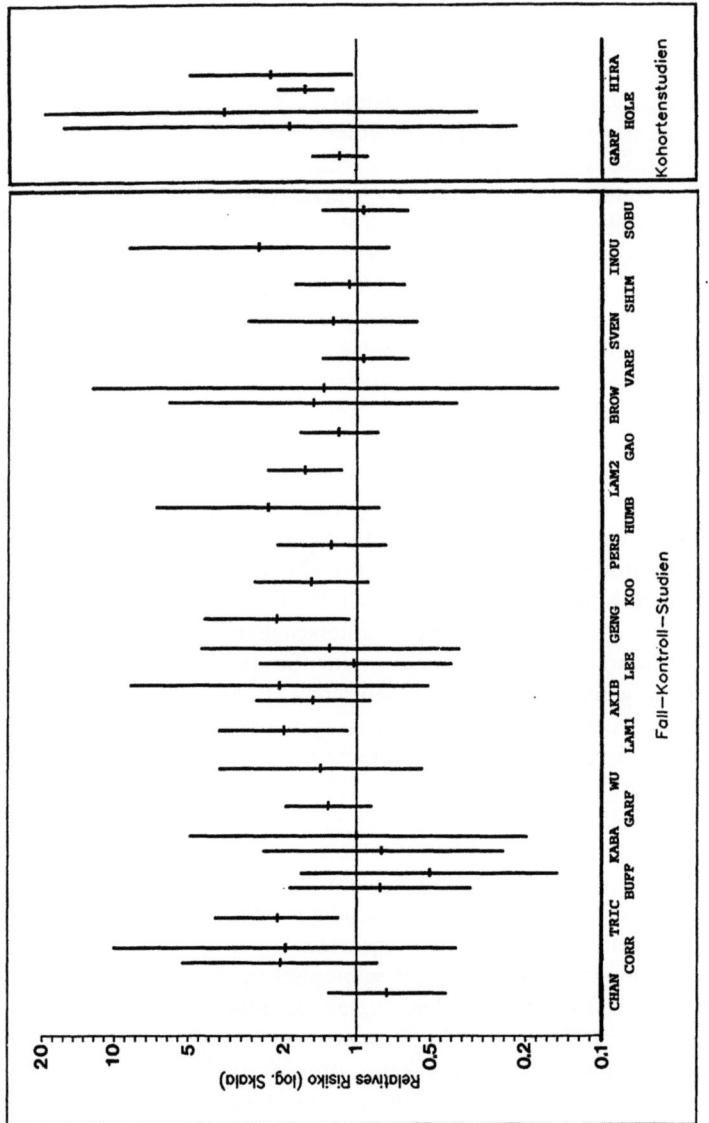

Abb. 1. Lungenkrebsrisikoschätzung mit 95%-Konfidenzintervallen in 22 Fallkontrollstudien und 3 Kohortenstudien zum Passivrauchen. Wenn pro Studie 2 Risikobereiche dargestellt sind, entspricht der linke dem der Frauen, der rechte dem der Männer. Die Abkürzungen für die Autoren der Studien entsprechen folgenden Literaturstellen: Chan [8], Corr [9], Tric [48], Buff [7], Kaba [23], Garf [14], Wu [54], Lam 1 [27], Akib [2], Lee [31], Geng [15], Koo [26], Pers [37], Humb [20], Lam 2 [28], Gao [12], Brow [6], Vare [51], Sven [47], Shim [44], Inou [22], Sobu [45], Garf [13], Hole [18], Hira [17]

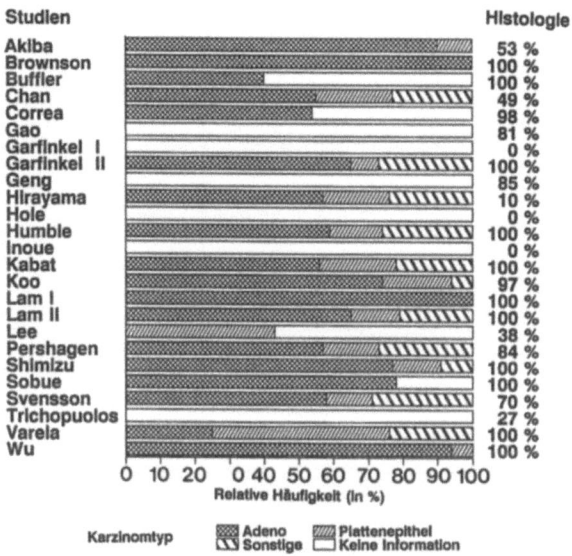

Abb. 2. Prozentualer Anteil der Fälle mit histologischer Sicherung der Diagnose sowie Verteilung der verschiedenen Tumortypen in 25 Studien zum Passivrauchen

histologisch gesichert war, sowie die Verteilung der verschiedenen Karzinomtypen. In den meisten Studien überwiegen die Adenokarzinome bei weitem. In Abbildung 3 ist das Lungenkrebsrisiko durch Passivrauchen für das Adeno- und Plattenepithelkarzinom getrennt dargestellt. Bereits 1950 hatten Wynder u. Graham [55] in der ersten großen Fallkontrollstudie zum Rauchen festgestellt, daß das Adenokarzinom, das bei Frauen viel häufiger gefunden wird als bei Männern, mit dem Rauchen nur gering oder gar nicht korreliert ist. Trichopoulos et al. [48] schlossen deshalb, soweit ihnen dies möglich war, Patienten mit Adenokarzinom aus ihrer Fallkontrollstudie mit einer gewissen Berechtigung aus. Die Wertigkeit ihrer Studie, in der übrigens für rauchende Frauen ein geringeres Lungenkrebsrisiko als für die am stärksten passivrauchenden gefunden wurde, ist jedoch aus verschiedenen methodischen Gründen fraglich. Überla [49] bezeichnete sie deshalb als Lehrbeispiel dafür, wie man Epidemiologie nicht betreiben sollte. Pershagen et al. [37], die in ihrer Fallkontrollstudie als erste die Krebstypologie berücksichtigten, fanden den Befunden Wynders entsprechend keinen Zusammenhang zwischen dem Passivrauchen und dem Adenokarzinom. Ein solcher bestand jedoch mit dem Plattenepithelkarzinom und dem kleinzelligen Karzinom. Einen ähnlichen Befund erhielten auch Garfinkel et al. [14] in ihrer Fallkontrollstudie. Umgekehrt war in den Studien von Lam et al. [27, 28] das Risiko für Adenokarzinome erhöht, während das Risiko für Plattenepithelkarzinome unbeeinflußt blieb. In den Studien von

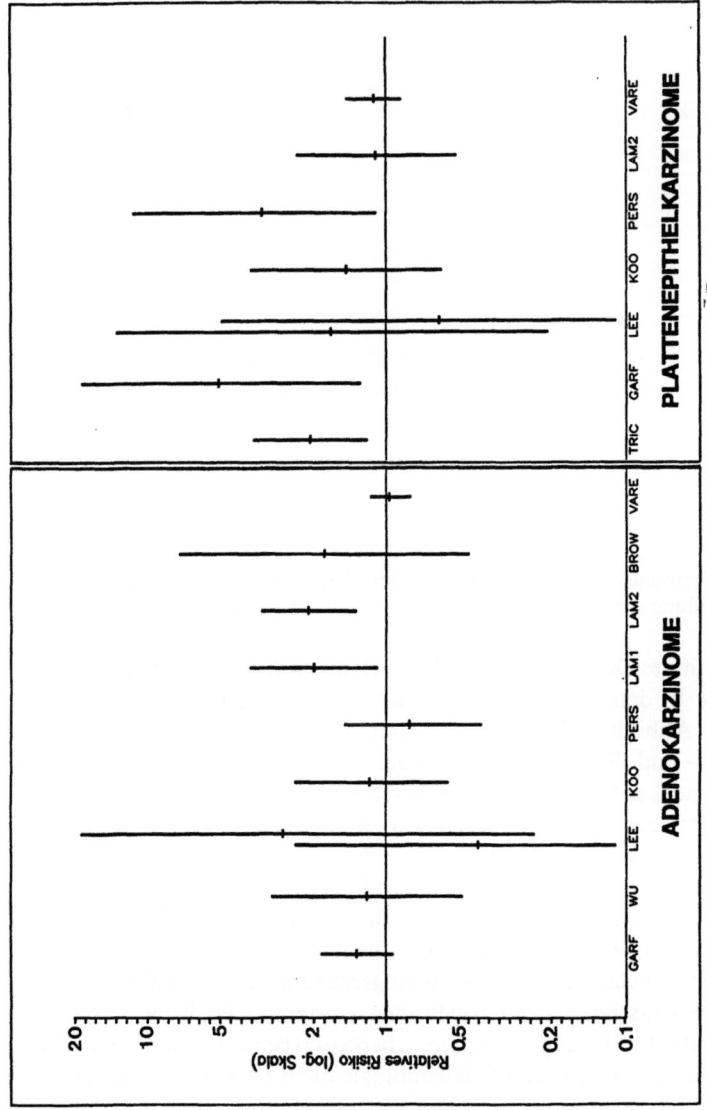

Abb. 3. Lungenkrebsrisikoschätzungen mit 95%-Konfidenzintervallen für Adeno- und Plattenepithelkarzinome in 10 Passivrauchstudien. Bei der Studie von Lee [31] entspricht der linke Risikobereich dem der Frauen, der rechte dem der Männer. Zur Entschlüsselung der Abkürzungen für die Studienbezeichnung s. Abb. 1

Lee [31], Koo [26] und Varela [51], dessen Arbeit nach dem Tode des Autors aus ungeklärten Gründen einige Jahre verschwiegen wurde, obwohl sie eine der größten Untersuchungen überhaupt ist, war Passivrauchen weder mit einem Plattenepithelkarzinom noch mit einem Adenokarzinom korreliert.

Die EPA ist der Meinung, daß eine Dosis-Wirkungs-Beziehung zwischen dem Passivrauchen und dem Lungenkrebs zwar nicht gesichert ist, daß aber ein sog. „upward-trend in dose-response" besteht. Bei einigen Studien ist ein solcher Aufwärtstrend in der Tat erkennbar. Es gibt aber auch Studien, wie die Kohortenstudie von Garfinkel [13], die Studie von Koo [26] und die Studie von Varela [51], die diesem Trend nicht folgen. In der Fallkontrollstudie von Garfinkel et al. [14] ist das Ergebnis davon abhängig, ob die Patienten selbst, ihr Ehepartner oder aber ob Verwandte oder Freunde befragt wurden. Der Risikoanstieg wird demnach vom Grad der Verwandtschaft des Befragten zum Kranken bestimmt (Abb. 4).

Die EPA erkennt an, daß bei epidemiologischen Untersuchungen zum Passivrauchen die sog. Mißklassifikation, d. h. daß sich Raucher oder Exraucher als Niemalsraucher ausgeben, eine Rolle spielen könnte. In der EPA-Metaanalyse wird deshalb das relative Risiko von 1,41 auf das bereits genannte relative Risiko von 1,28 gesenkt. Das Problem der Mißklassifikation ist von Lee [29] in England eingehend untersucht worden. Der Anteil der Raucher, die sich als Nichtraucher ausgeben, schwankt von Land zu Land und liegt zwischen 1 – 8%. Unter den Mitarbeitern einer großen französischen Firma, in der das Rauchen während der Arbeitszeit verboten war und das Nichtrauchen gefördert wurde, erreichte der Anteil sogar 28% [4]. Die Frage stellt sich, ob im EPA-Bericht die Mißklassifikationsrate korrekt berücksichtigt wird oder, wie Lee annimmt, als viel zu niedrig angesetzt ist. Nach Meinung von Lee könnte das erhöhte relative Krebsrisiko durch Passivrauchen ganz oder größtenteils durch Mißklassifikation erklärt werden.

Wegen der vielen Schwachstellen der einzelnen Studien erscheint die Frage angebracht, ob sich in einer Metaanalyse wie der der EPA die Fehler eher summieren oder, wie die Autoren wohl hoffen, sich gegenseitig aufheben. Kritische Stellungnahmen von Mantel [35] und Letzel et al. [34] lassen an der Wertigkeit der mittels Metaanalyse erhaltenen Risikoabschätzung Zweifel aufkommen. Besonders nachdenklich stimmt es, wenn der international bekannte Biostatistiker und Epidemiologe Feinstein [11] von der Yale University, USA, unter dem Eindruck der sich häufenden epidemiologischen Falschmeldungen dazu auffordert, mehr auf die wissenschaftliche Qualität der Beweisführung und weniger auf die Feinheiten der statistischen Methoden zur Datenanalyse zu achten.

Eine Arbeitsgruppe in Lyon, der auch Prof. Doll angehörte, formulierte vor einigen Jahren folgenden Satz [53]: „Aus den bisherigen Untersuchun-

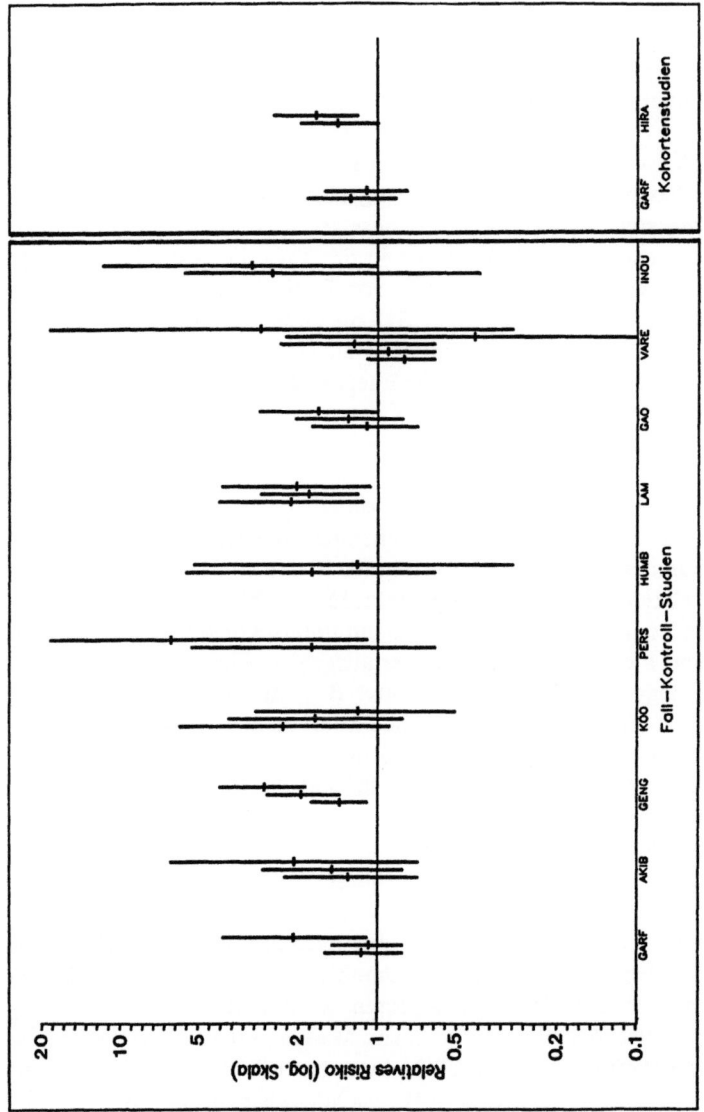

Abb. 4. Expositionsabhängige Lungenkrebsrisikoschätzungen in 10 Fallkontrollstudien und 2 Kohortenstudien. Bis auf die Studie von Gao et al. [12] werden die einzelnen Expositionsklassen über die Anzahl der vom Partner täglich gerauchten Zigaretten gebildet. Bei Gao et al. werden die Anzahl der Jahre, die mit einem rauchenden Partner verbracht wurden, als Dosisvariable für die Passivrauchexposition verwendet. Zur Entschlüsselung der Abkürzungen für die Studienbezeichnung s. Abb. 1

gen an Nichtrauchern kann geschlossen werden, daß Passivrauchen sowohl mit einem erhöhten Risiko einhergeht als auch, daß überhaupt kein Risiko besteht. Unser Wissen über die Beschaffenheit von Haupt- und Nebenstromrauch, über die beim Passivrauchen aufgenommenen Substanzen sowie über die quantitativen Dosis-Wirkungs-Beziehungen, die im allgemeinen für Kanzerogene gelten, zwingt uns jedoch zu der Schlußfolgerung, daß Passivrauchen mit einem gewissen Krebsrisiko verbunden ist". Nach dieser Beurteilung, deren Grundlage sich bis heute nicht geändert hat, sind es nicht die Ergebnisse epidemiologischer Studien, sondern geltende toxikologische Vorstellungen, die für ein erhöhtes Krebsrisiko sprechen. Es wird angenommen, daß die durch Passivrauchen aufnehmbaren Schadstoffmengen ausreichen, um zumindest bei entsprechend prädisponierten Menschen einen Krankheitsprozeß in Gang zu bringen. Um was für Mengen handelt es sich?

Tabakrauch in der Raumluft ist ein Gemisch, das zu 15–20% aus exhaliertem Hauptstromrauch und zu 80–85% aus Nebenstromrauch besteht. Hauptstromrauch ist der Tabakrauch, der vom Raucher eingeatmet wird. Nebenstromrauch entsteht während der Zugpausen und wird direkt in die Umgebungsluft abgegeben. Tabakrauch in der Raumluft setzt sich wie der vom Raucher eingeatmete Tabakrauch aus gasförmigen und partikelförmigen Substanzen zusammen. In Tabelle 1 sind die Konzentrationen der wichtigsten gasförmigen Verbindungen des Tabakrauchs im Hauptstromrauch, im Nebenstromrauch und in der Raumluft angegeben. Die mit Abstand höchste Konzentration in der Raumluft erreicht dabei das Kohlenmonoxid. Es folgen Carbonylverbindungen wie Azetaldehyd, Formaldehyd und Akrolein, dann Ammoniak, Stickoxide, Nikotin, Benzol und flüchtige Nitrosamine. Die letzten beiden sind erwiesenermaßen Kanzerogene. Die Liste ist keineswegs vollständig. Tabelle 2 zeigt die Konzentration der Partikelphasenbestandteile. Einatembare Partikel des Tabakrauchs können in der Raumluft eine Konzentration bis zu 0,5 mg/m^3 erreichen. Phenol, tabakspezifische Nitrosamine (TSNA), polyzyklische aromatische Kohlenwasserstoffe (PAH), deren bekanntester Vertreter das Benzo(a)pyren ist, Kadmium und viele andere Substanzen sind an die Partikel gebunden. Die PAHs und die TSNA sind übrigens die bekanntesten Karzinogene des Tabakrauchs. Deshalb kommt den Partikelphasenbestandteilen des Tabakrauchs bei der Krebsentstehung durch Rauchen mit großer Wahrscheinlichkeit eine wesentlich größere Bedeutung zu als den gasförmigen Substanzen.

In Tabelle 3 sind die Mengen für einige bedeutsame flüchtige und partikelgebundene Substanzen, die durch Rauchen und Passivrauchen aufgenommen werden, berechnet [40]. Von den Gasphasenbestandteilen nimmt der Raucher zwar deutlich mehr auf als der Passivraucher, der Unterschied ist aber geringer als eine Größenordnung. Was die Partikel-

Tabelle 1. Wichtige Substanzen in der Gasphase des Hauptstromrauchs (*HSR*) und des Nebenstromrauchs (*NSR*) von Zigaretten und in der Raumluft unter annähernd realistischen Bedingungen

	HSR	NSR	Konzentrations-bereich in der Raumluft
	(Mengenbereich/Zigarette)		
Kohlenmonoxid (CO) (mg)	2 – 20	46 – 61	3,6– 24 mg/m^3
Stickstoffmonoxid (NO) (mg)	0,07– 0,17	1,6 – 3	83 –333 µg/m^3
Stickstoffdioxid (NO$_2$) (mg)	n.n.	0,16	19 –132 µg/m^3
Ammoniak (NH$_3$) (µg)	50	5300 –8500	100 –450 µg/m^3
Blausäure (HCN) (µg)	150 – 550	100 – 250	10 –120 µg/m^3
Formaldehyd (µg)	20 – 90	450 –1500	20 –100 µg/m^3
Acetaldehyd (µg)	18 –1400	2400	400 –500 µg/m^3
Acrolein (µg)	25 – 140	925	15 – 25 µg/m^3
Nikotin* (mg)	[0,5 – 2]	3 – 4	20 –100 µg/m^3
Benzol (µg)	10 – 100	488	5 – 16 µg/m^3
Flüchtige Nitrosamine			
NDMA (ng)	0,2 – 20	155 – 398	5 – 70 ng/m^3
NPYR (ng)	2,4 – 29	7 – 150	1 – 5 ng/m^3

* Nikotin ist im Hauptstromrauch Bestandteil der Partikelphase

Tabelle 2. Wichtige Substanzen in der Partikelphase des Hauptstromrauchs (*HSR*) und des Nebenstromrauchs (*NSR*) von Zigaretten und in der Raumluft unter annähernd realistischen Bedingungen

	HSR	NSR	Konzentrations-bereich in der Raumluft
	(Mengenbereich/Zigarette)		
Partikel (TPM) (mg)	5 – 30	20 – 50	0,1– 0,5 mg/m^3
Phenol (µg)	10 –130	270 –320	<1 –20 µg/m^3
Tabakspezifische Nitrosamine:			
NNN (µg)	0,2 – 5,5	0,15– 6	<1 – 6 ng/m^3
NNK (µg)	0,1 – 4,2	0,2 – 0,8	<2 –11 ng/m^3
Benzo(a)pyren (ng)	10 – 50	25 –103	3 –25 ng/m^3
Kadmium (ng)	100	430 –720	9 –31 ng/m^3

phasenbestandteile angeht, die, wie bereits festgestellt, für den Lungenkrebs des Rauchers verantwortlich gemacht werden, ist der Unterschied dafür um so größer. Davon werden beim Rauchen im Vergleich zum Passivrauchen bis zu drei 10er-Potenzen mehr aufgenommen. Aus der

Tabelle 3. Geschätztes Mengenverhältnis aufgenommener Substanzen beim Rauchen und Passivrauchen[a]. (Nach [40])

Tabakrauch-bestandteile	Aufnahme durch Rauchen (R)[b]	Aufnahme durch Passivrauchen (PR)[c]	Mengen-verhältnis (R/PR)
Gasphase			
Kohlenmonoxid (mg)	40 – 400	14,4 – 96	2,7– 4,2
Formaldehyd (mg)	0,4 – 1,8	0,08 – 0,4	4 – 5
Flüchtige Nitrosamine (µg)	0,05– 1,0	0,03 – 0,4	1,5– 2,5
Benzol (µg)	200 –1200	40 –400	3 – 5
Partikelphase			
Partikel (mg)	75 – 300	0,024– 0,24	1250 –3000
Nikotin[d] (mg)	7,5 – 30	0,08 – 0,4	75 – 90
Benzo(a)pyren (µg)	0,15– 0,75	0,001– 0,011	70 – 150
Kadmium (µg)	1,5	0,001– 0,014	110 –1500
Tabakspezifische Nitrosamine (µg)	4,5 – 45	0,002– 0,010	2300 –4500

[a] Angegebene Werte: vgl. Literatur [27, 30, 49, 50]
[b] Angenommene Ablagerungsrate für Partikelphasenbestandteile: 75% [25]
[c] Angenommenes Atemvolumen: 0,5 m³/h; angenommene Ablagerungsrate für Partikelphasenbestandteile: 11% [24]
[d] Nikotin ist im Hauptstromrauch Bestandteil der Partikelphase, im Nebenstromrauch Bestandteil der Gasphase [13]

Tabelle 3 läßt sich ferner ablesen, daß es wegen der Unvergleichbarkeit der Schadstoffaufnahme problematisch sein dürfte, vom Gesundheitsrisiko des Rauchers auf das des Passivrauchers zu schließen. Die Tabakrauchbelastung durch Passivrauchen läßt sich ganz einfach nicht in Zigarettenäquivalenten angeben.

Folgende weitere Gesichtspunkte sind zu beachten:

- Tabakrauch in der Raumluft unterscheidet sich nicht nur vom Tabakrauch, der vom Raucher inhaliert wird, in seiner Zusammensetzung und in seiner Konzentration, sondern wegen der Alterung auch in seiner toxischen Wirkung [46]. Diese ist beim Tabakrauch in der Raumluft deutlich geringer.
- Beim Passivrauchen ist das Atemmuster, das die Eindringtiefe von Partikel- und Gasphasenbestandteilen sowie deren Ablagerungsrate in der Lunge bestimmt, sehr verschieden von dem beim Rauchen. Beim Passivrauchen werden von den Partikeln des Tabakrauchs nur zwischen

10% und 20% in den Atemwegen zurückgehalten. Beim Raucher sind dies zwischen 45 und 90% [16].
- Bei der Krebsentstehung kann von einer Überladung des Organismus mit toxischen und genotoxischen Verbindungen ausgegangen werden, mit der die Abwehrsysteme des Organismus nicht mehr fertigwerden [3]. Beim Passivrauchen ist dieses wegen der geringen Schadstoffaufnahme auszuschließen. So bleibt der Reinigungsapparat der Atemwege funktionsfähig. Bis heute gibt es keine Studie, in der bei Passivrauchern Meta- und Dysplasien der Bronchialschleimhaut wie z. B. bei Rauchern gefunden wurden. Solche Veränderungen gehen dem Lungenkrebs immer voraus.

In eigenen Untersuchungen konnten wir feststellen, daß bei Passivrauchern Carboxyhämoglobin, Nikotin und Cotinin in Serum und Urin und Thioäther im Urin in Abhängigkeit von der Stärke der Belastung ansteigen, während die mutagene Aktivität im Urin sich nicht oder kaum verändert [40]. Dies ist, wie auch aus Tabelle 3 ableitbar, gänzlich auf die Inhalation von Gasphasenbestandteilen des Tabakrauchs zurückzuführen. Bei Rauchern wird der starke Mutagenitätsanstieg im Urin allein von Partikelphasenbestandteilen verursacht. Offensichtlich ist deren Aufnahme beim Passivrauchen zu gering, um die mutagene Aktivität im Urin erhöhen zu können. Weiterhin ließ sich in Monozyten von Nichtrauchern selbst nach extremer Tabakrauchexposition keine Zunahme der DNA-Addukte feststellen, während diese bei Rauchern nach dem Rauchen erhöht waren [19, 41]. Dies ist ebenfalls ein Hinweis dafür, daß das genotoxische Potential des Tabakrauchs in der Raumluft gering ist.

Insgesamt ergeben sich aus den toxikologischen und epidemiologischen Untersuchungen, die bis heute vorliegen, folgende Schlußfolgerungen:

1. Durch Passivrauchen werden geringe Mengen mutagener und kanzerogener Substanzen in den Organismus aufgenommen. Die partikelgebundenen Substanzen, denen bei der Krebsentstehung durch Rauchen die größte Bedeutung zukommen dürfte, liegen dabei mengenmäßig zwei bis drei 10er-Potenzen unter denen beim Raucher.
2. Ein überzeugender Nachweis genotoxischer Wirkungen des Passivrauchens, wie eine Zunahme der DNA- und Hämoglobin-Addukte, ist bis heute nicht erbracht worden. Geringe Mengen genotoxischer Substanzen werden nämlich im Organismus weitgehend entgiftet, bevor sie mit Makromolekülen, insbesondere der DNA, reagieren. Langzeittierversuche zum Passivrauchen sind noch nicht durchgeführt worden.
3. Nur weil man davon ausgeht, daß kanzerogene Substanzen selbst in niedrigster Konzentration noch irreversible Schädigungen an der DNA auslösen, kommt man zu dem Schluß, daß Passivrauchen das kanzero-

gene Risiko erhöht. Ob es sich um ein reales Risiko handelt, das sich irgendwann mit Maß und Zahl erfassen läßt, weiß gegenwärtig niemand.
4. Das mittels epidemiologischer Daten errechnete relative Risiko durch Passivrauchen liegt im Unschärfebereich der heutigen epidemiologischen Verfahren und kann ebensogut auf Zufalls-, Bias- oder Confounding-Faktoren beruhen. Eine Risikoabschätzung auf der Grundlage epidemiologischer Daten ist fragwürdig.
5. Die Verpflichtung zur Minimierung einer Belastung mit kanzerogenen Substanzen gilt auch dann, wenn ein kanzerogenes Risiko nicht bewiesen ist, sondern nur vermutet werden kann. Augenmaß und Rücksichtnahme sind dabei um so mehr gefordert, je geringer die Wahrscheinlichkeit eines Risikos ist.

Danksagung: Der Autor dankt seinen Mitarbeiterinnen Frau Dr. Henze und Frau Hund für ihr Engagement bei der Herstellung des Manuskripts.

Literatur

1. Adlkofer F (1987) Probleme mit dem Passivrauchen. Kassenarzt 27 (51/52): 29-39
2. Akiba S, Kato H, Blot WJ (1986) Passive smoking and lung cancer among Japanese women. Cancer Res 46:4804-4807
3. Ames BN (1990) Mutagenesis and carcinogenesis: Exogenous and endogenous factors. In: Proceedings of the 81st Annual Meeting of the American Association for Cancer Research, Washington
4. Auburtin G, Alluin JP, Blanquard B et al. (1990) Are smoking habits influenced by interdiction of smoking at work? A study among French coalminers. Poster anläßlich der World Conference on Lung Cancer, Boston
5. Aumiller J (1981) Was spricht für, was gegen die Schädlichkeit des Passivrauchens? Interview mit T. Hirayama. MMW 123:1480-1483
6. Brownson RC, Reif JS, Keefe TJ, Ferguson SW, Pritzl JA (1987) Risk factors for adenocarcinoma of the lung. Am J Epidemiol 125:25-34
7. Buffler PA, Pickle LW, Mason TJ, Contant C (1984) The causes of lung cancer in Texas. In: Mizell M, Correa P (eds) Lung cancer: Causes and prevention. Chemie International, New York, pp 83-99
8. Chan WC, Fung SC (1982) Lung cancer in non-smokers in Hong Kong. In: Grundman E (ed) Cancer campaign, vol 6: Cancer epidemiology. G. Fischer, Stuttgart, pp 199-202
9. Correa P, Fontham E, Pickle LW, Lin Y, Haenszel W (1983) Passive smoking and lung cancer. Lancet II:595-597
10. Environmental Protection Agency, USA (1990) Health effects of passive smoking: Assessment of lung cancer in adults and respiratory disorders in children. Review Draft. Environmental Protection Agency, Washington
11. Feinstein AR (1988) Scientific standards in epidemiologic studies of the menace of daily life. Science 242:1257-1263
12. Gao Y, Blot WJ, Zheng W et al. (1987) Lung cancer among Chinese women. Int J Cancer 40:604-609

13. Garfinkel L (1981) Time trends in lung cancer mortality among nonsmokers and a note on passive smoking. J Natl Cancer Inst 66:1061–1066
14. Garfinkel L, Auerbach O, Joubert L (1985) Involuntary smoking and lung cancer: A case-control study. J Natl Cancer Inst 75:463–469
15. Geng G, Liang ZH, Zhang AY, Wu GL (1988) On the relationship between smoking and female lung cancer. In: Aoki M, Hisamichi S, Tominaga S (eds) Smoking and health. Elsevier, Amsterdam, pp 483–486
16. Hiller FC (1984) Deposition of sidestream cigarette smoke in the human respiratory tract. Prev Med 13:602–607
17. Hirayama T (1981) Non-smoking wives of heavy smokers have a higher risk of lung cancer: A study from Japan. Br Med J 282:183–185
18. Hole DJ, Gillis CR, Chopra C, Hawthorne VM (1989) Passive smoking and cardiorespiratory health in a general population in the west of Scotland. Br Med J 299:423–427
19. Holz O, Krause T, Scherer G, Schmidt-Preuß U, Rüdiger HW (1990) ^{32}P-postlabelling analysis of DNA adducts in monocytes of smokers and passive smokers. Int Arch Occup Environ Health 62:299–303
20. Humble CG, Samet JM, Pathak DR (1987) Marriage to a smoker and lung cancer risk. Am J Public Health 77:598–602
21. Independent Scientific Committee on Smoking and Health (1988) Fourth report. Her Majesty's Stationery Office, London
22. Inoue R, Hirayama T (1988) Passive smoking and lung cancer in women. In: Aoki M, Hisamichi S, Tominaga S (eds) Smoking and health. Elsevier, Amsterdam, pp 283–285
23. Kabat GC, Wynder EL (1984) Lung cancer in nonsmokers. Cancer 53:1214–1221
24. Kilpatrick SJ (1987) Misclassification of environmental tobacco smoke exposure: Its potential influence on studies of environmental tobacco smoke and lung cancer. Toxicol Lett 35:163–168
25. Kilpatrick SJ, Viren J (1988) Age as a modifying factor in the association between lung cancer in non-smoking women and their husbands smoking status. In: Perry R, Kirk PW (eds) Indoor and ambient air quality. Selper, London, pp 195–202
26. Koo LC, Ho J H-C, Saw D, Ho C (1987) Measurements of passive smoking and estimates of lung cancer risk among non-smoking Chinese females. Int J Cancer 39:162–169
27. Lam TH, Cheng KK (1988) Passive smoking is a risk factor for lung cancer in never smoking women in Hong Kong. In: Aoki M, Hisamichi S, Tominaga S (eds) Smoking and health. Elsevier, Amsterdam, pp 279–281
28. Lam TH, Kung ITM, Wong CM et al. (1987) Smoking, passive smoking and histological types in lung cancer in Hong Kong Chinese women. Br J Cancer 56:673–678
29. Lee PN (1988) Misclassification of smoking habits and passive smoking. Springer, Berlin Heidelberg New York Tokyo
30. Lee PN (1990) Increased risk of lung cancer in non-smokers married to smokers: A result of ETS exposure of bias? In: Kasuga H (ed) Indoor air quality. Springer, Berlin Heidelberg New York Tokyo
31. Lee PN, Chamberlain J, Alderson MR (1986) Relationship of passive smoking to risk of lung cancer and other smoking-associated diseases. Br J Cancer 54:97–105
32. Lehnert G (1981) Krank durch Passivrauchen? MMW 123:1485–1488
33. Lehnert G (1989) Passivrauchen. Ein Interview. Ärztezeitung 6:14–15

34. Letzel H, Blümner E, Überla K (1988) Meta-analyses on passive smoking and lung cancer. Effects of study selection and misclassification of exposure. Vortrag anläßlich des Symposions ‚Krank durch Passivrauchen?' Wien
35. Mantel N (1987) Lung cancer and passive smoking. Br Med J 294:440–441
36. National Research Council (1986) Environmental tobacco smoke: Measuring exposures and assessing health effects. National Academy Press, Washington
37. Pershagen G, Hrubec Z, Svensson C (1987) Passive smoking and lung cancer in Swedish women. Am J Epidemiol 125:17–24
38. Remmer H (1987) Tabakrauch: der für den Menschen gefährlichste Schadstoff in der Luft unserer Umwelt. Dtsch Med Wochenschr 112:1054–1059
39. Royal College of Physicians (1983) Health or smoking? Follow-up report. Pitman, London
40. Scherer G, Conze C, Meyerinck L von, Sorsa M, Adlkofer F (1990) Importance of exposure to gaseous and particulate phase components of tobacco smoke in active and passive smokers. Int Arch Occup Environ Health 62:459–466
41. Scherer G, Krätschmer A, Adlkofer F (1990) DNA adducts in monocytes after exposure to tobacco smoke. J Cancer Res Oncol 116 (Suppl 1):64
42. Schmähl D (1988) Lungenkrebs durch Passivrauchen? Nein – alles nur Spekulation! Ärztl Prax 40:2867–2868
43. Schwartz SL, Balter NJ (1988) ETS-lung cancer epidemiology: Supportability of misclassification and risk assumptions. In: Perry R, Kirk PW (eds) Indoor and ambient air quality. Selper, London
44. Shimizu H, Morishita M, Mizuno K et al. (1988) A Case-control study of lung cancer in nonsmoking women. Tohoku J Exp Med 154:389–397
45. Sobue T, Suzuki T, Nakayama N et al. (1990) Association of indoor air pollution and passive smoking with lung cancer in Osaka, Japan. Jpn J Cancer Clin 36:329–333
46. Sonnenfeld G, Wilson DM (1987) The effect of smoke age and dilution on the cytotoxicity of sidestream (passive) smoke. Toxicol Lett 35:89–94
47. Svensson C; Pershagen G, Klominek J (1989) Smoking and passive smoking in relation to lung cancer in women. Department of Epidemiology, National Institute of Environmental Medicine, Stockholm, Sweden
48. Trichopoulos D, Kalandidi A, Sparros L, MacMahon B (1981) Lung cancer and passive smoking. Int J Cancer 27:1–4
49. Überla K (1987) Lung cancer from passive smoking: Hypothesis or convincing evidence? Int Arch Occup Environ Health 59:421–437
50. US Surgeon General (1986) The health consequences of involuntary smoking. US Department of Health and Human Services, Public Health Service, Rockville
51. Varela LR (1987) Assessment of the association between passive smoking and lung cancer. Dissertation, Yale University, New Haven
52. Wells AJ (1988) An estimate of adult mortality in the United States from passive smoking. Environ Int 14:249–265
53. World Health Organization, International Agency for Research on Cancer (1986) Monographs on the evaluation of the carcinogenic risk of chemicals to humans, Vol 38: Tobacco smoking. IARC, Lyon, p 314
54. Wu AH, Henderson BE, Pike MD, Yu MC (1985) Smoking and other risk factors for lung cancer in women. J Natl Cancer Inst 74(4):747–751
55. Wynder EL, Graham EA (1950) Tobacco smoking as a possible etiologic factor in bronchiogenic carcinoma. A study of six hundred and eighty-four proved cases. JAMA 143:329–336

Ernährung und Krebs im Bereich des oberen Aerodigestivtraktes

N. de Vries

Im Rahmen dieses Buches werden zahlreiche Faktoren, die eine Rolle für die Entstehung von Kopf-Hals-Tumoren spielen, diskutiert. Im Vordergrund stehen dabei vor allem exogene Einflüsse [27]. Als wichtigste ätiologische Faktoren sind Tabak- und Alkoholkonsum, berufliche Exposition gegenüber Schadstoffen, Virusinfektionen, eine genetische Prädisposition und die Ernährungsweise zu nennen.

Nach Schätzungen von Doll u. Peto [16] ist davon auszugehen, daß zwischen 10 und 70% aller menschlichen Krebse durch Ernährungsfaktoren verursacht werden.

In der vorliegenden Arbeit möchte ich auf 4 Aspekte innerhalb des Themenkreises Ernährung und Krebs eingehen:

- Ernährung und Krebs im allgemeinen,
- Ernährung und Krebs im Kopf-Hals-Bereich,
- Prinzip der Chemoprävention,
- Übersicht über den derzeitigen Ergebnisstand laufender Chemopräventionsstudien.

Ernährung und Krebs im allgemeinen

Über Jahrhunderte hinweg war die menschliche Ernährung reich an Faserstoffen (45 g/Tag), Kohlenhydratkomplexen in Getreide und Körnern, Ascorbinsäure und Kalzium und arm an Fetten (20% der Gesamtkalorien). In den letzten 200 Jahren jedoch hat sich die Zusammensetzung der menschlichen Nahrung verändert. Im Bereich der westlichen Industrienationen finden wir nun einen niedrigen Faserstoffgehalt (15 g/Tag), einen hohen Fettgehalt (40% der Gesamtkalorien) und einen hohen Gehalt an raffinierten Zuckern. Darüber hinaus kamen Lebensmittelzusätze, Verunreinigungen und Chemikalien (z. B. im Sinne von Konservierungsmitteln) hinzu. Mit anderen Worten – unser Verdauungssystem ist offenbar für eine ganz anders zusammengesetzte Nahrung konstituiert, als dies heute tatsächlich der Fall ist.

Diese Konstellation hat den Verdacht erweckt, daß möglicherweise ein Zusammenhang zwischen Ernährungsfaktoren und Krebsentstehung beim Menschen bestehen könnte. Die ersten Hinweise darauf, daß sowohl ein Mangel als auch ein Überschuß bestimmter Nahrungstoffe die Karzinogenese beeinflussen könnte, ergaben sich aus tierexperimentellen Untersuchungen von Tannenbaum im Jahre 1942 [46]. Weitere tierexperimentelle und epidemiologische Studien bestätigten diese Beobachtung.

Über welche Mechanismen könnte die Ernährung die Krebsentstehung beim Menschen beeinflussen? Hierzu existieren verschiedene theoretische Modellvorstellungen:

- die Anwesenheit von Karzinogenen oder Prokarzinogenen in Speisen und Getränken,
- die Begünstigung oder Hemmung einer endogenen Karzinogenbildung,
- eine metabolische Aktivierung oder Inaktivierung von Karzinogenen,
- Beschleunigung oder Verlangsamung des Transportes von Karzinogenen an ihren Wirkungsort,
- Änderung der Empfindlichkeit von Geweben hinsichtlich Tumorinduktion und Tumorwachstum über eine Beeinflussung ihres Stoffwechsels,
- Veränderungen der körpereigenen Fähigkeit, transformierte Zellen zu eliminieren [3].

Die inzwischen vorliegenden überzeugenden Hinweise auf einen Zusammenhang zwischen Ernährung und Krebs beziehen sich bislang weniger auf Kopf-Hals-Tumoren als auf anderweitig lokalisierte bösartige Geschwülste. So wurde ein Zusammenhang zwischen Magenkrebs und dem Konsum von geräuchertem Fisch nachgewiesen. Ferner konnte eine enge Assoziation zwischen Brustkrebs und einem hohen Fettgehalt in der Nahrung sowie zwischen Kolonkrebs und einem niedrigen Faserstoffgehalt in der Nahrung nachgewiesen werden.

Auf der Basis dieser Erfahrungen empfahl das National Health Institute in den USA 1982 folgende Maßnahmen [9]:

- Reduktion der Fettaufnahme auf 30% der Gesamtkalorien,
- vermehrter Konsum von Früchten, Gemüse und Körnerprodukten,
- Verringerung des Konsums von gesalzenen und geräucherten Nahrungsmitteln,
- Beseitigung oder Verringerung möglicher karzinogener Nahrungsmittelzusätze,
- vermehrte Untersuchung von Nahrungsstoffen auf mutagene Effekte,
- Reduktion des Alkoholkonsums.

Es gibt verschiedene Möglichkeiten, die Zusammenhänge zwischen Ernährung und Krebs zu untersuchen, auf die ich jedoch in dieser Arbeit nicht gezielt eingehen möchte. Im allgemeinen kann man sagen, daß die tägliche Aufnahme von bestimmten Nahrungsstoffen mittels Diätfragebögen bzw. Nahrungstagebüchern erfaßt werden kann; die damit erhobenen Ergebnisse haben sich als gut reproduzierbar erwiesen [1]. Auf den Themenkomplex Krebs und Ernährung im allgemeinen, der von Willet u. McMahon ausführlich abgehandelt wurde [49, 50] möchte ich hier nicht weiter eingehen. Im folgenden sollen lediglich Ernährungsfaktoren diskutiert werden, die wahrscheinlich eine Rolle für die Entstehung von Kopf-Hals-Tumoren spielen.

Ernährung und Krebs im Kopf-Hals-Bereich

Für die Beziehung zwischen Ernährung und Krebs im Kopf-Hals-Bereich spielen sowohl eine Exposition gegenüber Kokarzinogenen, wie z. B. Alkohol, als auch ein Mangel an bestimmten protektiven Faktoren wie z. B. Beta-Karotin und Vitamin A möglicherweise eine Rolle. Es besteht heute kein Zweifel mehr daran, daß Alkohol, insbesondere in Kombination mit anderen Umweltkarzinogenen, die nichts mit der Ernährung zu tun haben, wie z. B. Tabakrauch [28, 38, 39, 51, 52], eine wichtige Rolle für die Entstehung von Krebsen im Bereich von Mundhöhle, Oropharynx, Hypopharynx und Larynx spielen. Es wird dabei postuliert, daß gewisse chemische Substanzen im Tabakrauch, wie z. B. die tabakspezifischen Nitrosamine und polyzyklische aromatische Kohlenwasserstoffe, als Karzinogene wirken und der Alkohol in diversen Getränken als Kokarzinogen oder Promotor wirkt. Auf diese Zusammenhänge wurde bereits in den vorausgegangenen Beiträgen ausführlich eingegangen. Ein hoher chronischer Alkoholkonsum kann darüber hinaus indirekt durch eine Fehlernährung zu einem Eisen- und Riboflavinmangel über längere Zeit führen und damit die Entstehung eines Plummer-Vinson-Syndroms begünstigen. Letzteres ist wiederum mit einem erhöhten Risiko für das Auftreten von Krebsen im Bereich von Mundhöhle, Pharynx und oberer Speiseröhre assoziiert.

Im Hinblick auf die Krebsentstehung im Bereich des oberen Aerodigestivtraktes gilt das größte Interesse derzeit dem Beta-Karotin als dem Vorläufer des Vitamin A, den übrigen Karotinoiden, dem Vitamin A selbst, den Retinoiden (synthetische oder natürliche Vitamin-A-Analoga), dem Vitamin C (Ascorbinsäure), dem Vitamin E (α-Tocopherol) und dem Selenium. Auf diese Nahrungsbestandteile wird im folgenden kurz eingegangen.

Vitamin A und Beta-Karotin

Bereits zu Beginn dieses Jahrhunderts wurde der Verdacht geäußert, daß eine niedrige Vitamin-A-Zufuhr mit einem erhöhten Krebsrisiko assoziiert sei. In der Zwischenzeit haben bereits zahlreiche Studien einen Zusammenhang zwischen niedriger Aufnahme mit der Nahrung und/oder Serumspiegeln von Vitamin A und/oder Beta-Karotin und einem erhöhten Krebsrisiko gezeigt. Dies gilt insbesondere für Lungenkrebs und Speiseröhrenkrebs [19, 30, 33, 36, 43]. Für andere epitheliale Krebse, wie z. B. Mundhöhlen-, Magen-, Blasen- und Dickdarmkrebs, konnte ebenfalls ein Zusammenhang mit niedriger Vitamin-A-Aufnahme bzw. niedrigen Vitamin-A-Serumspiegeln gezeigt werden.

Unglücklicherweise haben viele dieser Studien nicht zwischen Vitamin A und Beta-Karotin unterschieden. Bislang ist unklar, welcher dieser beiden Substanzen die stärkste protektive Wirkung zuzuschreiben ist [36].

Die Serum-*Retinol*-Bestimmung bei Krebspatienten spiegelt möglicherweise die frühere Retinolaufnahme nicht zuverlässig wieder. Darüber hinaus könnte man einwenden, daß niedrige Serumspiegel des Vitamins möglicherweise durch den Tumor selbst verursacht sind. Dem steht jedoch gegenüber, daß in 2 Studien, bei denen Serumproben vor der Krebserkrankung entnommen wurden, signifikante Unterschiede zwischen Kontrollpersonen und späteren Lungenkrebspatienten nachgewiesen werden konnten. In beiden Studien war die Krebsinzidenz insgesamt am höchsten bei Personen mit den niedrigsten Serum-Retinolspiegeln [23, 47].

Einschränkend muß festgestellt werden, daß andere Studien nicht in der Lage waren, diese Ergebnisse zu bestätigen [44, 48].

Vitamin C

Vitamin C (Ascorbinsäure) hat aufgrund der Propagandaarbeit von L. Pauling [8] erhebliche Schlagzeilen gemacht. In einer Fallkontrollstudie konnten Graham et al. [18] einen protektiven Effekt sowohl von Vitamin C als auch von Vitamin A im Hinblick auf Kehlkopfkrebs feststellen. Hierbei muß jedoch bedacht werden, daß die protektive Wirkung des Vitamin C möglicherweise nichts anderes als ein Epiphänomen der gleichzeitigen Vitamin-A-Zufuhr darstellt, zumal viele Nahrungsmittel beide Vitamine enthalten [18, 31]. Viele andere Untersuchungen konnten keinen Zusammenhang zwischen dem Konsum von Zitrusfrüchten und dem Auftreten von Krebs nachweisen. Bis auf eine mögliche Ausnahme, nämlich den Magenkrebs, ergeben sich insgesamt bislang wenig hieb- und stichfeste Hinweise, daß Vitamin C Krebs im allgemeinen und Krebs im Kopf-Hals-Bereich im besonderen zu verhindern vermag [6, 10, 32, 37].

Vitamin E

Vitamin E (α-Tocopherol), ein in vitro starkes Antioxidans, wurde bis heute nur in wenigen epidemiologischen Studien untersucht. Die Ergebnisse sind bislang widersprüchlich. Einige dieser Studien ergaben keinen Zusammenhang zwischen niedrigen Vitamin-E-Spiegeln im Serum und dem Krebsrisiko, während andere ein gehäuftes Auftreten von Lungenkrebs, Brustkrebs und Krebs im allgemeinen beobachteten [29, 40, 47].

Selenium

Eine Reihe von Untersuchungen wies auf einem Zusammenhang zwischen niedriger Selenzufuhr und erhöhtem Risiko für Brust- und Kolonkarzinome sowie in geringem Ausmaß für Hautkrebs und chronisch-lymphatischer Leukämie hin. Vergleichbare Studien konnten allerdings diese Befunde nicht bestätigen [4]. Shamberger et al. [42] und Broghamer et al. [7] beobachteten bei Tumorpatienten allgemein niedrigere Serumspiegel im Vergleich zu Kontrollpersonen. Goodwin et al. [17] hingegen konnten keine erniedrigte Seleniumspiegel im Serum von Patienten mit Mundhöhlen- und Oropharynxkarzinomen nachweisen. Insgesamt muß auch hier festgestellt werden, daß die Ergebnisse widersprüchlich sind; allerdings spricht einiges für die Hypothese, daß Selenium eine krebsprotektive Wirkung besitzt. Selenium wirkt als Antioxidans in der Phase der Tumorinitiation. Ähnlich wie bei den Retinoiden nimmt man auch beim Selenium an, daß es auch dann noch krebsprotektiv wirkt, wenn es zu einem weitaus späteren Zeitpunkt verabreicht wird als das Karzinogen selbst. Dies wird als Hinweis gewertet, daß es auch in den späteren Phasen der Karzinogenese noch wirksam ist.

Chemoprävention

Ausgehend von der Vorstellung, daß ein Mangel bestimmter Nahrungsstoffe zu einem erhöhten Krebsrisiko führt, wurde das Konzept der Chemoprävention entwickelt, welches davon ausgeht, daß eine verstärkte Zufuhr gerade dieser Nahrungsinhaltsstoffe das Krebsrisiko möglicherweise erniedrigt.

Nach der Definition von Bertram et al. [4] versteht man unter Chemoprävention eine Unterbrechung bzw. eine Verzögerung des Karzinogeneseprozesses mit dem Ziel, die Krebsinzidenz mittels chemischer bzw. medikamentöser Intervention zu verringern. Hierbei muß man sich vor Augen halten, daß es mindestens 2 oder 3 verschiedene Phasen der

Karzinogenese gibt: die Initiation, die Promotion und die Progression. Man geht davon aus, daß die Krebsentstehung in kleinen Schritten vor sich geht, von denen ein jeder unabhängig von verschiedenen Faktoren reguliert wird.

Initiation

Von Tumorinitiation spricht man, wenn ein Prokarzinogen eine bleibende Schädigung an der DNA der betroffenen Zelle verursacht. Die meisten chemischen Karzinogene müssen im Körper erst metabolisch aktiviert werden. Die Umwandlung in ultimate Karzinogene und deren Interaktion mit der DNA tritt innerhalb von Stunden nach stattgefundener Exposition auf. Viele Gewebe verfügen über die Möglichkeit, diese DNA-Läsion innerhalb der ersten Tage nach der Exposition zu reparieren. Nach dieser Zeitspanne jedoch – möglicherweise während der DNA-Replikation – wird diese Läsion permanent.

Promotion

Dieses zweite Stadium der Karzinogenese umschreibt den Vorgang, bei dem eine initiierte Zelle in eine prämaligne oder maligne Zelle umgewandelt wird. Bei der Tumorpromotion handelt es sich um einen langsam ablaufenden Prozeß, der Jahrzehnte dauern kann und eine Reihe von gewöhnlich reversiblen zellulären Veränderungen beinhaltet. Chemische Substanzen, die die Entstehung eines Tumors verursachen können, lassen sich einteilen in sog. Initiatoren, in Promotoren oder auch in Substanzen, die sowohl als Initiatoren als auch als Promotoren wirken können. Substanzen der letzten Gruppe werden als komplette Karzinogene bezeichnet.

Progression

Dieser dritte Abschnitt der Karzinogenese kann als ein Stadium bezeichnet werden, in dem die Krebszelle zunehmend maligne wird.

Die Krebsprävention in erweitertem Sinne wird in 3 Stadien unterteilt, die den oben beschriebenen Abschnitten der Karzinogenese zugeordnet sind. Unter *primärer Prävention* versteht man die Verminderung oder Beseitigung von Tumorinitiatoren, bevor es zu prämalignen oder malignen Veränderungen kommt. Für die primäre Prävention sind insbesondere Antioxidantien wie z. B. Beta-Karotin oder N-acetyl-Cystein von Bedeutung. Diese Substanzen sind Radikalfänger und entfalten ihre Wirkung in der Initiationsphase der Karzinogenese. Unter *sekundärer Prävention* versteht man aktive ernährungsmäßige oder medikamentöse Maßnahmen nach Exposition gegenüber Initiatoren oder Promotoren, aber vor dem Auftreten einer prämalignen Veränderung. Unter *tertiärer Prävention* versteht man den Einsatz von in der Nahrung enthaltenen oder künstlich synthetisierten Inhibitoren der Karzinogenese bei bereits histologisch nachgewiesenen prämalignen Veränderungen. Ziel dieses Vorgehens ist es, die Karzinogenese zum Stillstand zu bringen oder prämaligne Läsionen rückgängig zu machen.

Man ist sich heute darüber einig, daß Präventionsmaßnahmen am effektivsten sind, wenn Tumorpromotoren, sobald sie identifiziert werden, sofort eliminiert bzw. reduziert oder zumindest Antipromotorsubstanzen verabreicht werden. Gelingt es, die Exposition gegenüber dem Tumorpromotor zu verringern, dann bleiben bereits transformierte Zellen unter Umständen entweder dauerhaft in der Latenzphase oder die Progression in Richtung einer malignen Läsion schreitet langsamer fort.

Ergebnisstand laufender Chemopräventionsstudien

Auf das erhöhte Krebsrisiko im Gefolge einer niedrigen Beta-Karotin- und/ oder Vitamin-A-Zufuhr mit der Nahrung wurde bereits eingangs hingewiesen. Vitamin A und Beta-Karotin werden auch in Chemopräventionsstudien eingesetzt, wobei allerdings die verabreichten Dosen den üblicherweise empfohlenen Tagesbedarf um ein Vielfaches überschreiten.

Bei diesen Chemopräventionsstudien unterscheidet man grundsätzlich 2 Vorgehensweisen:

1. Es wird versucht, in die Frühphase der Karzinogenese einzugreifen. Hierzu werden niedrige Dosen Vitamin A, die deutlich unter der Nebenwirkungsschwelle liegen, über einen langen Zeitraum verabreicht.
2. Es wird versucht, in die Promotions- bzw. Progressionsphase einzugreifen, indem hohe Dosen Vitamin A als echtes Krebstherapeutikum eingesetzt werden. Hierbei werden Dosen in der gleichen Größenordnung, wie sie bei bestimmten Hauterkrankungen zur Anwendung kommen, verwandt. Bei einem derartigen therapeutischen Ansatz sind in der Regel Nebenwirkungen zu erwarten, die aber bei weitem nicht das Ausmaß möglicher Nebenwirkungen einer adjuvanten Chemotherapie erreichen.

In einem späteren Abschnitt der Arbeit werden aktuelle Beispiele für beide Arten von Chemopräventionsstudien vorgestellt.

Welche Substanzen kommen bei Chemopräventionsstudien zum Einsatz?

Eine Vielzahl von chemopräventiven Stoffen werden gegenwärtig im Tiermodell getestet. Man unterscheidet dabei zwischen Substanzen, die in die Initiationsphase eingreifen, in die Promotions- bzw. Progressionsphase eingreifen oder in allen 3 Phasen wirksam sind. Man geht derzeit davon aus, daß Antioxidantien, Indole, Flavone, Vitamine A, E und C während der Initiationsphase wirksam sind. In der Promotionsphase sollen Retinoide, antiinflammatorische Substanzen, Selenium in Kombination mit Vitamin E und Vitamin C aktiv sein. Nachfolgend werden die Eigenschaften der wichtigsten Substanzgruppen kurz vorgestellt.

Karotinoide und Retinoide

Karotinoide: Dieser Begriff umfaßt alle natürlichen Analoga von Beta-Karotin, dem Vorläufer des Vitamin A. Beta-Karotin wird teilweise in Retinol umgewandelt, so daß die Aufnahme hoher Beta-Karotindosen möglicherweise das Krebsrisiko indirekt reduziert, indem es einen ausreichend hohen Vitamin-A-Spiegel gewährleistet [36].

Der zweite eventuell noch wichtigere direkte Effekt beruht auf dem Einfangen freier Radikale und der Desaktivierung von angeregten Sauerstoffmolekülen. Auf diesem Wege wird eine Schädigung der DNA verhindert.

Vitamin A: Der Begriff Vitamin A wird i. allg. für mehr als nur eine Substanz benutzt. Man unterscheidet 3 wichtige Vitamin-A-Verbindungen:

- Retinol (Vitamin-A-Alkohol),
- Retinal (Vitamin-A-Aldehyd),
- Retinol-Säure (Vitamin-A-Säure).

Vitamin-A-Säure ist chemisch aus folgenden Hauptbestandteilen aufgebaut: Die zyklische Endgruppe, die Polyenkette und eine polare Endgruppe. Mittlerweile wurden zahlreiche Derivate der Vitamin-A-Säure synthetisiert, die sog. Retinoide.

Retinoide: Bislang wurden mehr als 2000 dieser Retinoide synthetisiert, in der Hoffnung, hierdurch Verbindungen zu erhalten, die eine noch höhere tumortherapeutische Aktivität aufweisen und gleichzeitig eine niedrigere Toxizität als Vitamin A selbst besitzen. Retinolsäure z. B. verhält sich hinsichtlich der Förderung normalem epithelialen Wachstums ähnlich wie Vitamin A. Es hat aber keinen Einfluß auf die Sehfunktion und die Fortpflanzung. Aus diesem Grund gelten die Retinoide derzeit als die vielversprechendsten chemopräventiven Substanzen und sind daher auch am ausgiebigsten untersucht worden.

Man unterscheidet 3 Generationen: Bei der ersten Generation der Retinoide handelt es sich um die Retinylderivate wie z. B. All-trans-Retinol-Säure (Tretinoin) und 13-cis-Retinol-Säure (Isotretinoin). Die zweite Generation Retinoide wurde über eine Veränderung an der zyklischen Endgruppe entwickelt. Am bekanntesten ist Etrinitat. Bei der dritten Generation handelt es sich um die besonders wirksamen Arotenoide, die über eine Zyklisierung der Polyenkette synthetisiert wurden.

Biologische Eigenschaften, Wirkungsmechanismus

Die Eigenschaften von Vitamin A in bezug auf die Zelldifferenzierung und Proliferation wird am besten mit den synthetischen Vitamin-A-Analoga erreicht. Bis heute konnten verschiedene Wirkungsmechanismen der Retinoide nachgewiesen werden, wobei im einzelnen ein Einfluß auf die Enzymsynthese, auf Membranfunktionen, auf Wachstumsfaktoren, Bindungsproteine, Genom- und Postgenomexpression, extrazelluläre Effekte, auf eine Stimulation des Immunsystems und eine Beeinflussung des Proteinkinase-C-Kaskadensystems nachgewiesen wurde. Eine umfassende Übersicht hierüber wurde kürzlich veröffentlicht [4].

Nebenwirkungen und Toxizität

Eine Überdosierung von Vitamin A führt zu Nebenwirkungen und letztendlich zu Vergiftungserscheinungen [4]. Die toxischen Wirkungen auf die einzelnen Retinoide sind unterschiedlich. Sie treten generell dann auf, wenn die Leber nicht in der Lage ist, die Vitamin-A-Aufnahme zu verarbeiten. Man unterscheidet dabei eine akute von einer chronischen Toxizität. Ausgeprägte akute toxische Erscheinungen treten nach Einzeldosen von 1 Mio. I.E. auf und bestehen in zentralnervösen Symptomen.

Geringfügigere akute Nebenwirkungen finden sich in Form von Cheilitis, Trockenheit und Schuppung der Haut und Konjunktivitis. Im Serum wird gelegentlich ein leichter Anstieg der Transaminasenaktivität beobachtet.

Eine chronische Toxizität tritt nach einer Zufuhr hoher Dosen über einen langen Zeitraum auf. Sie äußert sich in Fertilitätsstörungen, teratogenen Effekten und embryonalen Entwicklungsstörungen. Weniger schwerwiegende chronische Vergiftungserscheinungen bestehen in Hauttrockenheit, Cheilitis, Pruritus, Haarausfall, Sehstörungen und Kopfschmerzen.

N-Acetyl-Cystein

N-Acetyl-Cystein (NAC) ist ein Antioxidans, das derzeit auch in der EORTC-Studie EUROSCAN eingesetzt wird. Es ist ein Vorläufer des extra- und intrazellulären Glutathions [11, 14]. NAC verfügt über eine hohe antioxidative und detoxifizierende Wirkung. Es verhindert Leberschäden nach Paracetamolvergiftung und ist in der Lage, das Epithel im Bereich des Harntraktes gegen die lokale toxische Wirkung von Iphosphamid und Zyklophosphamid zu schützen [20]. In vitro vermag NAC sowohl direkt als auch indirekt wirkende mutagene Stoffe wie z. B. Aflatoxine, Benzpyren und Tabakkondensat hinsichtlich ihrer mutagenen Wirkung zu hemmen [12, 13]. Darüber hinaus konnte gezeigt werden, daß NAC in der Lage ist, im Tierexperiment die Induktion von Lungen- und Kolontumoren durch chemische Mutagene zu verhindern [15].

Diese Ergebnisse sind ein Indiz dafür, daß N-Acetyl-Cystein während der Initiationsphase eine protektive Wirkung entfaltet. Besonders bemerkenswert ist die Tatsache, daß der Einsatz dieser antikarzinogenen Substanz keine größeren Nebenwirkungen mit sich bringt.

Präventiver und therapeutischer Einsatz von Retinoiden

Man muß sich stets vor Augen halten, daß Therapie und Prävention sehr eng nebeneinanderliegen, wenn eine prämaligne Veränderung behandelt wird, um einer Malignisierung vorzubeugen. In diesem Zusammenhang ist insbesondere die Behandlung von Mundschleimhautleukoplakien und Kehlkopfpapillomatosen mit Retinoiden zu erwähnen. Koch [24] behandelte Patienten mit Mundschleimhautleukoplakien mit Etrenitat und erzielte dabei Ansprechraten von 59-91% und anhaltende Remissionen von immerhin 45-51%. Rezidive traten kurzfristig nach Therapieende auf und unterstrichen dabei die Notwendigkeit einer Langzeitbehandlung.

In einer zweiten Studie [25] zeigte Koch, daß eine orale Therapie mit Etrenitat sowie eine kombinierte topische und orale Anwendung von Etrenitat Ansprechraten von 71,5 bzw. 83,5% zeigten. Shah et al. [41] führten bei 11 Patienten eine topische Behandlung mit Isotretinoiden durch und erzielten immerhin in 3 Fällen eine Vollremission und in 6 Fällen eine Teilremission. Hong et al. [22] sowie Hong u. Doos [21], die eine orale Therapie mit Isotretinoin durchführten, beschrieben Ansprechraten von 67%, wobei allerdings innerhalb von 2-3 Monaten nach Therapieende Rezidive auftraten. Stich et al. [46] behandelten im Rahmen einer randomisierten klinischen Studie Tabak- und Betelnußkauer in Indien, bei denen ausgeprägte orale Leukoplakien vorlagen, mit 200000 I.E. Vitamin A pro Woche oral über einen Zeitraum von 6 Monaten und verglichen die

Ergebnisse mit einer Plazebogruppe. In der behandelten Gruppe (n = 21) kam es in 57% der Fälle zu Vollremissionen und in 21% der Fälle zur Verhinderung zusätzlicher neuer Leukoplakien. In der Plazebogruppe war dies nur bei 3% bzw. 21% der Patienten der Fall.

Bei all diesen Studien waren milde Nebenwirkungen nachweisbar.

Zusammenfassend muß man feststellen, daß bestehende Mundschleimhautleukoplakien durch eine aktive Retinoidtherapie beseitigt werden können und die Neuentstehung derartiger Leukoplakien unterdrückt werden kann. Für einen dauerhaften Erfolg ist jedoch eine Langzeittherapie oder zumindest eine periodische Wiederholung der Therapie unabdingbar.

Die Kehlkopfpapillomatose im Erwachsenenalter gilt als Präkanzerose. Bichler [5], der 42 Patienten mit Kehlkopfpapillomatose mit Etrinitat behandelte, beobachtete in 28 Fällen eine Vollremission und in 11 Fällen eine Teilremission; ähnlich gute Ergebnisse beschrieben Alberts et al. [2].

Bislang wurden mehrere verschiedene Chemopräventionsstudien bei Karzinomen des oberen Aerodigestivtraktes begonnen, auf die im nachfolgenden in Kürze eingegangen wird:

a) Physicians Health Trial: Ziel dieser Studie ist es, die Mortalität durch Krebs und kardiovaskuläre Erkrankungen innerhalb einer Population mit hoher Compliance und Motivation zur Risikoverminderung zu senken. Es handelt sich dabei um 22071 männliche Ärzte, die randomisiert ein Plazebo, Beta-Karotin, Aspirin oder beide Substanzen erhielten. Die Ergebnisse des Aspirinabschnittes der Studie sind inzwischen publiziert worden und haben gezeigt, daß durch eine Langzeiteinnahme von Aspirin das Herzinfarktrisiko um die Hälfte gesenkt werden konnte. Die Ergebnisse im Beta-Karotin-Arm sollten eingentlich 1986 vorgestellt werden. Dies scheiterte letztendlich jedoch daran, daß die Zahl der insgesamt aufgetretenen Krebsfälle innerhalb des Ärztekollektivs so gering war, daß eine Auswertung nicht durchgeführt werden konnte und die Studie über 1991 hinaus verlängert werden mußte.

b) In Mailand führten Pastorini et al. [34, 35] eine randomisierte klinische Studie durch, bei der untersucht werden sollte, inwieweit nach einer kompletten Resektion von nicht-kleinzelligen Lungenkarzinomen im Stadium Ia durch die Gabe von 200000 I.E. Retinol-Palmitat pro Tag das Risiko eines Rezidivs (über einen Verlauf von 3 Jahren) sowie das Risiko des Auftretens von Zweittumoren verringert werden kann. Im Dezember 1988 befanden sich bereits 246 Patienten in dieser Studie. Eine vorläufige noch nicht publizierte Auswertung ergab bei Retinol-Palmitat-behandelten Patienten eine signifikant niedrigere Rezidivhäufigkeit.

c) Eine prospektiv randomisierte Doppelblindstudie, die unter der Leitung von Hong et al. [22] in Kooperation zwischen M. D. Anderson/Boston-Veterans' Administration-Hospital durchgeführt wird, untersucht die Wirksamkeit von 13-cis-Retinolsäure (50 mg/m^2 KOF) im Vergleich zur Plazebotherapie als adjuvante Behandlung. Inzwischen sind 103 Patienten mit Krebs im Kopf-Hals-Bereich in diese Studie aufgenommen worden. Eine Zwischenauswertung nach 3 Jahren zeigte einen statistisch signifikanten Unterschied zwischen den 51 retinolsäurebehandelten Patienten, bei denen in 2 Fällen ein Zweittumor aufgetreten war, und den 52 nichtbehandelten Patienten, bei denen immerhin in 14 Fällen Zweittumoren nachgewiesen werden konnten [26].

Diese Daten sind zwar sehr ermutigend, man muß jedoch darauf hinweisen, daß das Patientenkollektiv bislang vergleichweise klein ist.

d) **EUROSCAN-Studie:** Die möglicherweise interessanteste Studie in dieser Richtung, die EUROSCAN-Studie, wurde 1988 unter der Schirmherrschaft der European Organization for Research and Treatment of Cancer (EORTC) ins Leben gerufen. EUROSCAN steht für „European Study Chemoprevention with Vitamin A and/or N-Acetyl-Cysteine". Diese Studie hat das Ziel herauszuarbeiten, inwieweit eine Chemoprävention mit Retinolpalmitat, N-Acetyl-Cystein oder beiden Substanzen in der Lage ist, die Entstehung von Zweittumoren bei Patienten, die wegen eines Kehlkopf-, Mundhöhlen- oder eines Lungenkarzinoms kurativ behandelt wurden, verhindert oder verzögert werden kann.

Auf die EUROSCAN-Studie wird in einem weiteren Beitrag in diesem Buch (s. S. 185–194) detailliert eingegangen.

Insgesamt möchte ich feststellen, daß der Beziehung zwischen Ernährung und Krebs eine besondere Bedeutung zuzumessen ist. Dies gilt nicht nur hinsichtlich der Ätiologie tumoröser Erkrankungen; auch aus präventiver Sicht, sowohl was die Primärerkrankung als auch das Auftreten von Zweittumoren anbetrifft, scheinen die Ernährungsweise bzw. die Aufnahme bestimmter Nahrungsinhaltsstoffe eine wichtige kausale Rolle zu spielen. Es ist zu hoffen, daß in nächster Zukunft viele Fragen, die sich bislang aus diesem Themenkomplex ergeben haben, beantwortet werden können und daß auf der Basis dieser Erkenntnisse die Inzidenz von primären Krebserkrankungen wie auch von Zweittumoren gesenkt werden kann.

Literatur

1. Acheson ED, Doll R (1962) Dietary factors in carcinoma of the stomach. Gut 5:126–131
2. Alberts DS, Coulthard SW, Meyskens FL jr (1986) Regression of aggressive laryngeal papillomatosis with 13-cis-retinoic acid (Accutane). J Biol Response Mod 5:124–128
3. Armstrong BK (1982) Diet. In: Schottenfeld D, Fraumeni JF (eds) Cancer epidemiology and prevention. Saunders, Philadelphia
4. Bertram JS, Kolonel LN, Meyskens jr (1987) Rationale and strategies for chemoprevention of cancer in humans. Cancer Res 47:3012–3031
5. Bichler E (1983) The role of aromatic retinoids in treatment of laryngeal keratizing disorders and dysplasias. In: Spitzy KH, Karrer K (eds) Proceedings of the 13th International Congress of Chemotherapy. Egermann, Wien
6. Bjelke E (1974) Epidemiologic studies of cancer of the stomach, colon and rectum; with special emphasis on the role of diet. Scand J Gastroenterol [Suppl] 31:1–235
7. Broghamer WL jr, McConnell KP, Blotcky AJ (1976) Relationship between serum selenium levels and patients with carcinoma. Cancer 37:134–138
8. Cameron E, Pauling L, Leibivitz B (1979) Ascorbic acid and cancer: a review. Cancer Res 39:663–681
9. Committee on Diet, Nutrition and Cancer (1982) National Research Council. Diet, nutrition, and cancer. National Academy Press, Washington DC
10. Correa P, Haenszel W, Cuello C, Tannenbaum S, Archer M (1975) A model for gastric cancer epidemiology, Lancet II:58–60
11. Cotgreave IA, Grafstrom RC, Moldeus P (1986) Modulation of pneumotoxicity by cellular glutathione and precursors. Bull Eur Physiopathol Respir [Suppl] 22:2635–2665
12. De Flora S (1984) Detoxification of genotoxic compounds as a threshold mechanism limiting their carcinogenicity. Toxicol Pathol 12:337–343
13. De Flora S, Bennicelli C, Zanacchi P et al. (1984) In vitro effects of N-acetyl-cystein on the mutagenicity of direct-acting compounds and procarcinogens. Carcinogenesis 5:505–510
14. De Flora S, Bennicelli C, Camoirano A et al. (1985) In vivo effects of N-acetyl-cystein on glutathione metabolism and on the biotransformation of carcinogenic and/or mutagenic compounds. Carcinogenesis 6:1735–1745
15. De Flora S, Astengo M, Serra D, Benicelli C (1986) Prevention of induced lung tumors in mice by dietary N-acetyl-cysteine. Cancer Lett 31:224–235
16. Doll R, Peto R (1981) The causes of cancer: Quantitative estimates of avoidable risks of cancer in the United States today. Oxford University Press, New York
17. Goodwin WJ, Lane HW, Bradford K et al. (1983) Selenium and glutathione peroxidase levels in patients with epidermoid carcinoma of the oral cavity and oropharynx. Cancer 51:110–115
18. Graham S, Mettlin C, Marshall J, Priore R, Rzepka T, Shedd D (1981) Dietary factors in the epidemiology of cancer of the larynx. Am J Epidemiol 113:675–680
19. Hennekens CA (1986) Vitamin A analogues in cancer chemoprevention. In: De Vita jr, Hellman S, Rosenberg SA (eds) Important advances in oncology. Lippincott, Philadelphia pp 23–26
20. Holoye PY, Duelge J, Hansen RM, Ritch PS, Anderson T (1983) Prophylaxis of Ifosfamide toxicity with oral acetylcysteine. Semin Oncol [Suppl] 10:66–71

21. Hong WK, Doos WG (1985) Chemoprevention of head and neck cancer. Otolaryngol Clin North Am 18:543–549
22. Hong WK, Endicott J, Itri LM et al. (1986) 13-cis retinoic acid in the treatment of oral leukoplakia. N Engl J Med 315:1501–1505
23. Kark JD, Smith AH, Switzer BR, Hames CG (1981) Serum vitamin A [retinol] and cancer incidence in Evans County, Georgia. J Natl Cancer Inst 66:7–16
24. Koch HF (1978) Biochemical treatment of precancerous oral lesions: the effectiveness of various analogues of retinoic acid. J Maxillofac Surg 6:59–63
25. Koch HF (1981) Effect of retinoids on precancerous lesions of oral mucosa. In: Orfanos CE et al. (eds) Retinoids: Advances in basic research and therapy. Springer, Berlin Heidelberg New York
26. Lippman SM, Lee JS, Lotan R, Hong WK (1990) Chemoprevention of upper aerodigestive tract cancers: a report of the third upper aerodigestive cancer task force workshop. Head Neck Surg 12:5–20
27. MacMahon B (1984) International studies in the epidemiology of cancer. Jpn J Public Health 11:193–201
28. Maier H, Dietz A, Zielinski D, Jünemann KH, Heller WD (1990) Risikofaktoren bei Plattenepithelkarzinomen der Mundhöhle, des Oropharynx, des Hypopharynx und des Larynx. Dtsch Med Wochenschr 115:843–850
29. Menkes MS, Comstock GV, Vuilleumier JP, Helsing KJ, Rider AA, Brookmeyer R (1986) Serum beta-carotene, vitamins A and E, selenium, and the risk of lung cancer. N Engl Med 135:1250–1254
30. Mettlin C, Graham S, Swanson M (1979) Vitamin A and lung cancer. J Natl Cancer Inst 31:1435–1438
31. Mettlin C, Graham S, Priore R, Marshall J, Sansom M (1981) Diet and cancer of the esophagus. Nutr Cancer 2:143–147
32. Mirvish SS (1975) Blocking the formation of N-nitroso compounds with ascorbic acid in vitro and in vivo. Ann NY Acad Sci 258:175–180
33. Moon RC, Itri LM (1984) Retinoids and cancer. In: Sporn MB et al. (eds) The retinoids, Vols 1 and 2 Academic Press, New York
34. Pastorino U, Soresi E, Clerici M (1989) Lung cancer chemoprevention with Retinol Palmitate. Acta Oncol 27:773–782
35. Pastorino U et al. (1989) Adjuvant treatment of stage Ia lung cancer (NSCLC) with high-dose vitamin A. ECCO 5, Madrid 1989
36. Peto R, Doll R, Buckley JD, Sporn MB (1981) Can dietary beta-carotene materially reduce human cancer rates? Nature 290:201–208
37. Raineri R, Weisburger JH (1975) Reduction of gastric carcinogens with ascorbic acid. Ann NY Acad Sci 258:181–189
38. Rothman K, Keller AZ (1972) The effect of joint exposure to alcohol and tobacco on risk of cancer of the mouth and pharynx. J Chronic Dis 25:711–716
39. Rothman KJ (1975) Alcohol. In: Fraumeni JF (ed) Persons at high risk of cancer. An approach to cancer etiology and control. Academic Press, New York
40. Salonen JT, Salonen R, Lappetelainen R, Maenpaa PH, Alphtan G, Puska P (1985) Risk of cancer in relation to serum concentrations of selenium and vitamins A and E: matched case-control analysis of prospective data. Br Med J 290:417–420
41. Shah JP, Strong E, DeCosse JJ: Effects of retinoids on oral leukoplakia. Am J Surg 146:466–470
42. Shamberger RJ, Rukovena E, Longfield AK, Tytko SA, Deodhar S, Willis CE (1973) Antioxidants and cancer. I. Selenium in the blood of normals and cancer patients. J Natl Cancer Inst 50:863–870

43. Sporn MB et al. (eds) (1984) The retinoids, Vols 1 and 2. Academic Press, New York
44. Staehelin HB, Buess E, Rosel F, Widmer LK, Brubacher G (1982) Vitamin A, cardiovascular risk factors, and mortality. Lancet I:394–395
45. Stich HF, Rosin MP, Hornby AP et al. (1988) Remission of oral leukoplakia and micronuclei in tobacco/betel quid chewers treated with beta-carotene and with beta-carotene plus vitamin A. Int J Cancer 42:195–199
46. Tannenbaum A (1942) The genesis and growth of tumors. III. Effects of a high-fat diet. Cancer Res 2:468–475
47. Wald N, Idle M, Boreham J, Bailey A (1980) Low serum-vitamin-A and subsequent risk of cancer: preliminary results of a prospective study. Lancet II:81–815
48. Willett WC, Polk BF, Underwood BA et al. (1984) Relation of serum vitamins A and E and carotenoids to the risk of cancer. N Engl J Med 310:430–434
49. Willett WC, MacMahon B (1984) Diet and cancer – an overview [First of two parts]. N Engl J Med 310:633–638
50. Willett WC, MacMahon B (1984) Diet and cancer – an overview [Second of two parts]. N Engl J Med 310:697–703
51. Wynder EL, Bross IDJ, Day E (1956) A study of environmental factors in cancer of the larynx. Cancer 10:1591–1601
52. Wynder EL (1977) The dietary environment and cancer. J Am Diet Assoc 71:385

Arbeitsstoffexposition und Krebsrisiko im Bereich von Mundhöhle, Rachen und Kehlkopf

H. Maier, A. Dietz, U. Gewelke, W.-D. Heller

Einleitung

Die seit 1978 in der Bundesrepublik Deutschland beobachtete Zunahme beruflicher Krebserkrankungen [11, 66] hat in den letzten Jahren zu einem verstärkten Interesse hinsichtlich des Stellenwertes einer beruflichen Schadstoffexposition als Risikofaktor für die Entstehung bösartiger Tumoren des oberen Atmungs- und Verdauungstraktes geführt.
    Wie ist unser derzeitiger Wissenstand in bezug auf diese Fragestellung? In den letzten 40 Jahren wurden weltweit zahlreiche epidemiologische Studien durchgeführt, die einen Zusammenhang zwischen beruflichen Faktoren und der Entstehung von bösartigen Tumoren im Bereich von Mundhöhle, Oropharynx, Hypopharynx und Larynx mehr als wahrscheinlich machen. Es ist bemerkenswert, daß diese Untersuchungen mit einer Ausnahme allesamt im Ausland durchgeführt wurden. In der vorliegenden Arbeit möchten wir zum einen eine Übersicht über die relevantesten in den letzten Jahrzehnten veröffentlichten epidemiologischen Studien geben. Zum anderen werden die Ergebnisse der ersten umfangreichen Fallkontrollstudien zu dieser Thematik, die in der Bundesrepublik Deutschland durchgeführt wurden, vorgestellt und diskutiert.

Literaturübersicht

Besondere Aufmerksamkeit wurde bislang der Exposition gegenüber Asbest gewidmet. Eine berufliche Exposition gegenüber Asbestfeinstaub spielt bekanntermaßen für das Auftreten von Lungenkrebs und Pleuramesotheliomen eine wichtige Rolle [9, 38, 41, 43, 58, 79]. Darüber hinaus wurde dieser Arbeitsstoff auch mit der Entstehung von Kehlkopfkrebs in Verbindung gebracht. Wenigstens 9 Fallkontroll- und Kohortenstudien ergaben einen engen Zusammenhang zwischen Asbestbelastung und Kehlkopfkrebs: Fallkontrollstudien von Stell u. McGill [91, 92] sowie von Morgan u. Shettigara [59] ergaben, daß das Risiko an einem Plattenepithelkarzinom des Kehlkopfes zu erkranken, für asbestexponierte Arbeiter um das 13- bis 15fache höher liegt im Vergleich zu nichtexponierten Kontrollpersonen. Verschiedene Kohortenstudien, die eine erhöhte Mortalität an Kehlkopfkrebs bei Asbestarbeitern (standardisierte Mortalitätsraten zwischen 1,91 und 5,41) nachweisen konnten, unterstützten diese Beobachtung [25, 35, 67, 68, 76, 86]. Diese Studien berücksichtigten jedoch nicht den Einfluß von Tabak- und Alkoholkonsum [10, 24, 35, 77]. Hieraus resultierte eine erhebliche Überschätzung des asbestassoziierten Kehlkopfkrebsrisikos. Verschiedene kürzlich publizierte Fallkontrollstudien zeigten, daß nach statistischer Bereinigung alkohol- und/oder tabakassoziierter Effekte das Kehlkopfkrebsrisiko bei Asbestarbeitern nur gering [6, 10, 70] oder überhaupt nicht erhöht sei [24, 27, 37]. Wie bereits von Morgan u. Shettigara [59] betont, muß davon ausgegangen werden, daß das häufige Auftreten von Larynxkarzinomen bei Asbestarbeitern nicht auf Asbest alleine, sondern vor allem auf das synkarzinogene Zusammenwirken von Asbestfaser- und Zigarettenrauchinhalation zurückzuführen ist. Bemerkenswert ist in diesem Zusammenhang die Untersuchung von Lakowycz u. Hylden [51], die nachweisen konnte, daß Asbest die intrazelluläre Aufnahme von Benzo-a-pyren, einem wichtigen Tabakkarzinogen, steigert. Darüber hinaus soll Asbest zusätzlich die metabolische Inaktivierung von Karzinogenen beeinträchtigen [23]. Insgesamt ist festzustellen, daß bis heute die Bedeutung einer inhalativen Asbestexposition für die Entstehung von Kehlkopfkrebs kontrovers diskutiert wird [12, 23, 87].

Eine chronische Exposition gegenüber Asbest wurde auch in Zusammenhang mit dem Auftreten von lymphoproliferativen Erkrankungen gebracht [30, 47]. Unter diesem Aspekt ist insbesondere auf die Fallkontrollstudie von Ross et al. [76] hinzuweisen, die ein gehäuftes Auftreten von malignen Non-Hodgkin-Lymphomen mit primärer Manifestation im Bereich von Mundhöhle und Pharynx bei asbestexponierten Personen ergab. Als pathophysiologisches Korrelat wird eine chronisch-mechanische Schleimhautreizung durch Asbestfasern, die eine Proliferation von ortsständigem lymphatischen Gewebe – letztendlich mit Übergang in ein malignes Lymphom – zur Folge haben soll, diskutiert. Diese Beobachtung wurde bis heute weder bestätigt noch widerlegt.

Auch bei inhalativer Exposition gegenüber Glasfaserstaub wurde ein erhöhtes Krebsrisiko im Kopf-Hals-Bereich beschrieben. Dies überrascht nicht, zumal bereits zuvor tierexperimentelle Untersuchungen Hinweise auf eine karzinogene Wirkung von Glasfasern lieferten [89, 98]. Untersuchungen von Dauphin et al. [17] am Menschen konnten zeigen, daß selbst 6 Jahre nach Expositionsende noch eingespießte Glasfasern in der Kehlkopfschleimhaut nachweisbar waren.

So ist es nicht verwunderlich, daß eine Kohortenstudie an Arbeitern aus einer französischen Glaswollefabrik ein gehäuftes Auftreten von Plattenepithelkarzinomen im Bereich der Mundhöhle (3mal häufiger als erwartet), des Pharynx (2,3mal häufiger als erwartet) und des Larynx (1,4mal häufiger als erwartet) nachweisen konnte [64]. Eine italienische Kohortenstudie [5] bestätigte z. T. diese Befunde, indem sie eine erhöhte Sterblichkeit an Kehlkopfkrebs bei Arbeitern, die in der Glasfaserherstellung beschäftigt waren, nachweisen konnte. Beide Studien basieren allerdings auf vergleichsweise geringen Fallzahlen und konnten darüber hinaus mögliche Alkohol- und Tabakeffekte nicht zuverlässig ausschließen. Die mitgeteilten Ergebnisse sind daher mit Vorsicht zu interpretieren. Auch darf nicht unterschlagen werden, daß 4 zuvor durchgeführte Studien [14, 26, 71, 80] nur ein gering oder gar nicht erhöhtes Krebsrisiko bei glasfaserstaubexponierten Arbeitern ergeben hatten.

Ein erhöhtes Krebsrisiko im Bereich der Nasennebenhöhlen, aber auch in anderen Abschnitten des oberen Aerodigestivtraktes wurde bei Arbeitern mit einer Langzeitexposition gegenüber Holzstaub beschrieben [1, 36, 78]. Eine Fallkontrollstudie von Wynder et al. [107] ergab, daß das Risiko an einem Plattenepithelkarzinom des Kehlkopfes zu erkranken, bei holzstaubexponierten Arbeitern um das 20fache erhöht ist (unter Berücksichtigung möglicher Tabakeffekte). Drei weitere Fallkontrollstudien [28, 60, 108] bestätigten zumindest tendenziell dieses Ergebnis. Sie ermittelten für Holzarbeiter und Möbelschreiner nach Berücksichtigung möglicher Alkohol- und Tabakeffekte ein 2,5- bis 8,07fach erhöhtes Risiko an Kehlkopfkrebs zu erkranken. Ein erhöhtes Krebsrisiko scheint nicht nur für den Kehlkopf zu bestehen. Eine kürzlich durchgeführte Kohortenstudie von Jäppinen et al. [45] ergab darüber hinaus ein erhöhtes Risiko für Mundhöhlen- und Pharynxkarzinome (alkohol- und tabakadjustiert). Das Augenmerk darf dabei nicht nur auf den Holzstaub beschränkt bleiben. Eine Fallkontrollstudie von Kauppinen et al. [46] zeigte, daß offenbar eine zusätzliche Exposition gegenüber Pestiziden und Phenolen für das gehäufte Auftreten von Larynxkarzinomen bei dieser Berufsgruppe verantwortlich zu sein scheint.

Über ein gehäuftes Auftreten von Kehlkopfkrebs bei Beschäftigten in der Textilindustrie wurde bereits 1936 berichtet [48]. Moss u. Lee [62] beschrieben bei textilstaubexponierten Arbeitern eine gegenüber der Allgemeinbevölkerung um das 1,77fach erhöhte Mortalität an bösartigen Tumoren des Rachens. Eine detailliertere Analyse der beruflichen Tätigkeit zeigte, daß vor allem die mit der Aufarbeitung von roher Wolle, einer besonders staubigen Tätigkeit, beschäftigten Arbeiter betroffen sind. Bei ihnen war die Sterblichkeit an Rachenkrebs um das 4,3fache erhöht. Vier weitere Fallkontrollstudien bestätigten diese Beobachtung [3, 10, 28]: Das Risiko an einem bösartigen Tumor im Bereich des oberen Atmungs- und Verdauungstraktes zu erkranken, war hierbei für Textilarbeiter 2,4- bis 8,19fach höher im Vergleich zu den Kontrollkollektiven. Allerdings bleiben diese Ergebnisse nicht gänzlich unwidersprochen. In zwei weiteren epidemiologischen Studien konnte kein erhöhtes Krebsrisiko im Kopf-Hals-Bereich für Textilarbeiter nachgewiesen werden [96, 101].

Die karzinogene Wirkung von Senfgas beim Menschen ist bestens bekannt [102]. Bereits 1928 wurde auf einen Zusammenhang zwischen Senfgasexposition (kriegsbedingt) und dem Auftreten von Kehlkopfkrebs hingewiesen [39]. Diese kasuistische Beobachtung wurde durch eine japanische Post-mortem-Studie an Arbeitern einer Giftgasfabrik, die mit der Produktion von Senfgas beschäftigt waren, bestätigt [97]: Von den 322 Todesfällen, die in diesem Kollektiv registriert wurden, waren nicht weniger als 8 auf Kehlkopfkrebs, 4 auf Rachenkrebs und einer auf Zungenkrebs zurückzuführen. Dies ist eine vergleichsweise hohe Zahl, wenn man berücksichtigt, daß bei Betrachtung der japanischen Gesamtbevölkerung zum damaligen Zeitpunkt innerhalb der untersuchten Population nur 0,9 Todesfälle an bösartigen Tumoren des oberen Atmungs- und Verdauungstraktes zu erwarten gewesen wären. Ähnliche Beobachtungen wurden in England gemacht: Bei Arbeitern die während des Zweiten Weltkrieges mit der Herstellung von Senfgas beschäftigt waren, beobachteten Manning et al. [57] eine 7,3fach höhere Mortalität an Kehlkopfkrebs im Vergleich zur Gesamtbevölkerung. Eine kürzlich veröffentlichte Kohortenstudie von Easton et al. [21], die an der bemerkenswert hohen Zahl von 3354 im Zweiten Weltkrieg in England mit der Herstellung von Senfgas beschäftigten Arbeitern durchgeführt wurde, ergab eine 4,04fache erhöhte Mortalität an Kehlkopfkrebs, eine 4,29fach erhöhte Mortalität an Mundhöhlenkrebs und eine 2,73fach erhöhte Mortalität an Rachenkrebs im Vergleich zur Gesamtbevölkerung. Obwohl all diese Studien eine Beeinflussung des Krebsrisikos durch Alkohol- und Tabakeffekte nicht zuverlässig ausschließen konnten, muß von einem erhöhten Krebsrisiko im Bereich des oberen Aerodigestivtraktes bei Senfgasexponierten ausgegangen werden. Aus arbeitsmedizinischer Sicht dürfte dies in der westlichen Welt keine wesentliche Rolle mehr spielen. Im Hinblick auf den Einsatz von Senfgas als Kampfstoff hingegen, insbesondere im Mittleren Osten, und die nicht unerhebliche Zahl der überlebenden Senfgasvergifteten aus dem iranisch-irakischen Krieg könnte diese Beobachtung erneut relevant werden.

Ein vermehrtes Auftreten von Karzinomen des oberen Aerodigestivtraktes, insbesondere von Kehlkopfkrebsen, wurde bei Beschäftigten in der chemischen Industrie beobachtet: Eine im Vergleich zur Gesamtbevölkerung 30fach erhöhte Inzidenz von Kehlkopfkrebs beobachteten Gerosa et al. [31] bei Arbeitern, die mit der Formung thermoplastischer Resine beschäftigt waren. Der zugrunde liegende Pathomechanismus konnte bislang nicht eindeutig geklärt werden. Darüber hinaus erfolgte in dieser Studie keine statistische Bereinigung möglicher Alkohol- und Tabakeffekte. Bei vinylchloridexponierten Arbeitern wurde neben einer erhöhten

Mortalität an malignen Lebertumoren, eine im Vergleich zur Gesamtbevölkerung um das ca. 2fache erhöhte Mortalität an bösartigen Tumoren der Mundhöhle und des Rachens [93] beobachtet. Auch hierbei ist anzumerken, daß Alkohol- und Tabakeffekte bei der Risikoberechnung nicht berücksichtigt wurden. Bei Arbeitern in der Gummiindustrie wurde nach statistischer Bereinigung möglicher Alkohol- und Tabakeffekte ein 2fach erhöhtes Kehlkopfkrebsrisiko beschrieben [108]. Als krebserzeugende Ursache kommt bei dieser Berufsgruppe in erster Linie eine Exposition gegenüber flüchtigen Nitrosaminen in Frage [103]. Eine Kohortstudie an Arbeitern einer Chemiefabrik [99] lieferte Hinweise dafür, daß eine inhalative Exposition gegenüber Chloromethyl-methyl-ether kontaminiert mit Bis-chloromethyl-ether mit einem erhöhten Kehlkopfkrebsrisiko assoziiert ist. In dieser Studie wurden jedoch Alkohol- und Tabakeffekte nicht berücksichtigt. Darüber hinaus erwies sich die errechnete Inzidenz als statistisch nicht signifikant. Einen begründeten Verdacht auf eine Assoziation zwischen Bis-chloromethyl-ether – Inhalation und Kehlkopfkrebs hingegen lieferte eine kürzlich durchgeführte Fallkontrollstudie, die unter Berücksichtigung möglicher Alkohol- und Tabakeffekte ein 7,3fach erhöhtes Kehlkopfkrebsrisiko bei BCME-exponierten Arbeitern einer Chemiefabrik ergab [108]. Für CME, das als Alkylans bei der Herstellung verschiedener organischer Chemikalien verwendet wird, konnte im Tierexperiment bislang keine karzinogene Wirkung nachgewiesen werden. Anders verhält es sich für BCME, das sich in Inhalationsversuchen am Modell der Ratte als potentes Karzinogen erwies [52]. Ein gehäuftes Auftreten von Kehlkopfkrebs wurde bei chronischer Exposition gegenüber Insektiziden beschrieben [49]. Eine erhöhte Mortalität, bzw. ein gehäuftes Auftreten von Karzinomen des oberen Respirationstraktes, wurde bei Arbeitern, die mit der Produktion von Isopropylalkohol oder Äthylalkohol unter Verwendung konzentrierter Schwefelsäure beschäftigt waren, beobachtet [4, 22, 54, 100]. Lynch et al. [54] beschrieben bei Arbeitern, die mit der Herstellung von Äthanol beschäftigt waren, eine im Vergleich zur Gesamtbevölkerung um das 5,04fache erhöhte Mortalität an Kehlkopfkrebs (Alkohol- und Tabakeffekte wurden hierbei berücksichtigt). Eine 15fach erhöhte Sterblichkeit an Mundhöhlen- und Rachenkrebsen ergab eine Kohortstudie an Arbeitern, die mit der Herstellung von Isopropylalkohol beschäftigt waren [4]. Die erhöhte Krebssterblichkeit bei dieser Berufsgruppe wird in erster Linie auf die chronische Exposition gegenüber bestimmten Schwefelsäureestern zurückgeführt. Hierbei handelt es sich vor allem um Diisopropylsulfat, Dimethylsulfat und Diäthylsulfat sowie Alkylsultonen, die sich im Tierexperiment als potente Karzinogene erwiesen haben [19, 20, 82]. Es ist darüber hinaus vorstellbar, daß die Schleimhaut des oberen Respirationstraktes durch eine Langzeitexposition gegenüber Schwefelsäuredämpfen bzw. Schwefelsäurenebeln chronisch-entzündlich verändert und in besonderem Maße vulnerabel gegenüber der lokalen Einwirkung chemischer Karzinogene wird. Die letztgenannte Hypothese wird auch durch verschiedene andere epidemiologische Studien unterstützt: Soskolne et al. [88] beobachteten im Rahmen einer Fallkontrollstudie bei Arbeitern mit mäßiger Exposition gegenüber Schwefelsäureaerosolen ein 4,6fach erhöhtes Risiko an Kehlkopfkrebs zu erkranken. Bei stark exponierten Arbeitern war das Risiko sogar um das 13,4fache erhöht (nach statistischer Bereinigung von Alkohol- und Tabakeffekten). Forastiere et al. [29] beschrieben eine um das 5fache erhöhte Sterblichkeit an Kehlkopfkrebs bei Arbeitern einer Seifenfabrik, die gegenüber Schwefelsäuredämpfen exponiert waren. Drei weitere Kohortenstudien bestätigten diese Beobachtung [2, 90].

Über ein gehäuftes Auftreten von Mundhöhlen- und Rachenkrebsen bei Arbeitern in der Lederindustrie wurde bereits vor mehr als 20 Jahren hingewiesen [33, 94]. Decoufle [18] errechnete für Arbeiter in der Lederherstellung und Lederverarbeitung mit über 5jähriger Berufstätigkeit ein 3,58fach erhöhtes Risiko an Kehlkopfkrebs zu erkranken. Ahrens et al. [3] ermittelten für Beschäftigte in der Textil- und Lederindustrie ein 8,19fach erhöhtes Kehlkopfkrebsrisiko. Als mögliche Ursache für das erhöhte Krebsrisiko kommt eine Exposition gegenüber verschiedenen Schadstoffen in Frage: Zu nennen sind hier hexavalentes Chrom, ein bekanntes Karzinogen [102], Gerbsäure, verschiedene Tanninextrakte und Azofarbstoffe. In bezug auf Azofarbstoffe ist festzustellen, daß sie freie aromatische Amine enthalten, wie z. B. β-Naphtylamin, das beim Menschen nachgewiesenermaßen Blasenkrebs verursachen kann [40]. Aus Farbstoffen auf Benzidinbasis, die häufig in der Lederindustrie Verwendung fanden, wird metabolisch reines Benzidin – eine für den Menschen krebserzeugende Substanz [75] – freigesetzt. Eine zusätzliche Exposition gegenüber Karzinogenen resultiert bei der Oberflächenveredelung des Leders: Hierbei werden u. a. Polymerisatlösungen aufgesprüht, die zumindest in der Vergangenheit neben verschiedenen anderen Farbstoffen Auramin und Magenta enthielten, die sich im Tierversuch als Karzinogene erwiesen haben [22, 42, 44].

Eine Reihe weiterer epidemiologischer Studien ergaben ein erhöhtes Risiko für Kehlkopf- und Rachenkrebs bei in anderen Industriezweigen beschäftigten Arbeitern, die ebenfalls gegenüber Farben exponiert waren. In 4 Fallkontrollstudien [3, 13, 15, 16, 60, 108] wurde ein 1,4- bis 2,3fach erhöhtes Risiko für Plattenepithelkarzinome des Kehlkopfs (alkohol- und tabakbereinigt) bei dieser Berufsgruppe beobachtet. Englund [25] ermittelte innerhalb einer Kohorte schwedischer Maler und Anstreicher eine im Vergleich zur Allgemeinbevölkerung um das 2fache erhöhte Mortalität an Kehlkopfkrebs. Zwei weitere Kohortenstudien bei Malern und Anstreichern beschrieben eine um das 2fache erhöhte Mortalität an Mundhöhlen- und Rachenkrebs. Eine erhöhte Sterblichkeit an Mundhöhlen- und Rachenkrebs wurde auch bei Druckereiarbeitern beobachtet [53, 97]. Diese

Studien berücksichtigten allerdings eine mögliche Verzerrung durch Alkohol- und Tabakkonsum nicht. Sowohl bei der Berufsgruppe der Maler und Anstreicher als auch bei den Druckern konnten bislang verantwortliche karzinogene Noxen nicht eindeutig identifiziert werden. Diskutiert wird vor allem eine Exposition gegenüber Chromaten, die in vielen Farben als Pigmente enthalten sind, bzw. eine Exposition gegenüber Druckertinte, die vielfach aus karzinogenen Rückstandsölen des katalytischen Crackprozesses von Petroleumöl hergestellt wird.

Verschiedene Fallkontrollstudien [3, 28, 60, 65, 69, 95, 107] ergaben ein 1,5- bis 4,6fach erhöhtes Kehlkopfkrebsrisiko bei Automechanikern, Berufsfahrern und Arbeitern, die gegenüber Mineralöl-, Diesel- oder Benzindämpfen bzw. Benzinaerosolen oder Auspuffgasen exponiert waren (alkohol- und tabakbereinigt). Eine kürzlich von Guenel et al. [32] veröffentlichte Kohortenstudie ergab ein um das 1,47- bis 2,39fache erhöhte Mortalität an Kehlkopfkrebs bei Berufskraftfahrern unterschiedlicher Industriezweige. Schwartz [85] beobachtete darüber hinaus auch eine erhöhte Mortalität an Mundhöhlenkrebs bei Automechanikern und Tankstellenarbeitern. Bei all diesen Berufszweigen kommen eine Reihe verschiedener Faktoren als Ursache für das erhöhte Krebsrisiko in Frage: Von besonderer Bedeutung dürfte die Inhalation von in Dieselabgasen enthaltenen Rußpartikeln sein, an die karzinogene Substanzen wie z. B. polyzyklische aromatische Kohlenwasserstoffe adsorbiert sind [83]. Daneben muß eine Exposition gegenüber Asbeststaub (Abrieb von Bremsbelägen), Schmierölen, Lösungsmitteln, Benzoldämpfen und Schweißdämpfen in Erwägung gezogen werden. Ein erhöhtes Kehlkopfkrebsrisiko wurde auch bei Bergleuten beschrieben. Zemla u. Wojciezek [110] fanden ein 2,5fach erhöhtes Kehlkopfkrebsrisiko bei kohle- und steinstaubexponierten Arbeitern in Polen, insbesondere bei Bergleuten im Kohlenbergbau. Alkohol- und Tabakeffekte wurden hier allerdings nicht berücksichtigt. Haguenoer [34] ermittelte im Rahmen einer Fallkontrollstudie nach Bereinigung möglicher Alkohol- und Tabakeffekte ein 2fach erhöhtes Kehlkopfkrebsrisiko für Kohlenbergwerkarbeiter. Darüber hinaus fiel bei dieser Berufsgruppe ein 3,5fach erhöhtes Risiko, an einem Mundhöhlenkarzinom zu erkranken, auf. Als Ursache für das erhöhte Krebsrisiko bei Bergleuten wird eine synergistische schädigende Einwirkung von Kohlenstaub und kleinen Mengen an S, Se, Be, Zn, Ni, V, Mn und Cr sowie Explosionsgasen auf die Schleimhaut diskutiert. Ein erhöhtes Kehlkopfkrebsrisiko wurde auch für Steinmetze [108] und Arbeiter beschrieben, die gegenüber Bitumen, Teerpechen und anderen Teerprodukten exponiert sind [42, 108]. Eine Kohortenstudie von Moulin et al. [63] erbrachte eine 2,17fach erhöhte Mortalität an Mundhöhlen- und Rachenkrebsen bei Arbeitern, die mit der Destillation von Steinkohlenteer beschäftigt waren (alkohol- und tabakadjustiert). Bei Arbeitern, die mit der chemischen Aufarbeitung von Rohnaphthalin, einem Produkt des Steinkohlenteers beschäftigt waren, wurde eine im Vergleich zur Gesamtbevölkerung um das 61fache erhöhte Inzidenz an Kehlkopfkrebs beobachtet. Als Ursache wird ein Zusammenwirken von chronischer Schleimhautreizung durch Naphthalinsublimat, eine Inhalation von Teerdämpfen sowie Hitzeeinwirkung und Tabakkonsum vermutet [105].

Ein 17,3fach erhöhtes Risiko an einem Plattenepithelkarzinom des Kehlkopfes (alkohol- und tabakbereinigt) zu erkranken, beobachteten Olsen u. Sabroe [69] im Rahmen einer Fallkontrollstudie bei Arbeitern, die mit der Herstellung von Zement und Beton beschäftigt waren. Drei weitere Fallkontrollstudien [28, 56, 60] weisen in die gleiche Richtung. Sie ergaben für zement- und betonexponierte Arbeiter ein 1,7- bis 4,6fach erhöhtes Kehlkopfkrebsrisiko (unter Berücksichtigung möglicher Alkohol- und Tabakeffekte). In einer Kohortenstudie ermittelten Guenel et al. [32] eine 1,68- bis 2,97fach erhöhte Kehlkopfkrebssterblichkeit. Jedoch nicht nur Kehlkopfkarzinome, sondern auch Pharynxkarzinome scheinen bei dieser Berufsgruppe vermehrt aufzutreten. Haguenor et al. [34] berichteten, daß das Risiko an einem Pharynxkarzinom zu erkranken bei Bauarbeitern um den Faktor 2,0 erhöht sei (tabak- und alkoholadjustiert). Die hierbei zugrunde liegenden Pathomechanismen sind bislang unklar. Möglicherweise spielen im Zement enthaltene Spuren von hexavalentem Chrom eine Rolle. Darüber hinaus ist eine chronische Reizung der Schleimhaut durch die Zementstaubinhalation zu diskutieren. Eine 6,82fach erhöhte Mortalität wurde bei Ziegeleiarbeitern, die in starkem Maße gegenüber Silikatstäuben exponiert waren, festgestellt [73]. Hierbei ist allerdings anzumerken, daß Alkohol- und Tabakeffekte nicht berücksichtigt wurden. Möglicherweise spielen ähnliche Mechanismen wie bei den zement- bzw. steinstaubexponierten Arbeitern bei dieser Berufsgruppe eine Rolle. Flanders u. Rothman [28] sowie Zagraniski et al. [108] berichteten über ein 3,9fach bzw. 2,9fach erhöhtes Kehlkopfkrebsrisiko bei Farmern und Landarbeitern. Als prädisponierende Faktoren werden hier wiederum chronische Laryngitiden im Gefolge einer verstärkten inhalativen Staubbelastung diskutiert. Ein erhöhtes Kehlkopfkrebsrisiko wurde auch für zahlreiche Tätigkeiten in der metallverarbeitenden Industrie nachgewiesen. Flanders u. Rothman [28] ermittelten in einer Fallkontrollstudie für Arbeiter in Walzwerken, Fräser und Schleifer sowie Arbeiter in der Eisenbahnindustrie ein 3fach erhöhtes Kehlkopfkrebsrisiko (unter Berücksichtigung von Alkohol- und Tabakeffekten). Ein erhöhtes Kehlkopfkrebsrisiko ergaben darüber hinaus 5 weitere alkohol- und tabakkontrollierte Fallkontrollstudien für eine Reihe metallverarbeitende Berufe wie z. B. Schlosser, Schweißer, Fräser, Schmelzer, Dreher, Hüttenarbeiter, Former. Eine kürzlich veröffentlichte Kohortenstudie von Guenel [32] unterstützt diese Beobachtungen. Sie zeigte eine 1,46- bis 2,97fach erhöhte Mortalität an Kehlkopfkrebs bei Arbeitern in der Metallindustrie. Wynder et al. [106] beobachteten darüber hinaus ein gehäuftes Auftreten von Rachenkrebsen bei Schlossern. Als Ursache für das erhöhte Krebsrisiko werden eine Reihe von Kausalfaktoren diskutiert. Hier sind vor allem eine Exposition gegenüber Asbest, polyzyklischen aromatischen Kohlenwasserstoffen, Eisenoxiden oder Metallpartikeln allgemein, schleimhautreizenden Gasen wie z. B. Stickoxiden, flüchtigen Fluorverbindungen oder Ozon sowie die bei einzelnen Tätigkeiten vorhandene Hitzestrahlung zu nennen [8, 50, 70, 103].

Eine besondere Rolle wird auch einer Exposition gegenüber Chromaten, insbesondere hexavalenten Chromaten und Nickelverbindungen zugeordnet. Insbesondere dem Nickel, einem anerkanntermaßen für den Menschen karzinogenen Metall [102], wurde verstärktes Interesse gewidmet. Eine Fallkontrollstudie und zwei Kohortenstudien wiesen auf eine erhöhte Kehlkopfkrebsinzidenz bei nickelexponierten Arbeitern hin. Pedersen et al. [72] beobachteten bei Arbeitern einer Nickelraffinerie eine 3,6fach erhöhte Mortalität an Kehlkopfkrebs. Die verstorbenen Arbeiter waren bis auf eine Ausnahme alle mit dem Rösten und Schmelzen subsulfidischer Nickelerze befaßt. Allerdings wurden in dieser Studie mögliche Alkohol- und Tabakeffekte nicht berücksichtigt. Magnus et al. [55] bestätigten diese Befunde, diesmal unter Berücksichtigung des Tabakkonsums: Bei Arbeitern einer Nickelraffinerie, die ebenfalls vornehmlich mit Röst- und Schmelzprozessen beschäftigt waren, ermittelten sie ein 6,7fach erhöhtes Kehlkopfkrebsrisiko.

Olsen et al. [70] fanden in einer alkohol- und tabakkontrollierten Fallkontrollstudie bei Nickelarbeitern ein 1,7fach erhöhtes Risiko an einem Plattenepithelkarzinom des Larynx zu erkranken. Bemerkenswerterweise ergab diese Studie, daß insbesondere subglottische Karzinome bei nickelexponierten Arbeitern auftreten. Insgesamt muß in bezug auf Nickel festgestellt werden, daß nicht alle Tätigkeiten bei der Gewinnung und Verarbeitung dieses Metalls mit einem hohen Krebsrisiko im Kopf-Hals-Bereich verbunden sind. Es scheint, daß vor allem Arbeiter, die mit dem Rösten und Schmelzen von Nickelerzen beschäftigt sind, erkranken. Dies könnte u. U. erklären, weshalb in 3 weiteren Fallkontrollstudien, die allerdings auch auf einer kleineren Fallzahl basieren [3, 10, 108], kein erhöhtes Risiko nachgewiesen werden konnte.

Über eine erhöhte Mortalität an Mundhöhlen-, Rachen- und Kehlkopfkrebs bei Arbeitern in der Papierindustrie berichteten kürzlich Schwartz et al. [84]. Besonders betroffen seien dabei Arbeiter, die mit der Aufarbeitung des Rohmaterials, nämlich des Holzes, beschäftigt sind. Als Ursache wird vor allem eine Exposition gegenüber zahlreichen Chemikalien, Alkoholen, Pigmenten und Pestiziden diskutiert.

Auch für Beschäftigte in der Fleischindustrie wurde ein 2fach erhöhtes Kehlkopfkrebsrisiko beschrieben und in erster Linie auf eine Exposition gegenüber verschiedenen Noxen, wie z. B. Nitrosaminen und Trichlorphenol zurückgeführt [74]. Beschäftigte im Hotel- und Gaststättengewerbe sind ebenfalls mit einem erhöhten Risiko behaftet an einem Larynxkarzinom zu erkranken. Drei Fallkontrollstudien ergaben nach Bereinigung von Tabak- und Alkoholeffekten ein 1,42- bis 3,2fach erhöhtes Kehlkopfkrebsrisiko bei dieser Berufsgruppe [60, 69, 108]. Man muß allerdings hinzufügen, daß die Risikowerte z. T. nur grenzwert-signifikant erhöht sind. Diese Beobachtungen werden durch eine Kohortenstudie von Guralnick et al. [33] bestätigt, die eine 2,7- bis 6,4fach erhöhte Mortalität an Kehlkopfkrebs (tabakbereinigt) bei dieser Berufsgruppe ergab. Hier wird ein ebenso schwerwiegendes wie kompliziertes Problem angesprochen, nämlich die Frage, ob Passivrauchen als Risikofaktor für maligne Tumoren im Bereich des oberen Aerodigestivtraktes in Frage kommt. Diese Thematik wird an anderer Stelle in diesem Buch ausführlich diskutiert (S. 38–51).

Ein weiteres bislang wenig untersuchtes Problem ist der Zusammenhang zwischen beruflicher Exposition gegenüber radioaktiver Strahlung und dem Auftreten von Krebs im Bereich des oberen Aerodigestivtraktes. Eine Kohortenstudie bei Bergleuten, die mit dem Abbau von Flußspat beschäftigt und dabei in starkem Maße gegenüber Radonabkömmlingen exponiert waren, ergab eine 2,7fach erhöhte Mortalität an Mundhöhlen- und Rachenkrebs [61]. In früheren Studien war bereits auf eine enge Assoziation zwischen Radonexposition und dem Auftreten von Lungenkrebs bei Bergleuten hingewiesen worden.

Eigene Untersuchungen

Von unserer Arbeitsgruppe wurden seit 1987 drei konsekutive Fallkontrollstudien durchgeführt, die u. a. das berufliche Umfeld von Patienten mit Plattenepitehlkarzinomen im Bereich der Mundhöhle, des Rachens und des Kehlkopfs analysierten. Die erste Studie erfolgte an 100 männlichen Patienten aus dem Krankengut der Universitäts-HNO-Klinik Gießen, die an einem Plattenepithelkarzinom des oberen Aerodigestivtraktes erkrankt waren. Infolge der geringen Prävalenz dieser Tumoren bei Frauen war im Studienprotokoll die Beschränkung auf männliche Patienten vorgeschrieben. Im Zeitraum vom 01. 09. 1987 bis 31. 12. 1987 wurden konsekutiv alle Tumorpatienten mit obiger Diagnose, die in die Tumorsprechstunde kamen oder stationär behandelt wurden, erfaßt. Um Selektions- und Biasmöglichkeiten zu verringern, wurden nur Patienten miteinbezogen, bei denen die Diagnose des Tumorleidens zum Zeitpunkt der Befragung nicht länger als 3 Jahre zurücklag. Als Kontrollkollektiv dienten 400 Patienten, die jeweils zur Hälfte aus der HNO-Poliklinik und der Medizinischen Poliklinik der Universität Gießen rekrutiert wurden und bei denen keine

Tumorerkrankung bekannt war. Das Studiendesign war so angelegt, daß jedem Fall je 2 Kontrollen aus der Medizinischen Poliklinik und aus der HNO-Poliklinik zugeordnet wurden (1:4-gematchtes Design). Die Fälle und ihre zugeordneten Kontrollen mußten hinsichtlich Geschlecht, Alter (± 2 Jahre) und Größe des momentanen Wohnortes (4 Kategorien) übereinstimmen. Mit einem Verzug von einigen Tagen wurden die Kontrollen befragt und den Fällen zugeordnet. Als Eingangsfragen für das Interview wurden die Matchingvariablen verwendet. Im Rahmen von Einzelinterviews, die ausnahmslos durch denselben Interviewer erfolgten, wurde mit Hilfe eines computergerechten Fragebogens schwerpunktmäßig die Exposition gegenüber gesundheitsschädigenden Stoffen am Arbeitsplatz erfaßt. Hierbei wurde gezielt nach einer Exposition gegenüber Asbest, organischen Verbindungen, Schwermetallen, Kohleprodukten, Holzstaub, Zement und ionisierenden Strahlen gefragt. Die Betrachtung erfolgte dabei dichotom, d. h. es wurde gefragt, ob eine Exposition vorlag oder nicht. Nicht berüchsichtigt wurde die Expositionsdauer.

In Tabelle 1 ist die in dieser Studie ermittelte Arbeitsstoffbelastung dargestellt: Der Anteil asbestexponierter Personen betrug im Tumorkollektiv 40% und im Kontrollkollektiv 22,3% ($p < 0,001$). Zementexponiert waren 25% der Tumorpatienten und 14,5% der Kontrollpersonen ($p < 0,04$). Schweißgasen waren 20% der Tumorpatienten und 12,8% der Kontrollpersonen ausgesetzt ($p < 0,08$). Hinsichtlich einer Exposition gegenüber Metallen allgemein, ionisierenden Strahlen, Pflanzenschutzmitteln, organischen Verbindungen, Holzstaub und Kohleprodukten unterschieden sich beide Kollektive nicht.

Diese erste Studie hatte Pilotcharakter. Aufgrund der Tatsache, daß keine detaillierte Analyse der Arbeitsplatzsituation erfolgt war, insbeson-

Tabelle 1. Arbeitsstoffbelastung der Tumorpatienten und Kontrollpersonen in der Gießener Fallkontrollstudie

Arbeitsstoff	Tumor-patienten (%)	Kontroll-personen (%)	p-Wert
Asbest	40,0	22,3	$p < 0,001$
Schweißgase	20,0	12,8	$p < 0,08$
Metalle (allgemein)	29,0	26,3	$p < 0,9$
Ionisierende Strahlen	3,0	5,8	$p < 0,4$
Pflanzenschutzmittel	4,0	5,5	$p < 0,2$
Organische Verbindungen	14,0	19,3	$p < 0,5$
Holzstaub (allgemein)	8,0	5,5	$p < 0,3$
Kohlenprodukte	2,0	1,8	$p < 0,5$
Zement	25,0	14,5	$p < 0,04$

dere was die Dauer der Arbeitsstoffbelastung anbetraf, verzichteten wir auf eine Berechnung von Krebsrisikowerten.

Um einen tieferen Einblick in diese Fragestellung zu gewinnen, führten wir eine zweite Studie nach gleichem Design im Zeitraum vom 01. 02. 1988–01. 05. 1988 an 100 männlichen Patienten der Univ.-HNO-Klinik Heidelberg, die an einem Plattenepithelkarzinom der Mundhöhle, des Oropharynx, des Hypopharynx oder des Larynx erkrankt waren, durch. In dieser zweiten Studie wurden für die Auswertung nur Arbeitsstoffe berücksichtigt, mit denen der jeweils Befragte über einen Zeitraum von mehr als 10 Jahren mindestens einmal wöchentlich in Kontakt kam. Die Analyse der Daten erfolgte primär über das Statistikpaket SAS, wobei u. a. die Prozeduren LOGIST und MCSTRAT Verwendung fanden [81]. Die relativen Risiken an einem Plattenepithelkarzinom des oberen Aerodigestivtraktes zu erkranken und die zugehörigen Konfidenzintervale wurden über logistische Regressionsmodelle berechnet, die das gematchte Studiendesign in der Modellierungstechnik berücksichtigten.

Die Arbeitsstoffbelastung im Heidelberger Kollektiv (Mehrfachnennungen berücksichtigt) ist in Tabelle 2 dargestellt: Der Anteil zementexponierter Personen betrug im Tumorkollektiv 22% und im Kontrollkollektiv

Tabelle 2. Arbeitsstoffbelastung der Tumorpatienten und Kontrollpersonen in der Heidelberger Fallkontrollstudie

Arbeitsstoff	Tumorpatienten (%)	Kontrollpersonen (%)	p-Wert
Asbest	7,0	5,8	$p < 0,7$
Schweißgase	6,0	9,3	$p < 0,5$
Metalle (allgemein)	15,0	12,5	$p < 0,7$
Eisen	15,0	11,0	
Stahl	12,0	9,0	
Edelstahl	5,0	3,0	
Chrom	4,0	1,3	
Nickel	4,0	1,0	
Beryllium	1,0	0	
Ionisierende Strahlen	0	1,5	$p < 0,5$
Pflanzenschutzmittel	1,0	1,5	$p < 0,9$
Kohlenprodukte	6,0	2,3	$p < 0,1$
Holzstaub (allgemein)	10,0	5,0	$p < 0,08$
Buche, Eiche	7,0	3,7	
Fichte	10,0	4,3	
Edelhölzer	3,0	2,0	
Exotische Hölzer	2,0	2,3	
Organische Verbindungen	10,0	4,3	$p < 0,07$
Zement	22,0	6,0	$p < 0,001$

6% (p < 0,0001). Gegenüber organischen Verbindungen waren 10% der Tumorpatienten und 4,3% der Kontrollpersonen exponiert (p < 0,07). Eine Exposition gegenüber Holzstaub bestand bei 10% der Tumorpatienten und bei 5% der Kontrollpersonen (p < 0,08), gegenüber Kohlenprodukten (Teer, Pech, Bitumen, Karbolineum) waren 6% der Tumorpatienten und 2,3% der Kontrollpersonen (p < 0,01) exponiert. Beide Kollektive unterschieden sich nicht hinsichtlich einer Exposition gegenüber Asbest, Schweißgasen, Pflanzenschutzmitteln, ionisierenden Strahlen und Metallen (allgemein). Bei differenzierterer Betrachtung der Metallexposition zeigte sich allerdings im Tumorkollektiv ein höherer Anteil an Personen, die angaben mit Chrom- und Nickelverbindungen gearbeitet zu haben.

Die anhand der obigen Angaben errechneten Risikowerte sind in Tabelle 3 dargestellt. Das relative Risiko an einem Plattenepithelkarzinom im Bereich der Mundhöhle, des Rachens oder des Kehlkopfs zu erkranken, war bei Exposition gegenüber Holzstaub (allgemein) 2,2fach, gegenüber organischen Lösungsmitteln 2,4fach, gegenüber Kohlenprodukten 2,7fach und gegenüber Zementstaub 4,4fach erhöht im Vergleich zum Kontrollkollektiv. Nach statistischer Bereinigung möglicher Alkohol- und Tabakeffekte blieb lediglich noch das zementassoziierte Krebsrisiko signifikant erhöht (RR = 2,4; p < 0,05). Das zementassoziierte Krebsrisiko nahm mit steigender Expositionsdauer zu. Verglichen mit einer Expositionsdauer von weniger als 5 Jahren stieg das Krebsrisiko bei einer Expositionsdauer von 5–20 Jahren um das 2,9fache, von 20–40 Jahren um das 5,5fache und bei mehr als 40 Jahren um das 6,3fache an.

Betrachtet man diese ersten beiden Studien, so fällt der hohe Anteil zementexponierter Tumorpatienten auf. So waren im Heidelberger Kollektiv immerhin 22% der Tumorpatienten im Vergleich zu lediglich 6% der

Tabelle 3. Arbeitsstoffassoziiertes relatives Risiko, an einem Plattenepithelkarzinom im Bereich von Mundhöhle, Pharynx oder Larynx zu erkranken

Arbeitsstoff	Relatives Risiko	95%-K.I.*	p-Wert
Schweißgas	0,6	0,3–1,5	p < 0,3
Pflanzenschutzmittel	0,7	0,1–5,5	p < 0,7
Asbest	1,2	0,5–3,0	p < 0,7
Metalle (allgemein)	1,3	0,7–2,4	p < 0,5
Holzstaub (allgemein)	2,2	1,0–4,9	p < 0,06
Organische Verbindungen	2,4	1,0–5,5	p < 0,04
Kohlenprodukte	2,7	1,0–7,5	p < 0,06
Zement	4,4	2,4–8,4	p < 0,0001

* 95%-K.I. = 95%-Konfidenz-Intervall

Kontrollpersonen über einen Zeitraum von 10 Jahren oder länger mindestens einmal wöchentlich gegenüber Zement exponiert. Hieraus errechnete sich ein 4,4fach erhöhtes Risiko an einem Plattenepithelkarzinom im Bereich der Mundhöhle, des Rachens oder des Kehlkopfs zu erkranken. Darüber hinaus zeigte sich ein signifikanter Anstieg des zementassoziierten Krebsrisikos in Abhängigkeit von der Expositionsdauer. Auch nach statistischer Bereinigung von Alkohol und Tabakeffekten blieb ein 2,4fach erhöhtes Krebsrisiko bestehen.

In der Vergangenheit war bereits mehrfach auf einen Zusammenhang zwischen Zement- bzw. Betonexposition und dem Auftreten von Kehlkopfkrebs hingewiesen worden. Vier Fallkontrollstudien sowie eine Kohortenstudie wiesen darauf hin, daß Bauarbeiter sowie anderweitig zement- bzw. betonexponierte Arbeiter in verstärktem Maße gefährdet sind an Kehlkopfkrebs zu erkranken. Die hierbei ermittelten Risikowerte schwanken zwischen 1,7 und 17,3 nach statistischer Bereinigung von Alkohol- und Tabakeffekten [28, 32, 56, 60, 69]. Ähnliche Ergebnisse lieferte eine kürzlich abgeschlossene polnische Fallkontrollstudie [109]. Das erhöhte Krebsrisiko bei chronischer Zementstaubexposition ist bislang nicht geklärt. Zum einen muß daran gedacht werden, daß möglicherweise eine mutagene Wirkung des hexavalenten Chroms im Zement eine Rolle spielen könnte. Daneben ist es vortellbar, daß die Inhalation oder auch Ingestion von Zementstaub über Jahre zu einer chronisch-entzündlichen Reaktion der Schleimhaut im Bereich des oberen Aerodigestivtraktes führt. In diesem Zusammenhang ist zu bemerken, daß Zement aufgrund seines hohen Kalziumhydroxidgehaltes bei Ablagerung und Anfeuchtung auf der Schleimhaut stark alkalisch wirkt (pH-Wert 12,4–12,5). Im Gefolge einer derartigen lokalen Traumatisierung der Schleimhaut ist mit hyperregenerativen Prozessen des Epithels und einer daraus resultierenden verstärkten Vulnerabilität gegenüber der lokalen Einwirkung chemischer Karzinogene zu rechnen. Darüber hinaus wäre es vorstellber, daß Partikel im Zementstaub als Carrier für chemische Umweltkarzinogene dienen und deren Verweildauer im oberen Aerodigestivtrakt verlängern.

Obwohl wir nach statistischer Bereinigung von Tabak- und Alkoholeffekten in dieser Studie nur für Zementexposition ein signifikant erhöhtes Krebsrisiko nachweisen konnten, ergaben sich doch Hinweise auf eine Rolle weiterer Arbeitsstoffe für die Tumorentstehung im Kopf-Hals-Bereich: So konnte einer Exposition gegenüber Metallen allgemein kein erhöhtes Krebsrisiko zugeordnet werden. Betrachtet man jedoch die Metalle differenzierter, so fällt auf, daß der Anteil chrom- bzw. nickelexponierter Personen im Tumorkollektiv, verglichen mit den Kontrollpersonen, um das 3-bis 4fache höher liegt. Die Fallzahlen in der vorliegenden Studie sind allerdings so klein, daß wir auf eine Risikoberechnung für unterschiedliche Metalle verzichtet haben.

Eine ähnliche Situation ergab sich für die Exposition gegenüber Holzstaub. Auch hier fällt einer detaillierten Betrachtung der unterschiedlichen Holzarten auf, daß alle betroffenen Tumorpatienten gegenüber Fichtenholz exponiert waren. In diesem Zusammenhang ist es bemerkenswert, daß gerade in Weichhölzern (Fichte, Tanne, Kiefer) außergewöhnlich hohe Chlorphenol- und Lindankonzentrationen gemessen wurden [104].

Auch der Anteil der gegenüber organischen Verbindungen, wie z. B. Farben, Lacken, Benzindämpfen und Lösungsmitteln, exponierten Personen lag im Tumorkollektiv doppelt so hoch wie im Kontrollkollektiv. Hieraus errechnete sich – allerdings ohne Berücksichtigung möglicher Alkohol- und Tabakeffekte – immerhin ein relatives Risiko von 2,4 ($p < 0{,}04$).

Ebenfalls wichtig erscheint uns ist die Tatsache, daß ein wesentlicher Anteil der Tumorpatienten gegenüber Bitumen, Teer, Pech und anderen Kohlenprodukten exponiert war. Hieraus errechnete sich ein 2,7fach erhöhtes Krebsrisiko, das allerdings nach Alkohol- und Tabakadjustierung deutlich abfiel.

Diese erste Heidelberger Fallkontrollstudie hatte Beobachtungen aus der Gießener Fallkontrollstudie untermauert und zusätzliche neue interessante Hinweise auf ein erhöhtes Krebsrisiko im Bereich von Mundhöhle, Rachen und Kehlkopf bei Exposition gegenüber verschiedenen Arbeitsstoffen geliefert. Die Aussagekraft beider Studien wird allerdings dadurch limitiert, daß Plattenepithelkarzinome im Kopf-Hals-Bereich allgemein betrachtet wurden. Man muß jedoch davon ausgehen, daß die verschiedenen in Zusammenhang mit der Krebsentstehung gebrachten Arbeitsstoffe unterschiedliche Zielorgane im Bereich des oberen Aerodigestivtraktes aufweisen. Dies macht eine detailliertere Betrachtung des arbeitsstoffassoziierten Krebsrisikos hinsichtlich der Tumorlokalisation erforderlich.

Ausgehend von dieser Forderung haben wir uns zunächst mit der Frage Beruf und Kehlkopfkrebs auseinandergesetzt. Im Rahmen einer 1989 abgeschlossenen Fallkontrollstudie an 164 männlichen Patienten mit Plattenepithelkarzinomen des Kehlkopfes aus dem Krankengut der Univ.-HNO-Klinik Heidelberg und 656 Kontrollpersonen wurde u. a. die berufliche Exposition gegenüber Arbeitsstoffen analysiert. Das Studiendesign war ansonsten identisch mit dem der vorausgegangenen Fallkontrollstudie.

Die Arbeitsstoffexposition im Tumorpatientenkollektiv und im Kontrollkollektiv ist in Tabelle 4 dargestellt. Es fällt auf, daß die Tumorpatienten in signifikant höherem Maße gegenüber Zement, Kohlenprodukten und Holzstaub exponiert waren. Interessant war, daß alle holzstaubbelasteten Tumorpatienten angaben vornehmlich gegenüber Fichtenholzstaub exponiert gewesen zu sein.

Tabelle 5 zeigt das anhand der obigen Daten ermittelte jeweilige arbeitsstoffspezifische Kehlkopfkrebsrisiko: Der höchste Risikowert (vor

Tabelle 4. Arbeitsstoffbelastung der Larynxkrebs-Patienten (n = 164) und Kontrollpersonen (n = 656) der Heidelberger Fallkontrollstudie

Arbeitsstoff	Tumorpatienten (%)	Kontrollpersonen (%)	p-Wert
Metalle (allgemein)	16,8	23,3	$p < 0,4$
Eisen	12,6	16,3	$p < 0,6$
Stahl	10,9	17,9	$p < 0,08$
Edelstahl	3,4	5,9	$p < 0,4$
Chrom	2,5	4,9	$p < 0,3$
Nickel	2,5	4,0	$p < 0,2$
Beryllium	0	0,4	$p < 0,8$
Zement	20,2	10,5	$p < 0,02$
Kohlenprodukte (allgemein)	10,0	3,2	$p < 0,004$
Teer	1,6	0,6	$p < 0,2$
Karbolineum	3,3	1,6	$p < 0,6$
Pech	1,6	0,6	$p < 0,2$
Bitumen	5,0	1,7	$p < 0,09$
Ionisierende Strahlen	0	1,2	$p < 0,4$
Holzstaub (allgemein)	12,6	8,3	$p < 0,08$
Buche, Eiche	5,8	6,1	$p < 0,7$
Fichte	12,6	7,5	$p < 0,06$
Edelhölzer	0,8	3,5	$p < 0,3$
Exotische Hölzer	0	2,1	$p < 0,3$
Pflanzenschutzmittel	0,8	0,8	$p = 1,00$
Farben, Lacke	16,8	13,1	$p < 0,41$
Schweißgas	13,4	16,1	$p < 0,41$
Asbest	7,5	9,0	$p < 0,78$

statistischer Bereinigung von Alkohol- und Tabakeffekten) wurde für eine Exposition gegenüber Kohlenprodukten (Teer, Pech, Bitumen, Karbolineum) errechnet. Hier war das Risiko an einem Plattenepithelkarzinom des Kehlkopfs zu erkranken um das 2,7fache erhöht ($p < 0,002$). Für eine chronische Zementexposition wurde ein Risiko von 1,4 ($p < 0,0001$) und für eine Exposition gegenüber Fichtenholzstaub ein Risiko von 2,15 ($p < 0,008$) ermittelt.

Erwartungsgemäß fiel auch hier nach statistischer Bereinigung von Alkohol- und Tabakeffekten der arbeitsstoffassoziierte Krebsrisikowert meist ab. Er blieb jedoch für Kohlenprodukte (RR = 2,66; $p < 0,02$; C.I.: 1,1 – 6,1) und für Fichtenholzstaub (RR = 1,86; $p < 0,06$; C.I.: 0,9–6,1) auch nach Adjustierung signifikant erhöht.

Wir haben zusätzlich für einzelne Arbeitsstoffe das Krebsrisiko in Abhängigkeit von der Lokalisation des Tumors innerhalb des Kehlkopfs untersucht. Überraschenderweise ergaben sich für supraglottische und glottische Larynxkarzinome signifikant unterschiedliche Werte (Tabelle 6).

Tabelle 5. Arbeitsstoffassoziiertes relatives Risiko, an einem Larynxkarzinom zu erkranken

Arbeitsstoff	RR	p	C.I.
Zement	1,40	0,0001	1,1–1,6
Asbest	1,00	1,0	0,5–1,8
Teer-/Kohlenprodukte	2,78	0,004	1,3–5,5
Holzstaub	1,96	0,01	1,1–3,3
Fichtenholzstaub	2,15	0,006	1,2–3,7
Buchen-/Eichenholzstaub	1,23	0,55	0,6–2,4
Edelholzstaub	0,38	0,19	0,0–1,6
Farben/Lacke	1,37	0,21	0,8–2,2
Metall	0,74	0,19	0,4–1,1
Eisen	0,87	0,58	0,5–1,4
Stahl	0,62	0,08	0,3–1,0
Edelstahl	0,60	0,30	0,2–1,5
Chrom	0,69	0,49	0,2–2,0
Nickel	0,80	0,68	0,2–2,3
Schweißgas	0,81	0,44	0,4–1,3

Tabelle 6. Arbeitsstoffassoziiertes Risiko an einem glottischen bzw. supraglottischen Larynxkarzinom zu erkranken (alkohol-/tabakbereinigt)

Arbeitsstoff	Glottis			Supraglottis		
	RR	p	C.I.	RR	p	C.I.
Zement	1,26	0,58	0,5–2,9	1,88	0,14	0,8– 4,3
Kohle-/Teerprodukte	1,22	0,78	0,2–5,0	6,11	0,005	1,7–21,5
Fichtenholzstaub	3,18	0,03	1,1–9,0	1,29	0,6	0,4– 3,5

Bei chronischer Zementexposition war das Risiko an einem Glottiskarzinom zu erkranken 1,26fach und an einem supraglottischen Karzinom zu erkranken 1,88fach erhöht. Bei chronischer Exposition gegenüber Kohlenprodukten war das Risiko an einem Glottiskarzinom zu erkranken 1,22fach und an einem supraglottischen Karzinom zu erkranken 6,11fach erhöht. Eine chronische Exposition gegenüber Fichtenholzstaub hingegen war mit einem höheren Risiko behaftet an einem glottischen Larynxkarzinom (RR = 3,18) als an einem supraglottischen Larynxkarzinom (RR = 1,29) zu erkranken.

Hinweise auf ein mit den aufgeführten Arbeitsstoffen assoziiertes erhöhtes Kehlkopfkrebsrisiko hatten sich bereits aus unseren früheren

Fallkontrollstudien ergeben. Weiterhin weisen die Ergebnisse verschiedener Fallkontroll- und Kohortenstudien aus den letzten Jahren in die gleiche Richtung (s. Literaturübersicht).

Es steht außer Frage, daß die von unserer Arbeitsgruppe durchgeführten Fallkontrollstudien zwangsläufig durch die industrielle Infrastruktur einer bestimmten Region, hier vor allem des Rhein-Neckar-Gebietes geprägt werden. Entsprechend sind verschiedene Arbeitsstoffexpositionen, die eine Rolle für die Entstehung von Plattenepithelkarzinomen des oberen Aerodigestivtraktes spielen könnten, wie z. B. Asbest oder ionisierende Strahlung, möglicherweise unterrepräsentiert und entziehen sich damit einer Risikobewertung.

Zusammenfassung

Die bislang in der Literatur veröffentlichten epidemiologischen Untersuchungen, sowie die Ergebnisse unserer eigenen Fallkontrollstudien, machen einen Zusammenhang zwischen beruflichen Faktoren und der Entstehung von malignen Tumoren im Bereich von Mundhöhle, Rachen und Kehlkopf mehr als wahrscheinlich. Sie weisen nahezu alle darauf hin, daß es in erster Linie gegenüber Stäuben und verschiedenen organischen oder anorganischen Chemikalien exponierte Arbeiter und Hilfsarbeiter sind, die an diesen Tumoren erkranken.

In der Vergangenheit wurde vielfach argumentiert, daß das erhöhte Krebsrisiko weniger auf berufliche Faktoren als auf den in der Arbeiterschicht nachgewiesenermaßen hohen Alkohol- und Tabakkonsum zurückzuführen sei. Dieses Argument muß – zumindest teilweise – zurückgewiesen werden, zumal in vielen der diskutierten Studien das berufsassoziierte Krebsrisiko auch nach statistischer Bereinigung von Alkohol- und Tabakeffekten signifikant erhöht blieb. Darüber hinaus haben unsere eigenen Untersuchungen gezeigt, daß sich Alkohol- und Tabakkonsum innerhalb verschiedener sozialer Schichten nicht signifikant unterschieden.

Unser Wissen über die Zusammenhänge zwischen beruflicher Exposition gegenüber Arbeitsstoffen und dem Auftreten von Krebs im Bereich des oberen Aerodigestivtraktes ist bislang noch gering. Der Grund hierfür ist vor allem darin zu sehen, daß das Design vieler epidemiologischer Studien in der Vergangenheit nicht geeignet war, um sowohl aus klinischer als auch aus arbeitsmedizinischer Sicht zufriedenstellende Aussagen zu ermöglichen: Häufig wurden weder die genaue histologische Diagnose noch die genaue Lokalisation der Tumoren berücksichtigt. Teilweise blieb eine mögliche Verzerrung der ermittelten Risikowerte durch Alkohol- und Tabakeffekte unberücksichtigt. Schließlich basieren nicht wenige Studien auf vergleichsweise kleinen Fallzahlen oder konnten durch vergleichbare

Untersuchungen nicht bestätigt werden. Bei der Interpretation der Ergebnisse ist daher Vorsicht geboten.

Detailliertere epidemiologische Studien an großen Patientenkollektiven sind zwingend erforderlich um in die Problematik „Beruf und Krebs" mehr Licht zu bringen. Diese Studien sollten eine präzise Analyse der individuellen Schadstoffexposition beinhalten. Es ist zu fordern, daß eine mögliche Verzerrung berufsassoziierter Krebsrisikowerte durch anderweitige Risikofaktore, insbesondere Alkohol- und Tabakkonsum, berücksichtigt wird. Darüber hinaus ist es notwendig nach Wechselwirkungen beruflicher und außerberuflicher Risikofaktoren zu forschen. Schließlich sollten zukünftige Studien in stärkerem Maße klinisch orientiert sein und exakte Informationen hinsichtlich Tumorhistologie und Tumorlokalisation beinhalten. Wie wichtig eine Berücksichtigung der Tumorlokalisation ist, kommt in besonderem Maße in der Heidelberger Kehlkopfkrebsstudie zum Ausdruck.

Eine entscheidende Voraussetzung um diesen hohen Ansprüchen gerecht zu werden, ist eine enge Kooperation zwischen HNO-Ärzten, Epidemiologen und Arbeitsmedizinern.

Literatur

1. Acheson ED, Cowdell H, Hadfield E, Macbeth RG (1970) Nasal cancer in woodworkers in the furniture industry. Br Med J II:587–596
2. Ahlborg G, Hogstedt C, Sundell L, Aman CG (1981) Laryngeal cancer and pickling house vapors. Scand J Work Environ Health 7:239–240
3. Ahrens W, Jöckel KH, Patzak W, Elsner G (1989) Eine Fall-Kontrollstudie zu Risikofaktoren des Larynxkarzinoms. Kongreßbericht der 29. Jahrestagung der Deutschen Gesellschaft für Arbeitsmedizin in Düsseldorf. Gentner, Stuttgart
4. Alderson MR, Rattan NS (1980) Mortality of workers on an isopropyl alcohol plant and two MEK dewaxing plants. Br J Ind Med 37:85–89
5. Bertazzi PA, Zocchetti C, Riboldi L, Pesatori A, Radice L, Latocca R (1986) Cancer mortality of an Italian cohort of workers in man-made glas-fiber production. Scand J Work Environ Health 12 (Suppl 1):65–71
6. Blot WJ, Morris LE, Stroube R, Tagnon I, Fraumeni JF jr (1980) Lung and laryngeal cancers in relation to shipyard employment in Coastal Virginia. JNCI 65:571–575
7. Blot WJ, Stone BJ, Fraumeni JF jr, Morris LE (1979) Cancer mortality in U.S. counties with shipyard industries during world war II. Environ Res 18:281–290
8. Blümlein H (1957) Kehlkopfkrebs und berufliche Inhalationsnoxen. Münch Med Wochenschr 99:1333–1335
9. Buchanan WD (1965) Asbestosis and primary intrathoracic neoplasm. Ann NY Acad Sci 132:508–518
10. Burch JD, Howe GR, Miller AB, Semenciw R (1981) Tobacco, alcohol, asbestos, and nickel in the etiology of cancer of the larynx: A case-control study. JNCI 67:1219–1224

11. Butz A (1990) Beruflich verursachte Erkrankungen in den Jahren 1987-1988. Die BG 11:782-784
12. Chan CK, Gee JBL (1988) Asbestos exposure and laryngeal cancer: an analysis of the epidemiologic evidence. J Occup Med 30:23-27
13. Chiazze L jr, Ference LD, Wolf PH (1980) Mortality among automobile assembly workers. I. Spray painters. J Occup Med 22:520-526
14. Claude J, Frentzel-Beyme R (1984) A mortality study of workers employed in a German rock wool factory. Scand J Work Environ Health 10:151-157
15. Coggon D, Pannett B, Osmond C, Acheson EDA (1986) A survey of cancer and occupation in young and middle aged men. I. Cancers of the respiratory tract. Br J Cancer 43:332-338
16. Dalaganer NA, Mason TJ, Fraumeni JF jr, Hoover R, Payne WW (1980) Cancer mortality among workers exposed to zinc chromate paints. J Occup Med 22:25-29
17. Dauphin D, Huez D, Berthe AM, Lemiere A, Leblanc J-F, Arbeille-Brassard B (1987) Pathologie laryngee et exposition professionelle aux fibres de verre. Existe-t-il un risque cancerigene? Rev Laryngol 108 (1):67-70
18. Decoufle P (1979) Cancer risk associated with employment in the leather and leather products industry. Arch Environ Health 34:33-37
19. Druckrey H, Gimmy J, Landschütz C (1973) Carcinogenicity of diisopropyl sulfate and non-carcinogenicity of monomethyl sulfate in BD-rats. Z Krebsforsch 79:135-143
20. Druckrey H, Kruse H, Preusmann R, Ivankuvic S, Landschütz C (1970) Carcinogenic alkylating agents. III. Alkyl halides, alkyl sulfates, alkyl sulfonates and ring-stressed heterocycles. Z Krebsforsch 74:241-273
21. Easton DF, Peto J, Doll R (1988) Cancers of the respiratory tract in mustard gas workers. Br J Ind Med 45:652-659
22. Eckardt RE (1974) Annals of industry – Noncasualities of the workplace. J Occup Med 15:472-477
23. Edelman DA (1989) Laryngeal cancer and occupational exposure to asbestos (Review article). Int Arch Occup Environ Health 61:223-227
24. Elwood JM, Pearson JCG, Skippen DH, Jackson SM (1984) Alcohol, smoking, social and occupational factors in the aetiology of cancer of the oral cavity, pharynx and cancer of the larynx. Int J Cancer 34:603-612
25. Englund A (1980) Cancer incidence among painters and some allied trades. J Toxicol Environ Health 6:1267-1273
26. Enterline PE, Marsh GM, Esmen NA (1983) Respiratory disease among workers exposed to man-made mineral fibres. Am Rev Respir Dis 128:1-7
27. Finkelstein MM (1989) Mortality rates among employees potentially exposed to chrysotile asbestos at two automobile parts factories. CMAJ 141:125-130
28. Flanders WD, Rothman KJ (1982) Occupational risk for laryngeal cancer. Am J Public Health 72:369-372
29. Forastiere F, Valesini S, Salimei E, Magliola ME, Perucci CA (1987) Respiratory cancer among soap production workers. Scand J Work Environ Health 13:258-260
30. Gerber MA (1970) Asbestosis and neoplastic disorders of the haematopoetic system. Am J Clin Pathol 53:204-208
31. Gerosa A, Turrini O, Bottasso F (1986) Laryngeal cancer in a factory molding thermoplastic resins. Med Lavoro 77:172-176
32. Guenel P, Engholm G, Lynge E (1990) Larnygeal cancer in Denmark: a nationwide longitudinal study based on register linkage data. B J Ind Med 47:473-479

33. Guralnick L (1963) Mortality by occupation and cause of death among men 20–64 years of age: United States, 1950. Vital Statistics – Special reports, Vol 53, No 3
34. Haguenoer JM, Cordier S, Morel C, Lefebvre JL, Hemon D (1990) Occupational risk factors for upper respiratory tract and upper digestive tract cancers. Br J Ind Med 47:380–383
35. Hammond EC, Selikoff IJ, Seidmann H (1974) Multiple interaction effects of cigarette smoking. Extrapulmonary cancer. In: Bucalossi P, Veronesi U, Cascinelli N (eds) Cancer epidemilogy, environmental factors, Vol 3. American Elsevier, New York, pp 147–150
36. Hernberg S, Westerholm P, Schultz-Larsen K et al. (1983) Nasal and sinonasal cancer. Connection with occupational exposures in Denmark, Finland and Sweden. Scand J Work Environ Health 9:315–326
37. Hinds MW, Thomas DB, O'Reilly HP (1979) Asbestos, dental x-rays, tobacco and alcohol in the epidemiology of laryngeal cancer. 44:1114–1120
38. Hodgson JT, Jones RD (1986) Mortality of asbestos workers in England and Wales 1971–81. Br J Ind Med 43:158–164
39. Hünermann T (1928) Kehlkopfkrebs nach Gelbkreuzvergiftung. Z Laryngol Rhinol Otol 17:369
40. Hueper WC (1969) Aromatic amino, azo and nitro compounds. In: Hueper WC (ed) Occupational and environmental cancers of the urinary system. Yale University Press, New Haven, pp 68–117
41. Huuskonen MS (1978) Clinical features, mortality and survival of patients with asbestosis. Scand J Work Environ Health 4:265–274
42. IARC Monographs on the evaluation of the carcinogenic risk of chemicals to humans (1974) Vol 4 pp 57–64
43. IARC Monographs on the evaluation of the carcinogenic risk of chemicals to humans (1984) Vol 35, pp 39–81
44. IARC Monographs on the evaluation of the carcinogenic risk of chemicals to humans (1972) Vol 1, pp 69–73
45. Jäppinen P, Pukkala E, Tola S (1989) Cancer incidence of workers in a Finish sawmil. Scan J Work Environ Health 15:18–23
46. Kauppinen TP, Partanen TJ, Nurminen MM, (1986) Respiratory cancers and chemical exposures in the wood industry: A nested case control study. Br J Ind Med 43:84–90
47. Kagan E, Jacobson RJ, Yeung K, Kaidak DJ (1979) Asbestos-associated neoplasma of B-cell lineage. Am J Med 67:325–330
48. Kennaway NM, Kennaway EL (1936) A study of the incidence of cancer of the lung and larynx. J Hyg (Camb) 36:236–267
49. Klayman MB (1968) Exposure to insecticides. Arch Otolaryngol 88:116–117
50. Kolomaznik L, Zdradzil J, Picha F (1963) Incidence of benign neoplasmas, precancerous and cancerous conditions in the respiratory passages of foundry workers, working in an atmosphere, containing relatively large amounts of 3,4-benzpyrene. Cs Otolaryngol 12:1–11
51. Lakowicz JR, Hylden JL (1978) Asbestos – mediated membrane uptake of benzo(a)pyrene observed by fluorescence spectroscopy. Nature 275:446–448
52. Laskin S, Kuschner M, Drew RT, Capiello VP, Nelson N (1971) Tumors of the respiratory tract induced by inhalation of bis(chloromethyl)ethers. Arch Environ Health 23:135–136
53. Lloyd JW, Decoufle P, Salvin LG (1977) Unusual mortality experience of printing pressmen. J Occup Med 19:543–550

54. Lynch J, Hanis NM, Bird MG, Murray KJ, Walsh JP (1979) An association of upper respiratory cancer with exposure to diethyl sulfate. J Occup Med 21:333–341
55. Magnus K, Andersen A, Hogetveit AC (1982) Cancer of respiratory organs among workers at a nickel refinery in Norway. Int J Cancer 30:681–685
56. Maier H, Dietz H, Heller W-D, Jünemann K-H (1989) The role of tabacco, ethanol consumption, and occupation as risk factors for laryngeal carcinoma. Proc. of the XIV. World Congress of Otorhinolaryngology, Head and Neck Surgery, Madrid
57. Manning KP, Skegg DCG, Stell PM, Doll R (1981) Cancer of the larynx and other occupational hazards of mustard gas workers. Clin Otolaryngol 6:165–170
58. McDonald JC, Lidel FDK, Gibbs GW, Eyssen GE, McDonald AD (1980) Dust exposure and mortality in chrysotile mining, 1910-75. Br J Ind Med 37:11–24
59. Morgan RW, Shettigara PT (1976) Occupational asbestos exposure, smoking and laryngeal carcinoma. Ann NY Acad Sci 271:308–310
60. Morris-Brown L, Mason TJ, Williams Pickle L et al. (1988) Occupational risk factors for larnygeal cancer on the Texas Gulf Coast. Cancer Res 48:1960–1964
61. Morrison HI, Semenciw RM, Mao Y, Wigle DT (1988) Cancer mortality among a group of fluorspar miners exposed to radon progeny. Am J Epidemiol 128:1275
62. Moss E, Lee WR (1974) Occurrence of oral and pharyngeal cancers in textile workers. Br J Ind Med 31:224–232
63. Moulin JJ, Mur JM, Wild P, Demonchy A, Eloy E, Jeannot A (1988) Etude epidemiologique de mortalite parmi les salaries d'une usine de distillation des goudrons de houille. Rev Epidemiol Sante Publique 36:99–107
64. Moulin JJ, Mur JM, Wild P, Perreaux JP, Pham QT (1986) Oral cavity and laryngeal cancers among man-made mineral fiber production workers. Scand J Work Environ Health 12:27–31
65. Moulin JJ, Wild P, Mur JM et al. (1989) Risk of lung, larynx, pharynx and buccal cavity cancers among carbon electrode manufacturing workers. Scand J Work Environ Health 15:30–37
66. Münch H (1989) Berufskrankheit „Krebs". Übersicht über die Fälle der Jahre 1978–1987. Sichere Chemiearbeit 41:1–3
67. Newhouse ML (1969) A study of the mortality of workers in an asbestos factory. Br J Ind Med 26:294–301
68. Newhouse ML, Berry G, Wagner JC (1985) Mortality of factory workers in East London 1933–1980. Br J Ind Med 42:4–11
69. Olsen J, Sabroe S (1984) Occupational causes of laryngeal cancer. J Epidemiol Commun Health 38:117–121
70. Olsen J, Sabroe S, Lajer M (1984) Welding and cancer of the larynx: A case – control study. Eur J Cancer Clin Oncol 20:639–643
71. Olsen JG, Jensen OM (1984) Cancer incidence among employees in one mineral wool production plant in Denmark. Scand J Work Environ Health 10:17–24
72. Pedersen E, Hogetveit AC, Andersen A (1973) Cancer of respiratory organs among workers at a nickel refinery in Norway. Int J Cancer 12:32–41
73. Puntoni R, Goldsmith DF, Valerio F et al. (1988) A cohort study of workers employed in a refractory brick plant. Tumori 74:27–33

74. Reif JS, Pearce NE, Fraser J (1989) Cancer risks among New Zealand meat workers. Scand J Work Environ Health 15:24–29
75. Rinde E, Troll W (1975) Metabolic reduction of benzidine azo dyes to benzidine in the Rhesus monkey. JNCI 55:181–182
76. Ross R, Nichols P, Wright W et al. (1982) Asbestos exposure and lymphomas of the gastrointestinal tract and oral cavity. Lancet II:1118–1120
77. Rothman K, Keller AZ (1972) The effect of joint exposure to alcohol and tobacco on risk of cancer of the mouth and pharynx. J Chron Dis 25:711–716
78. Rüttner JR, Makek M (1985) Mucinöse Adenokarzinome der Nasen- und Nasennebenhöhlen, eine Berufskrankheit? Schweiz Med Wochenschr 115:1838–1842
79. Saracci R (1977) Asbestos and lung cancer: An analysis of the epidemiologic evidence on the asbestos – smoking interaction. Int J Cancer 20:323–331
80. Saracci R, Simonato L, Acheson ED et al. (1984) Mortality and incidence of cancer of workers in the man-made vitreous fibres producing industry: An international investigation at 13 European plants. Br J Ind Med 41:425–436
81. SAS User's Guide: Statistics. SAS Institute Inc. 1985
82. Schlogel F, Bannasch P (1970) Toxicity and carcinogenic properties of inhaled dimethyl sulfate. Naunyn Schmiedebergs Arch Pharmacol 266:441–444
83. Schütz A (1988) Die Ermittlung von krebserzeugenden Gefahrstoffen am Arbeitsplatz. In: Süddeutsche Eisen und Stahl-Berufsgenossenschaft Mainz (Hrsg) Kolloquium – Krebserkrankungen und berufliche Tätigkeit. Verlag H. Schmidt, Mainz, S 11–18
84. Schwartz E (1988) A proportionale mortality ratio analysis of pulp and paper mill workers in New Hampshire. Br J Ind Med 45:234–238
85. Schwartz E (1987) Proportionale mortality ratio analysis of auto mechanics and gasoline service station workers in New Hampshire. Am J Ind Med 12:91–99
86. Selikoff IT, Hammond EC, Seidman H (1979) Mortality experience in insulation workers in the United States and Canada 1943–1976. Ann NY Acad Sci 330:91–116
87. Smith AH, Handley MA, Wood R (1990) Epidemiological evidence indicates asbestos causes laryngeal cancer. J Occup Med 32:499–507
88. Soskolne CL, Zeighami EA, Hanis NM et al. (1984) Laryngeal cancer and occupational exposure to sulfuric acid. Am J Epidemiol 120:358–369
89. Stanton MF, Layard M, Tegeris A, Miller E, May M, Kent E (1977) Carcinogenity of fibrous glass: Pleural response in the rat in relation to fiber dimension. JNCI 58:587–603
90. Steenland K, Schnorr T, Beaumont J, Halperin W, Bloom T (1988) Incidence of larnygeal cancer and exposure to acid mist. Br J Ind Med 45:766–776
91. Stell PM, McGill T (1973) Asbestos and larnygeal carcinoma. Lancet I:416–417
92. Stell PM, McGill T (1975) Exposure to asbestos and larnygeal carcinoma. J Laryngol Otol 89:513–517
93. Tabershaw IR, Gaffey WR (1974) Mortality study of workers in the manufacture of vinyle chloride and its polymers. J Occup Med 16:509–518
94. U.S. Department of Health, Education and Welfare, U.S. Public Health Service (1967) Occupational characteristics of disabled workers, by disabling condition – disability insurance benefit awards made in 1959–62 to men under age 65. P.H.S Pub. No. 1531, U.S. Govt. Printing Office, Washington DC
95. Viadana E, Bross DJ, Houten L (1976) Cancer experience of men exposed to inhalation of chemicals or to combustion products. J Occup Med 18:787–792

96. Versluys JJ (1979) Cancer and occupation in the Netherlands. Br J Cancer 37:161–185
97. Wada S, Nishimoto Y, Miyanishi M, Kambe S (1968) Mustard gas as a cause of respiratory neoplasia in man. Lancet I:1161–1163
98. Wagner JC, Berry GB, Hill RJ, Munday DE, Skidmore JW (1984) Effects of inhalation and intrapleural inoculation in rats. In: Guthe T (ed) Biological effects of man made mineral fibres: Proceedings of a WHO/IARC Conference in Association with JEMRB and TIMA, Copenhagen 1982, Vol II. WHO Copenhagen, pp 209–233
99. Weiss W (1982) Epidemic curve of respiratory cancer due to chloromethyl ethers. JNCI 69:1265–1270
100. Weil CS, Smyth HF jr, Nale TW (1952) Quest for a suspected industrial carcinogen. Arch Ind Hyg Occup Med 5:535–547
101. Whitaker CJ, Moss E, Lee WR, Cunliffe S (1979) Oral and pharyngeal cancer in the North-West and West Yorkshire regions of England and occupation. Br J Ind Med 36:292–298
102. WHO-IARC, Biennial Report 1986–1987, International Agency for Research on Cancer (1987) Lyon, France, p 42
103. Woitowitz H-J (1988) Die Problematik der konkurrierenden Kausalfaktoren. In: Süddeutsche Eisen- und Stahl-Berufsgenossenschaft Mainz (Hrsg) Kolloquium – Krebserkrankungen und berufliche Tätigkeit. Verlag H. Schmidt, Mainz, S 37–61
104. Wolf J, Hartung M, Schröder HG, Schaller KH, Woester W (1990) Konzentration ausgewählter Gefahrstoffe in Materialproben aus der Holzwirtschaft – Schwermetalle, chlorierte Phenole, Lindan. Staub-Reinhaltung der Luft 90:23–28
105. Wolf O (1978) Larynxkarzinome bei Naphtalinreinigern. Z Ges Hyg 24:737–739
106 Wynder EL, Bross IJ, Feldman RM (1957) A study in etiological factors in cancer of the mounth. Cancer 10:1300–1323
107. Wynder EL, Covey LS, Mabuchi K, Mushinski M (1976) Environmental factors in cancer of the larynx. A second look. Cancer 38:1591–1601
108. Zagraniski RT, Kelsey JL, Walter SD (1986) Occupational risk factors for laryngeal carcinoma: Connecticut, 1975–1980. Am J Epidemiol 124:67–76
109. Zatonski W (1990) Persönliche Mitteilung
110. Zemla B, Wojcieszek Z (1984) The epidemiological risk factors of the larynx cancer among the native and migrant male population. Neoplasma 31:465–474

Larynxkarzinom und Asbestexposition

T. Deitmer

Einleitung

Unter dem Aspekt präventiver Maßnahmen ist in den letzten Jahren eine erhebliche Anstrengung unternommen worden, im Arbeitsprozeß Asbest durch andere Materialien zu ersetzen oder, wenn unumgänglich, strikte Schutzmaßnahmen anzuwenden. Die Vorsicht vor dem Stoff Asbest liegt darin begründet, daß es als erwiesen angesehen werden muß, daß er in der Lage ist, Malignome beim Menschen zu verursachen. Diese Erkenntnis fand ihren Ausdruck in der Anerkennung des Mesothelioms als eine Berufskrankheit. Auch das bekanntermaßen durch andere exogene Noxen geförderte Bronchialkarzinom wird nach allen wissenschaftlichen Erkenntnissen durch Asbestexposition zu einem so wesentlichen Anteil mitverursacht, daß es bei gleichzeitigem Vorliegen einer Lungen- oder Pleuraasbestose als eine Berufskrankheit nach der Liste anerkannt werden kann.

Mehrere gutachterliche Anfragen über die mögliche Verursachung oder Mitverursachung eines Larynxkarzinoms durch eine berufliche Asbestexposition veranlaßten uns zu einer ausgedehnten Literaturrecherche und Wertung der vorhandenen Erkenntnisse.

Literaturreferat

Ensprechend der Möglichkeit eines epidemiologischen Ansatzes unterteilen sich die Originalarbeiten in Kohortenstudien und Fallkontrollstudien. In Kohortenstudien werden Personen möglichst gleichartiger und bekannter Exposition, also oftmals eine Arbeiterkohorte einer Firma, katamnestisch verfolgt, unter dem Aspekt aufgetretener Erkrankungen. In Fallkontrollstudien hingegen wird bei Patienten mit einer bestimmten Diagnose ermittelt, ob und in welchem Ausmaß sie denkbar verursachenden Einwirkungen ausgesetzt waren.

Kohortenstudien

Nach der alphabetischen Reihenfolge sollen zunächst die Kohortenstudien nach Inhalt, Methoden und Ergebnis kurz referiert werden. Die genauen bibliograpischen Angaben finden sich unter den Literaturhinweisen.

Armstrong et al. [2]
Es wurde eine Kohortenstudie an 6505 männlichen und 411 weiblichen Arbeitern durchgeführt, die in einer wohl hochexponierten Asbestgewinnung in Australien arbeiteten. Die durchschnittliche Beschäftigungsdauer ist in dieser Fabrik jedoch nur 4 Monate, da dort offensichtlich eine hohe Fluktuation bestand. Die Ermittlungen auf Überlebende, Verstorbene und eventuelle Todesdiagnosen wurden über etliche öffentliche Register und im Todesfall über Totenscheine ermittelt. Lediglich für das Mesotheliom als Signaltumor wurden gezieltere Nachforschungen vorgenommen. Für das Larynxkarzinom ergaben sich bei zwei beobachteten Fällen sowie bei ein bis zwei erwarteten Fällen keine Überhäufigkeiten.

Berry u. Newhouse [4]
Es wurde eine Kohortenstudie an 13460 Arbeitern einer Reibbelagfabrik durchgeführt, in der im wesentlichen Chrysotil bearbeitet wurde. Die katamnestischen Ermittlungen wurden über Totenscheine durchgeführt. Es wurden zwei Larynxkarzinome beobachtet, während nach den Vergleichzahlen 3,6 erwartet werden konnten. Es fand sich allein für das Pleuramesotheliom eine signifikante Häufigkeit, im übrigen nicht einmal für das Lungenkarzinom. Es wurde versucht, Rauchgewohnheiten mit zu ermitteln, dieses war jedoch nicht ausreichend möglich.

Blot et al. [8]
Es wurde eine sehr ausgedehnte bevölkerungsgebundene Kohortenstudie an der Gesamtbevölkerung von mehreren Bezirken in den USA durchgeführt, in denen im 2. Weltkrieg Werftindustrie konzentriert war, so daß einzelne Expositionen am Arbeitsplatz nicht herausgearbeitet werden konnten. Auch die katamnestischen Ermittlungsmethoden sind nicht klar definiert. Eine Aussage zum Tabakkonsum läßt sich aufgrund der Studienausdehnung nicht machen. Aus den gewonnenen Zahlen wird für Lungen- und Larynxkarzinom ein erhöhtes Risiko ermittelt.

Botha et al. [9]
Es wurde eine Bevölkerungsstudie in Südafrika durchgeführt, wobei Bezirke mit hohem, niedrigem und ohne Asbestverbrauch unterschieden wurden. In die Studie wurden nur Weiße oder Mischlinge, jedoch keine Schwarzen eingeschlossen, da bei diesen die Ermittlungen nach den

Totenscheinen nicht in der erforderlichen Weise möglich seien. Totenscheindiagnosen wurden nur zwischen dem Alter von 35 und 74 Jahren akzeptiert. In den Bezirken hoher Asbestexposition waren etwa 5% der Bevölkerung beruflich exponiert. Es wurden dort etwa 6700 Personen erfaßt, hierunter etwa 50% Frauen. Es werden in der gesamten Studie nur etwa 4 Larynxkarzinome aufgefunden. Die Autoren diskutieren selbst die mögliche Unschärfe bei der katamnestischen Ermittlung über Totenscheindiagnosen.

Clemmesen u. Hjalgrim-Jensen [14]
Es wurde eine Kohortenstudie an 5686 Firmenmitgliedern einer asbestverarbeitenden Fabrik in Ålborg in Dänemark durchgeführt. Die Kontrollgruppe bestand aus Mitgliedern der gleichen Firma, die sicher keine Asbestexposition hatten. Die katamnestischen Ermittlungen werden unter Zuhilfenahme des in Dänemark national geführten Krebsregisters durchgeführt. Die mitermittelten Rauchgewohnheiten werden mit der zeitlich zugeordneten Gesamtbevölkerung verglichen, wobei sich zeigt, daß die Exponierten etwas mehr rauchten. Die zigarettenrauchabhängigen Blasentumoren sind jedoch bei den Exponierten etwas seltener. In dem Kollektiv finden sich 6 Larynxkarzinome, während lediglich 2,88 erwartet werden konnten. Nach statistischen Methoden ist diese Häufung eben signifikant. Hinzuweisen ist darauf, daß hier eine Kohortenstudie mit offensichtlich sehr guter katamnestischer Untersuchungsmöglichkeit durchgeführt wurde.

Englund u. Engholm [20]
Es wurden 3 Kohortenstudien an der gesamten schwedischen Bevölkerung durchgeführt.
In der 1. Studie wurden Daten von etwa 50000 Gewerkschaftsmitgliedern aus den Gewerkschaften der Maler, Installateure und Isoleure mit den Daten des nationalen Krebsregisters verglichen und so Diagnosen ermittelt. Unter den Installateuren und Isoleuren wurden 8 Larynxkarzinome ermittelt, während nach den nationalen Vergleichzahlen lediglich 3,3 erwartet werden konnten.
Eine 2. Studiensektion benutzten Daten eines nationalen Zensus im Vergleich zu einem Krebsregister, hier sind jedoch keine Zahlen über Larynxkarzinome genannt.
In einer 3. Studiensektion wurden aus betriebsärztlichen Untersuchungen Daten über eine Asbestexposition und das Rauchen ermittelt. Hierbei war bei einer vergleichsweise sehr jungen Bevölkerungsgruppe die Rate respiratorischer Krebserkrankungen erhöht, ohne daß Aussagen zu Larynxkarzinomen gemacht werden.

Enterline et al. [21]
Es wird eine Kohortenstudie mit 1074 Personen in einer asbestverarbeitenden Fakrik durchgeführt, wobei katamnestisch lediglich nach Totenscheindiagnosen gewertet wird. Es wurden 2 Larynxkarzinome beobachtet, während nach Vergleichszahlen 1,75 Fälle zu erwarten waren. Eine Asbestverursachung des Larynxkarzinoms wird nicht speziell diskutiert.

Gardner et al. [24]
Eine Kohortenstudie einer ausschließlich Chrysotil verarbeitenden Firma wurde in der Zeit von 1941 bis 1983 mit 2167 Personen durchgeführt. Informationen über das Rauchen waren nicht verfügbar. Die Gesamtmortalität der Kohorte ist ungewöhnlicherweise geringer als im lokalen und nationalen Vergleich zu erwarten war. Katamnestische Ermittlungen wurden über Totenscheindiagnosen und Daten von Sozialversicherungen geführt. Das relative Risiko für Larynxkarzinome war kleiner als 1,0. Es fanden sich jedoch für keinen der anerkannt asbestbezogenen Tumoren erhöhte Risiken. Gründe werden in einer möglichen Naßverarbeitung des Asbestes in dieser Firma und einem hohen Personalflows diskutiert.

Graham et al. [26]
Im Bereich von Quebec in Kanada wurde mit Hilfe des örtlichen Krebsregisters eine Bevölkerungsstudie durchgeführt. Die Bevölkerung wurde in Landbezirke, Stadtbezirke und Bezirke asbestgewinnender Industrie aufgeteilt. Die Validität des örtlichen Krebsregisters wird diskutiert. Der Asbestexposition zuzuordnende relative Risiken finden sich eindeutig für das Mesotheliom. In den asbestbelasteten Bezirken wird für Larynxkarzinome ein relatives Risiko von 1,39, für Lungenkarzinome ein solches von nur 1,23 beobachtet. In den Stadtbezirken werden für beide Erkrankungen jeweils höhere relative Risiken darstellbar. Informationen über die Rauchgewohnheiten finden sich nicht.

Hughes et al. [31]
Eine Kohortenstudie mit 6931 Personen von zwei asbestverarbeitenden Firmen wurde mit katamnestischen Methoden lediglich über Totenscheine durchgeführt. Es wurden insgesamt 3 Larynxkarzinome ermittelt, während 5,8 zu erwarten waren. Es ist darauf hinzuweisen, daß aus der Kohorte 2143 Personen als tot bekannt waren, von denen jedoch nur 2014 Totenscheine ermittelt wurden.

Kambic et al. [33]
Es handelt sich um eine HNO-ärztliche Kohortenstudie an 195 Exponierten in einer jugoslawischen Fabrik mit einer Kontrollgruppe aus einem Bergdorf von 50 Personen, die in 3 Gruppen an Expositionsausmaß

aufgeteilt ist. Rauchen und Alkohol war in beiden Gruppen nahezu gleich. Eine Larynxpathologie konnte bei 73 aus 195 bzw. 3 aus 50 gefunden werden. Die häufigste Diagnose war eine chronische Laryngitis. 10mal wurde eine histologische Untersuchung durchgeführt, ein Karzinom wurde nicht gefunden. Es waren jedoch in der Rasterelektronenmikroskopie Asbestfasern in den Proben nachzuweisen. Der Begriff „laryngeale Asbestose" wird geprägt.

Lidell et al. [39]
Die Publikation benutzt die Daten des Kollektivs, welches von McDonald et al. [45] gewonnen wurde. Die Autoren sind weitgehend identisch, bei unterschiedlicher Reihung. Es wurden in dieser Kohorte 11 379 Arbeiter aus der Region von Quebec aus entsprechenden Industrieanlagen eingeschlossen. Das Ausmaß der Exposition wird teilweise auch historisch abgeschätzt, um für die weitere Statistik verwendet zu werden. Über die Art der katamnestischen Diagnoseermittlungen finden sich keine Aussagen; der Tabakkonsum wurde über Fragebögen ermittelt. Eine signifikante Häufung von Larynxkarzinomen in der Gruppe der Exponierten kommt nicht zur Darstellung.

Manusco u. Coulter [42]
Im Rahmen einer Publikation zur Methode arbeitsmedizinischer Untersuchungen wird eine Kohortenstudie mit 1945 Angestellten einer asbestverarbeitenden Fabrik dargelegt. Die katamnestischen Diagnoseermittlungen basieren zunächst auf Totenscheinen, es werden dann jedoch auch weitere Nachforschungen bis zu histologischen Befunden vorangetrieben. Erwähnenswert ist, daß durch diese genaueren katamnestischen Methoden die Zahl der Lungentumoren von 21 auf 25 anstieg. Nach den Vergleichszahlen wurden 0,38 Larynxkarzinome erwartet, es wurde ein Larynxkarzinom beobachtet. Entsprechend der Ausrichtung des Artikels werden die Probleme der Kohortenstudie aufgezeigt. Es werden vor allen Dingen die Verdünnungsfaktoren durch eine nicht allgemeine Exposition in einer Kohorte und teilweise auch nur kurze Expositionszeiten besonders erwähnt.

McDonald et al. [45]
In dieser Kohortenstudie werden die Originaldaten der Publikation von Lidell (s. oben) dargelegt. Die Kohortenstudie wurde mit 11379 Asbestarbeitern der Jahrgänge 1891 bis 1920 bei mindestens einmonatiger Beschäftigungszeit durchgeführt. Im Jahre 1975 waren von dieser Kohorte 4463 Patienten gestorben, 10% waren nicht mehr zu ermitteln. In 125 Fällen war ein Totenschein nicht aufzufinden. Von 789 Verstorbenen wurden Sektionsprotokolle ermittelt, wodurch sich gegenüber den Totenscheindiagno-

sen eine Zunahme an Lungenkarzinomen von 9 Fällen ergab. Aus methodisch-statistischen Erwägungen wurden diese Erkenntnisse durch detaillierte katamnestische Ermittlung jedoch nicht in die weiteren statistischen Berechnungen einbezogen, da gleiche Unschärfen für ein Kontrollkollektiv angenommen wurden. Die Aussagekraft der Totenscheindiagnosen wird jedoch in Frage gestellt. Das Raucherverhalten wird anamnestisch mitermittelt. Es findet sich für ds Larynxkarzinom keine statistisch zu sichernde Häufung; auch nicht unter Einbeziehung des mitermittelten Expositionsausmaßes. Eine statistisch signifikante Häufung bezüglich der Rauchgewohnheiten ist darstellbar.

McDonald et al. [43]
Die Kohortenstudie umfaßt 4137 Arbeiter einer asbestverarbeitenden Fabrik. Nach den Totenscheindiagnosen waren keine Larynxkarzinome auffindbar, wobei jedoch allein in 30 Fällen mit dem ICD-Code 199 (Malignom unbekannter Herkunft) gearbeitet wurde. Dieser Code wurde zu Gunsten des Mesothelioms mitdiskutiert. Kommentare zur Frage der Asbestverursachung des Larynxkarzinoms sind nicht gegeben.

McDonald et al. [44]
Die Kohortenstudie einer Asbestfabrik umfaßt 2543 Männer, von denen 863 gestorben sind. Totenscheine und Todesursache ließen sich in 827 Fällen ermitteln. In dem Gesamtkolletiv werden 3 Larynxkarzinome beschrieben, ohne daß hierzu weitere Kommentare gegeben werden.

Musk et al. [50]
Die Literaturstelle ist eine Vortragszusammenfassung, die sich offensichtlich auf die oben bereits referierten Zahlen von Armstrong bezieht.

Newhouse u. Berry [52]
In der im *Lancet* nur kurz referierten Kohortenstudie finden sich unter 1327 erheblich Asbestexponierten 2 Larynxkarzinome, wobei bei einem Erwartungswert von 0,37 ein relatives Risiko von 5,4 zu errechnen sei. Ermittlungen zum Rauchverhalten liegen nicht vor.

Newhouse et al. [54]
An 5100 Exponierten einer asbestverarbeitenden Fabrik wurde zunächst nach Totenscheinen, dann aber auch mittels detaillierterer katamnestischer Ermittlungen untersucht. Unterschiede in den Ergebnissen werden durch die feinere Methodik deutlich. Nach nationalen Vergleichswerten waren 0,8 Larynxkarzinome zu erwarten, wobei jedoch 3 beobachtet wurden. Dieser Unterschied wird als statistisch nicht sicher signifikant angegeben.

Paoletti et al. [57]
In einer kleinen Kohortenstudie an 230 Exponierten einer Fabrik fanden sich 6 Fälle einer dysplastisch-neoplastischen Larynxveränderung. Mit den Vorbehalten der kleinen Zahlen ließ sich eine Dosisabhängigkeit bezüglich der Exposition herausarbeiten.

Peto et al. [58]
Aus einer Gesamtkohorte von 3211 exponierten Arbeitern in Südengland waren bis 1983 1151 verstorben. Die Katamnese wurde über ein örtliches Gesundheitsregister geführt, wobei sich 4 Larynxkarzinome als Todesursache fanden, während nach der örtlichen Mortalität mit 2,58 Todesfällen zu rechnen gewesen wäre. Bei einer Auflistung nach einer Latenzzeit von mehr als 20 Jahren bezüglich der ersten Exposition ließ sich eine noch deutlichere Risikohäufung darstellen.

Puntoni et al. [60]
Aus der Kohorte von 4246 Exponierten aus Genua waren 1070 verstorben. Die Katamnese wurde über die in Italien angeblich gut verfügbaren Totenscheine ohne weitere klinische Kontrolle durchgeführt. Kontrollgruppen wurden bezüglich der Bevölkerung von Genua und bezüglich des Krankenhauspersonals aufgestellt, wobei keine Ermittlungen zum Tabakkonsum enthalten sind. Die Personen der Kohorte waren neben dem Asbest möglicherweise auch polyzyklischen aromatischen Kohlenwasserstoffen und Silikatstäuben gegenüber exponiert. Die Kohorte wird unterteilt in Angehörige unterschiedlicher Berufsbilder mit unterschiedlichen Expositionen. In der Gesamtkohorte ergibt sich ein statistisch signifikant erhöhtes Risiko für das Larynxkarzinom.

Raffn et al. [61]
In der Kohortenstudie, die in einer Asbestzementfabrik in Ålborg in Dänemark an insgesamt 8550 Exponierten durchgeführt wurde, werden nicht nur Todes-, sondern auch Erkrankungsfälle geführt, was durch das dänische Zentralkrebsregister möglich ist. Es wurden im Vergleich zur Bevölkerung 8,44 Fälle von Larynxkarzinomen erwartet, jedoch 14 beobachtet. Dieser Unterschied ist nicht ganz signifikant. Wenn die Kohorte jedoch in eine Teilkohorte unterteilt wird, die vor 1940 exponiert war, so ergibt sich ein signifikanter Unterschied. Die Autoren nehmen diese Unterscheidung vor und argumentieren mit deutlich veränderten Expositionsbedingungen. Rauchgewohnheiten wurden nicht mitermittelt, werden aus vergleichbaren Studien jedoch nicht als erheblich different eingeschätzt.

Roggli et al. [62]
Neben einem Asbestfasernachweis im Kehlkopf von 3 von 5 Asbestexponierten enthält die Publikation eine Kohortenstudie mit 1050 Personen aus

einer Fabrik. Die Technik der Ermittlung ist nicht näher beschrieben, es wird erwähnt, daß viele der Arbeiter geraucht hätten. Es wurden in der Kohorte 2 Larynxkarzinome beobachtet, während 0,63 bezüglich lokaler Kontrollkollektive zu erwartet waren. Das relative Risiko von 3,2 wird als nicht sicher signifikant angegeben. Es wird darauf hingewiesen, daß die Beobachtungszeit von 12 Jahren als vergleichsweise zu kurz anzusehen sei.

Rubino et al. [63]
Die Kohorte von 952 Exponierten der Tagebau-Asbestgrube in Norditalien wurde in 2 Gruppen unterschiedlicher Exposition geteilt. Die Katamneseermittlung wurde über Totenscheine durchgeführt, wobei auch Rauchgewohnheiten teilweise über sorgfältige Nachforschungen mit Fremdanamnesen einbezogen wurden. Bezüglich einer nationalen Kontrollgruppe ergibt sich ein SMR von 316. Ein solcher ist für Lungenkrebs als geringer angegeben. Alle Patienten mit Larynxkarzinomen hatten geraucht. In der Studie wird darauf hingewiesen, daß in dem Bereich von Turin in Norditalien die Larynxkarzinom-Inzidenz insgesamt recht hoch sei. Bekannt ist, daß sich in diesem Bereich auch eine Konzentration von Asbestindustrie findet.

Selikoff et al. [65]
In dieser jüngsten Publikation der langfristigen Beobachtung von Asbestarbeitern, die Selikoff durchführte, wurden jetzt über Gewerkschaftsregister 17800 Personen als Kohorte kontrolliert. Die katamnestischen Methoden sind sehr aufwendig, bei einer Todesmeldung wird der Totenschein angefordert, und es werden in einem hohen Prozentsatz auch noch klinische Ermittlungen durchgeführt. Gerade hier wird dargelegt und auffällig, welche Ermittlungsunterschiede sich zwischen Totenscheindiagnosen und der sog. bestverfügbaren Information ergeben. Im Vergleich zu den Vorstudien wird in dieser Publikation erwähnt, daß für die Beobachtung asbestabhängiger Tumoren eine Latenzzeit von oft mehr als 20 Jahren beachtet werden muß. In dieser jüngsten Studienzusammenfassung ist die Anzahl an Larynxkarzinomen als signifikant erhöht beschrieben. Eine Ermittlung zum Tabakkonsum wurde nicht erwähnt.

Thomas et al. [71]
Es handelt sich um die Folgestudie einer 1964 bereits einmal durchgeführten Kohortenstudie mit 1592 Männern und 378 Frauen einer Asbestzementfabrik. Die katamnestischen Methoden gingen über öffentliche Register, teilweise jedoch auch über Hausbesuche. Es ließ sich kein erhöhtes Risiko für Neoplasmen allgemein, nicht für Lungenkrebs und nicht für Larynxkarzinome ermitteln. In der Gesamtstudie wurde ein Larynxkarzinom überhaupt nicht aufgefunden. Es wird jetzt über 2 Lungenkrebsfälle

berichtet, die bei den Ermittlungen in der Vorstudie 1964 übersehen worden waren.

Wain et al. [73]
In einer autoptischen Studie fielen unter 434 Autopsien 25 Patienten mit Pleuraverdickungen auf, für die jedoch nach den retrospektiven Aktenerhebungen keine auffällige Asbestexposition wahrscheinlich gemacht werden konnte. In 14 Fällen war jedoch der Asbestfaserinhalt des Lungengewebes erhöht. Von den 25 Personen hatten 4 ein Bronchial- und 3 ein Larynxkarzinom. Die Studie ähnelt im Ansatz so etwa einer Kohortenstudie.

Fallkontrollstudien

Bianchi et al. [5]
Eine Fallkontrollstudie wurde an 60 Personen mit Larynxkarzinomen durchgeführt, wobei 60 Kontrollen eingeschlossen wurden. Asbestexposition und Rauchgewohnheiten wurden durch Interviews ermittelt. Die Asbestexposition wurde auch dann als positiv angenommen, wenn sie nicht unbedingt als sehr stark angesehen werden mußte. Es ergab sich so eine Asbestexposition bei 30 Patienten und 21 Kontrollen. Dieser Unterschied ist als nicht signifikant eingestuft. Die Unterschiede in den Rauchgewohnheiten sind zwischen den Gruppen signifikant unterschiedlich.

Bittersohl [6]
Aus dem Kreis Merseburg wurden 49 Kopf-Hals-Tumoren nachuntersucht, unter denen sich 38 Larynxkarzinome fanden. Von den insgesamt 49 Tumorpatienten hatten 29 eine Tabakexposition von mehr als 20 Zigaretten pro Tag. Die geringer Tabakexponierten waren auffällig häufiger asbestexponiert. Es ließ sich in 19 von 45 männlichen Patienten eine Asbestexposition darlegen, wobei Latenzzeiten der Asbestexposition beachtet wurden. Unter den 19 Asbestexponierten war in 53% eine Pleurahyalinose röntgenologisch nachzuweisen. Der Autor sieht den Zusammenhang zwischen Asbest und Larynxkarzinom als gegeben an.

Blot et al. [7]
Die Fallkontrollstudie umfaßt 64 Larynxkarzinome und entsprechende Kontrollen. Es waren von Patienten und Kontrollen je 20% in Werftbetrieben tätig. Die Unterschiede im Rauch- und Alkoholkonsum wurden über Angehörige ermittelt und als signifikant dargelegt. Für die gleichzeitig ermittelten Lungenkarzinome waren Beschäftigungen in Werftbetrieben von 33% (Patienten) und 25% (Kontrollen) darzulegen. Es wird erwähnt, daß die Tätigkeit im Schiffsbau nicht mit einer sicheren Asbestexposition gleichgesetzt werden könne.

Brown et al. [10]
Über ein Krebsregister an der amerikanischen Golfküste wurden 183 Larynxkarzinome ermittelt und hierzu eine Kontrollgruppe nach sorgfältigen Kriterien ausgewählt. Anamnese incl. der Rauchgewohnheiten wurden über Angehörige und standardisierte Fragebögen erhoben. Nach Tätigkeitsbeschreibungen wurde dann von einem Fachmann blind bezüglich der Gruppenzugehörigkeit eine Exposition am Arbeitsplatz abgeschätzt. Es wurde so für eine Asbestexposition bei den Larynxkarzinomen eine grenzwertige Signifikanz mit einem relativen Risiko von 1,5 beschrieben. Unter Beachtung von Expositionsausmaßen findet sich für Asbest eine deutliche Dosis-Wirkungsbeziehung.

Burch et al. [11]
Die Fallkontrollstudie mit 258 ermittelten, jedoch nur 204 interviewten Larynxkarzinom-Patienten zielt nicht speziell auf Asbest, sondern arbeitsmedizinisch eher auf eine Nickelexposition ab. Eine Kontrollgruppe wurde aus der örtlichen Nachbarschaft rekrutiert und alle Gruppenteilnehmer mit einem standardisierten Interview zu Rauchen, Alkohol, Asbest und Nickel befragt. Danach wurde die Exposition blind bezüglich der Gruppenzugehörigkeit durch einen Fachmann ermittelt. Die Autoren sehen den Zusammenhang zwischen Asbest und Larynxkarzinom als gegeben an. Auffällig ist, daß die Fälle allein über Strahlenkliniken ermittelt wurden.

Coggon et al. [15]
Die Fallkontrollstudie umfaßt 2942 Tumoren, darunter 57 Larynxkarzinome. Die Exposition wurde bezüglich Berufsgruppe und Rauchgewohnheiten mit Fragebögen ermittelt, wobei sich ein Rücklauf von 56% ergab. Eine Kontrollgruppe war vorhanden. In der Berufsgruppe der Konstruktionsarbeiter, die nach dieser Publikation asbestexponiert waren, und in der Gruppe der im Schiffsbau Tätigen wird ein relatives Risiko von mindestens 2,0 angegeben.

Elwood et al. [19]
Die Fallkontrollstudie an Kopf-Hals-Tumoren überhaupt enthält 154 Larynxkarzinome. Es wurde eine genaue Befragung mit standardisierten Fragebögen auch bezüglich Alkohol, Rauchen und Sozialstatus erhoben. Eine Asbestexposition wurde am Rande miterfragt. Ungewöhnlich ist, daß die Kontrollgruppe auch aus Patienten mit Krebsleiden rekrutiert wurde. Für die Kopf-Hals-Tumoren wird ein deutlich erhöhtes relatives Risiko für Alkohol und Nikotin ermittelt, während relative Risiken für erfragte berufliche Noxen nicht darstellbar seien. Es wird erwähnt, daß die Bezirke in denen die Studie durchgeführt wurde, kaum eine Asbestindustrie

beinhalte und daß deswegen die Studie für eine Aussage zu Larynxkarzinom und Asbest nicht als Argument gewertet werden könne.

Hillerdal u. Lindholm [28]
Die Fallkontrollstudie umfaßt 179 Larynxkarzinome. Von diesen Patienten war in 156 Fällen ein Röntgenbild der Lunge verfügbar. Es fand sich nach strengen radiologischen Kriterien in 14 Fällen eine deutliche beiderseitige pleurale Plaquebildung. Diese Rate an röntgenologischen Lungenveränderungen ist im Vergleich zu einem voruntersuchten Kontrollkollektiv signifikant erhöht. Es wird auch nach referierten Voruntersuchungen davon ausgegangen, daß diese radiologischen Veränderungen der Lunge mit einer Asbestexposition assoziiert werden können. Es wurden 142 Patienten bezüglich der Rauchgewohnheit befragt, hiervon hatten 138 geraucht. Eine verwertbare Arbeitsanamnese war leider nicht verfügbar.

Hinds et al. [29]
In der Fallkontrollstudie wurden 69 Fälle von Larynxkarzinomen ermittelt, von denen aus unterschiedlichen Gründen jedoch nur 47 auswertbar waren. Es wurden Kontrollpaare aus der örtlichen Nachbarschaft ermittelt und persönlich bezüglich Rauchen, Alkohol und verschiedener beruflicher Expositionen interviewt. Mit welchen Methoden die Exposition ermittelt wurde, geht nicht hervor. 25 Patienten und 19 Kontrollpersonen waren nach diesen Kriterien asbestexponiert, so daß sich ein relatives Risiko von 1,75 ergibt, welches jedoch als nicht signifikant beschrieben wird.

Lumley [41]
Die Publikation beschreibt einen ungewöhnlichen epidemiologischen Ansatz. Aus einem örtlichen Krebsregister in Plymouth wurden Fälle ermittelt. Von diesen Fällen wurde ermittelt, wer in der Werftindustrie tätig gewesen war und so anzunehmenderweise asbestexponiert war. Unter der Voraussetzung, daß die Meldefrequenz an das Krebsregister von Werftarbeitern und Nichtwerftarbeitern repräsentativ war, wurden Erwartungswerte für die einzelnen Tumoren für die Werftbeschäftigten ermittelt. Eine signifikante Häufung ließ sich so nur für das Mesotheliom darstellen.

Mollo et al. [46]
Ein ungewöhnlicher Ansatz, ähnlich einer Fallkontrollstudie wurde an 1097 fortlaufenden Autopsien in Turin aus verschiedenen natürlichen Todesursachen entwickelt. 20% dieser Autopsien führten zur Diagnose pleuraler Verdickungen, wobei anamnestische Ermittlungen zu einer beruflichen Exposition nicht vorlagen. Angesichts einer großen Häufigkeit asbestverarbeitender Industrien in der Region werden die pleuralen Verdickungen als Zeichen einer Asbesteinwirkung angesehen. Der Anteil

an Larynxkarzinomen in diesem Kollektiv war dann signifikant höher als erwartet.

Morgan u. Shettigara [47]
In der Fallkontrollstudie von 54 Larynxkarzinomen wurde mit einer ausgewählten Kontrollgruppe die Arbeitsvorgeschichte durch ein zweimaliges unabhängiges Interview ermittelt. Die Patienten waren danach in 13 von 54 Fällen asbestexponiert, während die Kontrollen nur in einem Fall eine Asbestexposition angaben. Der Unterschied ist statistisch signifikant. Unter den Patienten waren 3 Nichtraucher, unter den Kontrollen 14 Nichtraucher. Die Autoren kommen zu dem Schluß, daß die Asbestexposition das Kehlkopfkrebsrisiko bei Rauchern erhöht.

Newhouse et al. [55]
Durch die Kontrolle der Krankenhausaufnahme für eine Larynxendoskopie in Londoner Hospitälern konnten 305 Patienten zu Rauch- und Alkoholgewohnheiten wie auch zu beruflichen Expositionen befragt werden, bevor eine histologische Diagnose aus dem Kehlkopf gestellt wurde. So konnte ein diesbezüglicher methodischer Vorbehalt im Sinne einer „blinden" Befragung ausgeschaltet werden. Die Fallgruppe an malignen Befunden betrug so 83 Personen. Als Kontrollgruppe wurden die übrigen Patienten mit der Indikation zu einer Larynxendoskopie aus entzündlichen Gründen benutzt, so daß hier natürlich ein methodisches Problem bezüglich der Kontrollgruppe besteht. Ein erhöhtes Risiko an Larynxkarzinomen für Asbestexponierte wurde mit diesem Studiendesign nicht nachgewiesen.

Olsen u. Sabroe [56]
Eine Fallkontrollstudie wurde mit 326 Larynxkarzinomfällen aus ganz Dänemark aus 2 Jahren mit über 1000 passenden Kontrollen durchgeführt. Eine Fragebogenaktion wurde teilweise telefonisch, teilweise auch durch persönliche Interviews unterstützt und auf Rauchgewohnheiten und Alkoholkonsum ausgedehnt. Ein relatives Risiko von 1,8 für die Asbestexponierten wird als grenzwertig signifikant auch unter Beachtung von Rauchen und Alkoholkonsum dargestellt.

Shettigara u. Morgan [66]
Eine Fallkontrollstudie an 43 Patienten mit Larynxkarzinomen wird durch 43 Kontrollen gleichen Alters aus der Wohnungsnachbarschaft ergänzt. Es werden trainierte Interviewer mit Standardfragebögen für eine genaue Arbeitsanamnese und auch Exposition gegenüber Tabakrauch benutzt. Hiernach waren 10 der 43 Patienten und keine der 43 Kontrollpersonen asbestexponiert. Ein wesentlicher ursächlicher Zusammenhang wird der Asbestexposition für die Entstehung des Kehlkopfkrebses zugeschrieben.

Stell u. McGill [69]
Aus der HNO-Klinik Liverpool wurden 100 Larynxkarzinome und 100 Kontrollen ermittelt. 31% der Patienten und 3% der Kontrollen waren asbestexponiert. Die Latenzzeiten betrugen im Durchschnitt bis zu 30 Jahre. Auffällig ist, daß nur wenige der asbestexponierten Larynxkarzinome eine röntgenologische Asbestose zeigten.

Stell u. McGill [70]
Möglicherweise als eine Ergänzungsstudie zu der Publikation von 1973 wurden 119 Larynxkarzinome und entsprechende Kontrollpersonen befragt. Unter Beachtung der erfahrungsgemäß asbestexponierten Berufsgruppen waren 27,7 der Patienten und lediglich 2,5% der Kontrollpersonen asbestexponiert. Rauchgewohnheiten wurden miterfragt.

Viallat et al. [72]
Die Fallkontrollstudie umfaßt 50 Larynxkarzinome, 50 Bronchialkarzinome und 100 Kontrollpersonen aus dem Bereich von Marseille. Dort befand sich eine inzwischen geschlossene Asbestgewinnungsanlage. Bei anamnestischer Ermittlung der Exposition war bei 27,8% der Larynxkarzinompatienten, bei 23,4% der Bronchialkarzinompatienten und bei 4% der Kontrollpersonen eine Asbestexposition darstellbar. Von den Larynxkarzinompatienten hatten alle geraucht, in der Kontrollgruppe waren nur 56 Raucher. Die Autoren sprechen sich aufgrund dieser Studie für einen wesentlichen Zusammenhang zwischen Kehlkopfkrebs und Asbestexposition aus.

Wynder et al. [74]
In der Fallkontrollstudie an 314 Larynxkarzinompatienten aus den ganzen USA finden sich sehr genaue Daten zu Alkohol- und Tabakkonsum. Eine Kontrollgruppe wurde aufgestellt. Die Angaben zu einer beruflichen Exposition sind recht kursorisch. Es fällt auf, daß als Berufsgruppe häufig Holzarbeiter erwähnt sind, und erwähnt wird, daß dahinter möglicherweise eine Asbestexposition gesehen werden könne. Die Aussage bezüglich der Asbestexposition wird statistisch nicht gewertet.

Zagraniski et al. [76]
Eine Fallkontrollstudie aus 5 Jahren wurde in Connecticut durchgeführt, wobei durch unterschiedliche Ausfälle lediglich 92 Fälle aufgefunden werden. Nach einer durchgeführten Arbeitsanamnese wird ein positives relatives Risiko für Beryllium gefunden. Eine Kontrollgruppe wurde aufgestellt. Die Autoren schränken die Aussage ihrer eigenen Studie in der Diskussion erheblich ein.

Kommentare zu den Kohortenstudien

Zu den referierten Originalarbeiten müssen folgende Kommentare gegeben werden:

Unter den Kohortenstudien finden sich einige Kohortenstudien, die als bevölkerungsgebundene Studien anzusehen sind [8, 9, 26]. All diesen Untersuchungen ist zu eigen, daß eine wirkliche Asbestexposition an einem evtl. Arbeitsplatz nur sehr unsicher angenommen werden kann. Die Studien zielen teilweise auch auf die Umweltbelastung durch Asbeststäube ab, es handelt sich also in der Studie weniger um ein definiertes Kollektiv wesentlich asbestbelasteter Personen. Hinzu kommt, daß bei den Anzahlen solcher bevölkerungsgebundener Studien natürlich lediglich nur Totenscheindiagnosen mit all ihren problematischen Aussagen bezüglich eines Larynxkarzinoms Verwendung finden können. Diese methodischen Probleme werden teilweise von den Autoren in den entsprechenden Arbeiten selbst diskutiert. Es nimmt deshalb nicht wunder, daß all diese 3 bevölkerungsgebundenen Kohortenstudien nicht zu einer positiven Aussage zum Zusammenhang zwischen Larynxkarzinom und Asbestexposition kommen können.

Eine besondere Problematik der Kohortenstudien versteht sich in der katamnestischen Ermittlung der Patientenschicksale. Angesichts der erheblichen Kohortenanzahlen erfolgen solche Ermittlungen in der Regel über die Ermittlungen eines Todesfalles und dann die Ermittlung des Totenscheines mit der Totenscheindiagnose. Es ist hinlänglich bekannt, daß das Larynxkarzinom ein bösartiger Tumor ist, der jedoch bei frühzeitiger Erkennung und entsprechender Behandlung eine ausgesprochen geringere Mortalität zeigt als z. B. das Bronchialkarzinom oder die gastrointestinalen Tumoren. Gerade die häufigen Tumoren an der Stimmlippe ermöglichen durch die andauernde Heiserkeit eine Frühdiagnose des Tumors bei einer Tumorgröße von oft nur wenigen Millimetern. Der Tumor läßt sich dann mit 5-Jahres-Überlebenszeiten und so nach onkologischer Erfahrung einer Heilungsrate von etwa 90% behandeln. Viele Patienten mit einem so behandelten Larynxkarzinom versterben nicht an diesem Tumor. So erwähnen z. B. Newhouse et al. [55], daß die Mortalität an Larynxkarzinomen in England von 800 im Jahre 1956 auf nur 563 im Jahre 1972 sank. Es ist verständlich, daß bei Ausfüllen eines Totenscheines die vielleicht oft schon lang zurückliegende Diagnose des Larnyxkarzinoms übersehen wird, oder dem ausstellenden Arzt einfach nicht bekannt ist. Da z. B. Bronchialkarzinome oder auch die hier in Frage stehenden Mesotheliome einen deutlich schlechteren Verlauf haben, sind sie aus rein zeitlichen Gründen als mittelbare Todesursache dem behandelnden Arzt oder den befragten Angehörigen gegenwärtig. Allein dieser Effekt muß dazu führen, daß bei

Diagnoseermittlungen über Totenscheine eine erhebliche Dunkelziffer an Larynxkarzinomen einzukalkulieren ist. In den Publikationen von Selikoff et al. [65], McDonald, Manusco u. Coulter et al. [42] und Newhouse et al. [54] wird teilweise eindrücklich dargelegt, welche Unterschiede in den Erkrankungszahlen dadurch bewirkt werden können, daß eine über die Totenscheindiagnose hinausgehende Ermittlung von Krankheitsursachen und Diagnosen vorangetrieben wird.

Das Larynxkarzinom ist i.allg. ein Tumor der zwar im Kopf-Hals-Bereich einer der häufigsten Tumoren ist, als Tumor des Gesamtkörpers jedoch vergleichsweise selten auftritt. Eine informative Tabelle hierzu hat Kleinsasser [34] nach den Ermittlungen des Third National Cancer Survey in den USA zusammengestellt. Hieraus geht hervor, daß die allgemeine Inzidenz von Larynxkarzinomen im Vergleich zu bösartigen Neubildungen der Lunge etwa nur 1:10 beträgt. Die angeführten Kohortenstudien umfassen Anzahlen von beobachteten Personen, die im Rahmen der zu erwartenden Larynxkarzinome in der Regel nur einstellige Zahlen nennen können. Es wird also offensichtlich, daß zur Ermittlung eines relativen Risikos nach den statistisch mathematischen Methoden das Fehlen nur eines einzigen, im Rahmen der katamnestischen Ermittlungen übersehenen Larynxkarzinoms ganz erhebliche Folgen auf die ermittelten Kennwerte haben muß.

Eine zusätzliche Problematik besteht, wie bereits Manusco u. Coulter [42] diskutierten, in einer mangelnden Homogenität der Kohorten. Hierbei werden u. U. über die Personalbüros entsprechender Firmen auch Mitarbeiter genannt, die oft nur wenige Monate asbestexponiert waren. Die Prämisse einer Kohortenstudie, ein Patientenkollektiv zu untersuchen, welches möglichst definiert einer Noxe exponiert war, ist so nicht einzuhalten. Dieser Effekt wird z. B. in der Studie von Armstrong et al. [2] sehr deutlich.

Ebenso muß bei den Kohortenstudien die Latenzzeit für die Entstehung eines asbestbedingten Larynxkarzinomes beobachtet werden. Gerade Selikoff et al. [65] konnten in ihrer langfristig beobachteten Kohorte den Effekt dieser höheren relativen Inzidenz bei längerer Latenzzeit darstellen.

Zusammenfassend ist zu sagen, daß für die Ermittlung der Fragestellung, ob ein Larynxkarzinom durch Asbest verursacht sein mag, der epidemiologische Ansatz einer Kohortenstudie mit hohen methodischen Risiken belegt ist. Es müssen demnach die Studien anhand der angewandten Methodiken gewichtet werden, wobei die besonders sorgfältig durchgeführten Studien, was Kollektivzusammensetzung, Nachforschungen über die Totenscheindiagnosen hinaus und Beachtung von Latenzzeiten besonders wertvoll erscheinen.

Es sollen deshalb zunächst in einer kursorischen Betrachtung die Kohortenstudien angesehen werden, die keinen Kausalzusammenhang zwischen Asbest und Larynxkarzinom darzulegen vermochten.

In der Studie von Armstrong et al. [2] wurde bereits auf die kurze Beschäftigungsdauer vieler Kohortenteilnehmer von nur wenigen Monaten hingewiesen. Es fanden lediglich Totenscheinermittlungen statt, und es wurde nur für den Signaltumor Mesotheliom differenzierter ermittelt.

In der Studie von Berry u. Newhouse [4] wurde ebenfalls nur über Totenscheine ermittelt. In dieser Studie ließ sich selbst für das als Berufskrankheit anerkannte Lungenkarzinom eine signifikante Häufung nicht wahrscheinlich machen.

Die Studie von Botha et al. [9] ist mit den Problemen der Totenscheindiagnose und der bevölkerungsgebundenen Kohortenstudie behaftet.

In der Studie von Gardner et al. [24] ist auffällig, daß im Unterschied zu jeglichen bekannten Kohortenstudien über Asbestexponierte die Gesamtmortalität der Kohorte geringer war als die von Vergleichkollektiven. Für keinen der anerkannten asbestbezogenen Tumoren ließ sich in dieser Studie eine erhöhte Signifikanz darlegen.

In der Untersuchung von Graham et al. [26], die als Bevölkerungsstudie durchgeführt wird, wird die Validität des örtlichen Krebsregisters in der Untersuchung selber diskutiert. In den asbestbelasteten Bezirken errechnet sich für das Larynxkarzinom ein höheres relatives Risiko als für das Lungenkarzinom.

In der Studie von Hughes et al. [31] ist bei der Ermittlung über Totenscheine zusätzlich auffällig, daß über 100 Totenscheine in der Kohorte nicht ermittelt werden konnten. Bei der problematisch methodischen Situation für Larynxkarzinome schränkt sich der Wert dieser Studie damit zusätzlich ein.

Die Daten der Untersuchung von Lidell et al. [39] und McDonald et al. [45] können, da es sich um identische Daten handelt, zusammen betrachtet werden. Die Autoren beschrieben selber den Effekt, daß durch differenziertere Ermittlungen über die Totenscheindiagnose hinaus eine Zunahme an Lungenkarzinomen von allein 9 Fällen zu ermitteln war. In der sicherlich sehr ausgedehnten Kohorte waren 125 Totenscheine nicht verfügbar.

In der Untersuchung von McDonald et al. [43] ist auffällig, wie häufig mit dem ICD-Code über ein Malignom unbekannter Herkunft gearbeitet wurde. Die Frage des Larynxkarzinoms ist in dieser Studie dezidiert nicht behandelt.

In der Arbeit von Thomas et al. [71], die ein recht kleines Kohortenkollektiv beschreibt, ist ebenfalls auffällig, daß auch für das Lungenkarzinom eine erhöhte Häufigkeit nicht nachzuweisen war. Die Autoren bemerken selbst, daß sie zwei Lungenkarzinome in einer älteren Veröffentlichung über ein ähnliches Kollektiv übersehen hatten.

Zusammenfassend finden sich unter den Kohortenstudien, die den Kausalzusammenhang nicht nachweisen können, solche, bei denen erhebliche methodische Mängel aufzufinden sind. Diese Mängel betreffen speziell die Fragestellung nach einem Larynxkarzinom. Diese Untersuchungen können durch das oben Gesagte nicht in Mißkredit gezogen werden, da wesentliches Ziel dieser Arbeiten oft die Frage kausaler Zusammenhänge anderer Tumoren, wie z. B. des Mesothelioms oder des Lungenkarzinoms war und Zahlen zu den Larynxkarzinomen nur mitveröffentlicht wurden. Er erscheint deshalb aber problematisch aus einer solchen Studie Schlüsse ziehen zu wollen, die u. U. vom Autor in der methodischen Anlage seiner Untersuchung gar nicht gewollt, gefragt oder einkalkuliert wurden.

Zu den übrigen Kohortenstudien, die eher zu dem Ergebnis eines kausalen Zusammenhanges kommen soll folgendes bemerkt werden:

Blot et al. [8] (1979) kommen in ihrer Studie zum Schluß eines erhöhten Risikos für Larynxkarzinome. Diese Studie ist für eine Argumentation jedoch schlecht verwertbar, da Expositionen im Rahmen einer bevölkerungsgebundenen Studie nur unsicher nachzuweisen sind.

Die Arbeit von Clemmesen u. Hjalgrim-Jensen [14] stützt sich auf die außergewöhnlich guten sozialmedizinischen Verhältnisse in Dänemark und hier speziell auf ein zentral national geführtes Krebsregister, in dem demnach die Mortalität eines Tumors irrelevant ist, da auch die Erkrankung am Tumor allein gemeldet wird. Mit diesen Methoden läßt sich bei nur einstelligen Zahlen von Larynxkarzinomen trotz einer Kohorte von über 5000 Personen gerade eben eine Signifikanz nachweisen.

Auch der erste Teil der Kohortenstudie von Englund u. Engholm [20] nutzt die Möglichkeit des dänischen Krebsregisters und kommt zu einem höheren Risiko für Larynxkarzinome.

In der Arbeit von Enterline et al. [21] lassen sich in einer vergleichsweise kleinen Kohorte und lediglich Totenscheinermittlungen keine argumentativ relevanten Aussagen treffen.

In der Arbeit von Manusco u. Coulter [42] wird unter spezieller Beachtung methodischer Probleme und so recht weit fortgetriebener Diagnoseermittlung ein höheres Risiko für Larynxkarzinome ermittelt.

Die Arbeit von Newhouse u. Berry [52], die in dem renommierten Journal *Lancet* publiziert wurde, läßt aufgrund ihrer Kürze eine genauere Einschätzung offen. Auffällig ist, daß ein erheblich erhöhtes relatives Risiko publiziert wurde.

In der weiteren Untersuchung von Newhouse et al. [54] läßt sich durch detaillierte Ermittlungen ein erhöhtes Risiko für Larynxkarzinome darstellen, welches statistisch jedoch bei nur geringen Fallzahlen nicht als sicher signifikant dargelegt werden kann.

In der Arbeit von Paoletti et al. [57] ist leider nicht genau ersichtlich ob die Patienten wirklich an einem Larynxkarzinom gelitten haben, so daß die positive Bewertung in dieser Studie für eine Argumentation nicht sehr hoch gewichtet werden kann.

In der Arbeit von Peto et al. [58] wird ein positiver Zusammenhang gesehen der sich unter Beachtung von Latenzzeiten von mehr als 20 Jahren als noch deutlicher darstellt, welches zum oben beschrieben methodischen Effekt gut paßt.

In der Arbeit von Puntoni et al. [60] läßt sich zwar ein erhöhtes Risiko an Larynxkarzinomen darlegen, jedoch ist die Exposition der Kohorte nicht sicher gegenüber Asbest allein gegeben, sondern es sind mit polyzyklischen aromatischen Kohlenwasserstoffen bekannte und potente andere Karzinogene aufgeführt. Das Ergebnis dieser Studie verliert für die hier in Frage stehende Argumentation dadurch an Gewicht.

Die Arbeit von Raffn et al. [61] muß aufgrund der genauen methodischen Möglichkeiten und als eine Morbiditätsstudie als eine wesentliche Aussage zum Zusammenhang gewertet werden.

Roggli et al. [62] finden ein erhöhtes relatives Risiko, welches statistisch jedoch nicht signifikant sei. Leider wurde diese Studie mit einer nur kurzen Beobachtungszeit durchgeführt.

In der Untersuchung von Rubino et al. [63] läßt sich eine Häufung von Larynxkarzinomen bezüglich eines gesamtitalienischen Standards ermitteln. In der Studie wird darauf hingewiesen, daß regional eine auffällig hohe Krebsinzidenz besteht, die auch anderweitig anerkannt wird. Dieses schränkt die Studienaussage sicherlich ein, wobei jedoch offen bleiben muß, inwieweit die regional höhere Inzidenz an Larynxkarzinomen möglicherweise Folge der Häufung von asbestverarbeitenden Industrien in diesem Bereich ist.

Eine sehr große Kohorte, die angesichts ihrer Größe mit einem erheblichen Aufwand an katamnestischen Ermittlungen geführt wird, ist die von Selikoff et al. [65]. In dieser Studie sind alle methodischen Probleme einer Kohortenstudie auch für die Ermittlung von Tumoren so geringer Inzidenz wie des Larynxkarzinoms beachtet. Der Kausalzusammenhang kann aufgrund dieser sorgfältig geführten Untersuchung positiv bewertet werden.

Kommentare zu den Fallkontrollstudien

Als epidemiologischer Untersuchungsansatz für ätiologische Ermittlungen von Erkrankungen seltener Inzidenz ist die Fallkontrollstudie anerkanntermaßen das geeignetere Verfahren gegenüber einer Kohortenstudie. Es ergeben sich bei der Fallkontrollstudie in der Regel keine Zweifel oder Probleme an der Richtigkeit und Exaktheit der klinischen und pathohistologischen Diagnose. Wenn man nun in einer Fallkontrollstudie nach einer möglichen Asbestexposition als Ursache für ein Larynxkarzinom sucht, tun sich jedoch Probleme besonderer Art auf: Die berufliche Vorgeschichte muß von der Schulentlassung an möglichst komplett rekonstruiert werden. Entsprechend der Latenzzeit asbestverursachter Tumoren von 10–30 Jahren ist besonders auf die berufliche Vorgeschichte vor Jahrzehnten besonderer Wert zu legen. Nach wissenschaftlichen Erkenntnissen muß dabei auch eine relativ kurzfristige Exposition miterfaßt und bewertet werden.

Neben diesem Problem der Expositionsermittlung birgt die Ermittlung nach Asbest bekanntermaßen ihre besondere Problematik, da dieser Stoff in vielen Arbeitsmitteln und Arbeitsumgebungen vorhanden war, ohne daß dieses dem Berufstätigen bewußt war. Angesichts der mediennotorischen Kanzerogenität des Asbests ist in neueren Untersuchungen sicherlich gerade in der Patientengruppe einer Fallkontrollstudie auf tendenzielle Beantwortungen der Frage nach der Exposition zu achten.

Eine weitere Sicherung der Daten kann über das alleinige Abfragen der beruflichen Tätigkeit und des Arbeitsplatzes erfolgen, ohne daß im Interview Bezug auf einzelne Noxen genommen wird. Es bietet sich dann die Möglichkeit diese Daten einem technisch Kundigen ohne Gruppenzuordnung vorzulegen und hiernach mögliche Asbestexpositionen abzuschätzen.

Zu den Fallkontrollstudien ist kursorisch folgendes zu bemerken:

In der Arbeit von Bianchi et al. [5] findet sich zwar eine gewisse Differenz zu Gunsten eines möglichen Kausalzusammenhanges, der Autor beschreibt jedoch daß sowohl im Kontroll- als auch Patientenkollektiv die Exposition nicht sehr intensiv gewesen sein dürfte.

In der Fallkontrollstudie von Blot et al. [7] erwähnen die Autoren selber, daß bei ihren Ermittlungen eine Tätigkeit im Schiffsbau nicht mit einer sicheren relevanten Asbestexposition gleichgesetzt werden kann, so daß der ermittelte Parameter nicht genau die Fragestellung trifft.

In der Studie von Brown et al. [10], in der eine grenzwertige Signifikanz eines relativen Risikos beschrieben ist, findet sich in den Ermittlungen der Hinweis auf eine deutliche Dosis-Wirkungs-Beziehung. Nach allgemeinonkologischen Kriterien ist eine solche Dosis-Wirkungs-Beziehung ein wesentlicher Hinweis auf einen gegebenen kausalen Zusammenhang.

Daß in der Studie von Burch et al. [11] die Patientenkollektive allein über Strahlenkliniken ermittelt wurden, kann schwerlich zu einem methodischen Studienfehler führen, so daß die Aussage dieser Studie nicht einzuschränken ist.

In der Arbeit von Elwood et al. [19] ist auffällig, daß die Kontrollgruppe in diesem onkologischen Behandlungszentrum aus Patienten rekrutiert wurde, die ebenfalls an einem Malignom litten. Hier wurden offensichtlich Patienten eingeschlossen, die auch unter Tumortypen leiden, die im Verdacht stehen, eine Asbestverursachung zu haben. Die Studie muß somit bereits aus methodischen Gründen sehr in Zweifel gezogen werden.

Für die Studie von Hillerdahl u. Lindholm [28] ist wesentliche Prämisse, daß eine Asbestexposition am Lungen-Röntgenbild abgelesen werden kann. Die Autoren verweisen hierzu auf Voruntersuchungen. Da eine Arbeitsanamnese nicht durchgeführt wurde, hängt die Aussage der Untersuchung an der Korrektheit dieser Prämisse.

Die Arbeiten von Lumley [41] und Mollo et al. [46] beschrieben jeweils einen recht ungewöhnlichen epidemiologischen Ansatz und können deswegen nur mit Vorbehalt verwertet werden. Mollo geht wie auch Hillerdahl davon aus, daß pleurale Verdickungen Zeichen einer Asbestexposition sind.

Die Untersuchung von Newhouse et al. [55] hat das Problem der Kontrollgruppe mit Larynxerkrankungen.

Hinzuweisen ist auf die Studie von Olsen u. Sabroe [56], die mit hoher Patientenzahl, ausgedehnten Kontrollkollektiven und sehr engagierten Ermittlungen durchgeführt wurde. Auf den Einschluß der Rauchanamnese sei hingewiesen.

Während die Studien von Shettigara u. Morgan [66], Stell u. McGill [69, 70] sowie Viallat et al. [72] gezielt auf eine Asbestexposition ausgelegt sind, ermitteln Wynder et al. [74] in ihrer Fallkontrollstudie recht kursorisch zu einer beruflichen Exposition. Bezüglich einer speziellen Stoffexposition bei bestimmten Berufsbildern wird lediglich spekuliert.

In der Studie von Zagranski et al. [76] ist auffällig, daß im Staate Connecticut in 5 Jahren lediglich 92 Fälle von Larynxkarzinomen zu ermitteln waren. Dieses legt nahe, daß in irgendeiner Form eine nicht unerhebliche Fallselektion stattgefunden hat. Die Autoren äußern in der Diskussion selbst Vorbehalte über ihre Studienaussage.

Übersichtsarbeiten mit Kommentaren

Aus den verfügbaren Literaturquellen wurden folgende Übersichtsarbeiten zur Frage Larynxkarzinom und Asbest zusammengetragen:

Alderson [1]

In der umfassenden Monographie von Alderson über Berufskrebs behandelt er expositionsbezogen auf Seite 60 ff. die Risiken durch Asbest und gibt eine Übersichtstabelle über die ihm zur Verfügung stehenden Kohortenstudien an. Das Verhältnis von beobachteter zu erwarteter Anzahl von Larynxkarzinomen schwankt von 0 bis 100. In dem Artikel über Asbest behandelt er zusätzlich einige Fallkontrollstudien bezüglich Larynxkarzinomen (S. 69). Interessant ist der Tabellenvergleich zu der Tabelle, die die Kohortenstudien unter dem Aspekt von pulmonalen Karzinomen zusammenfaßt (S. 66). In dem organbezogenen Anteil seines Buches wertet Alderson, daß in den von ihm referierten Studien ein erhöhter Anteil von Larynxkarzinomen bei Asbestarbeitern auffällig war (S. 166).

Becklake [3]
Bereits 1976 bemerkt die Autorin mit Hinweis auf die derzeit verfügbare Literatur, daß ein erhöhtes Risiko für Larynxkarzinome bei Asbestexpositionen auffällig wird (S. 214).

Cann u. Fried [12]
Im Rahmen eines Symposiums über Larynxerkrankungen berichtet die Autorin über Fallkontrollstudien zu Larynxkarzinomen. Sie erwähnt die derzeit bekannten Fallkontrollstudien, in denen eine Asbestexposition detaillierter beachtet wird. Sie schreibt hierzu zusammenfassend, daß außer für Asbestarbeiter bei der Übersicht über berufliche Verursachungen keine sonstige Berufsgruppe ein erhöhtes Risiko aufweise (S. 145).

Chan u. Gee [13]
In der Übersichtsarbeit werden einige derzeit verfügbare Fallkontroll- und Kohortenstudien aufgeführt. Hierbei werden die Fallkontrollstudien besonders herausgestellt, die auch die konkurrierenden Risiken (Rauchgewohnheiten und Alkohol) beachten. Es wird die Studie von Hinds et al. zitiert [29], die ohne Beachtung der Rauchgewohnheiten ein relatives Risiko von 1,75 aufweist, dieses jedoch bei Beachtung dieser Lebensgewohnheiten verliert und lediglich einen Wert von 1,0 erbringt. Die Größe der Fallkontrollstudie mit 69 Fällen, von denen aus mehreren Gründen nur 47 ausgewertet wurden, bleibt unerwähnt. Auch die Studie von Blot et al. [7] wird nach statistischen Kriterien genau referiert. Unerwähnt bleibt auch hier, daß als Expositionsausmaß lediglich die Beschäftigung in einer Werft angenommen wurde. An der sehr sorgfältig geführten Untersuchung von Olsen u. Sabroe [56] wird kritisiert, daß Werte statistischer Signifikanz nicht ganz erreicht werden. Die Studie von Burch et al. [11] wird referiert, ohne daß erwähnt wird, daß es im wesentlichen unter dem Aspekt einer Nickelexposition Ermittlungen gab. Die in der dortigen Diskussion gemachte Bemerkung, daß die Autoren den Zusammenhang zwischen Asbest und Larynxkarzinom sehen, bleibt in dieser Übersichtsarbeit unerwähnt. Die abschließend erwähnte Studie von Elwood et al. [19] wird ebenfalls angeführt. Chan weist nicht auf den doch erheblichen methodischen Mangel dieser Studie hin, daß alle Kontrollfälle auch maligne Tumoren hatten, die selber als gastrointestinale Tumoren im Verdacht

stehen, eine Asbestverursachung zu haben. Insgesamt erwähnt Chan 9 von 20 Fallkontrollstudien, die ihm zum Zeitpunkt der Abfassung der Arbeit in der Weltliteratur zur Verfügung gestanden haben dürften. In dem Referat von Chan über die Kohortenstudien wird weiterhin kritisch gewertet, inwieweit Rauch- und Alkoholgewohnheiten miterfaßt wurden. Das wesentliche Problem, in welcher Form Diagnosen ermittelt wurden, was häufig nur über Totenscheine geschah, wird besonders bezüglich des Larynxkarzinoms nicht erwähnt. Es werden 12 von 26 Kohortenstudien der Weltliteratur beachtet. In der Diskussion wird nochmals auf die Bedeutung des Zigarettenrauchens abgehoben. Die Autoren konnten keine Arbeiten finden, in denen über ein Larynxkarzinom bei Asbestexposition ohne Zigarettengewohnheiten berichtet wurde. Zwei solche Mitteilungen stehen aus den Jahren 1977 [23] und 1980 [28] zur Verfügung. Insgesamt besteht u. E. ein gewisses Mißverhältnis zwischen dem Gewicht der gezogenen Schlußfogerung, daß ein Zusammenhang zwischen Asbest und Larynxkarzinomen nicht bestehe und der Sorgfalt der durchgeführten Recherchen und Wertungen.

Doll u. Peto [17]
Die Autoren setzen sich mit der Problematik der Asbestverursachung von gastrointestinalen Tumoren und auch Larynxkarzinomen auseinander. Sie sehen das Problem, daß in großen Studien die Diagnose eines gastrointestinalen Tumors eine Fehldiagnose eines Bronchialkarzinoms oder Mesothelioms sein könne. Eine solche Fehldiagnostik sei jedoch für das Larynxkarzinom weitgehend ausgeschlossen. Sie sehen in ihrer kritischen Literaturwertung den Zusammenhang zwischen Larynxkarzinom und Asbestexposition nach dem derzeitigen Erkenntnisstand als gegeben an, während sie ihn für z. B. die gastrointestinalen Tumoren in Zweifel ziehen.

Edelman [18]
Als Herkunftadresse dieses Übersichtsartikels wurde keine Klinik, sondern eine Gesellschaft für medizinische Forschungsberatung angegeben. Um weitere Klärung über die Herkunft zu erlangen, wurden sonstige Arbeiten von Edelman ermittelt, die im wesentlichen gynäkologische Fragestellungen bearbeiteten. In seinem Übersichtsartikel hebt Edelman auf die Problematik der konkurrierenden Faktoren von Rauchen und Alkohol ab. Er erwähnt 13 von 25 in der Weltliteratur verfügbaren Kohortenstudien. Bei genauer Betrachtung der zitierten Kohortenstudien ergeben sich gewisse Auffälligkeiten: In der Studie von Clemmesen u. Hjalgrim-Jensen [14] werden 5 Fälle von Larynxkarzinomen als ermittelt angegeben, obwohl in der Originalarbeit 6 Fälle berichtet werden. Die Kohorte der Studie von Puntoni et al. [60] wird mit 492 Arbeitern beschrieben, während in der Originalarbeit 4246 angegeben sind. Offen-

sichtlich fand hier eine Verwechslung mit der Kontrollgruppe aus dem Hospital von 462 Angestellten statt. Die gut ermittelte Studie von Englund u. Engholm [20] die einen positiven Zusammenhang sieht, fehlt. Ebenso die Arbeit von Newhouse u. Berry [52] wie auch die positiv wertende Arbeit von Roggli et al. [62]. Obwohl die Arbeiten von Selikoff et al. [65] und Manusco u. Coulter [42] im Literaturverzeichnis erscheinen, werden die hier geäußerten Gedanken zu der Problematik der Diagnoseermittlung allein über Totenscheine dem Leser nicht zu Bewußtsein gebracht. Es werden 8 von 20 verfügbaren Kohortenstudien behandelt. In der Diskussion läßt Edelman es offen, welche epidemiologische Methode, Fallkontrollstudie oder Kohortenstudie für die Untersuchung geeigneter sei. Hier bleibt der große methodische Vorbehalt der Diagnosenermittlungen bei Kohortenstudien unbeachtet. In der Diskussion wird u. a. zitiert, daß in der Studie von Stell u. McGill [69] 7 der 31 Patienten mit Larynxkarzinomen eine Expositionslatenz von weniger als 10 Jahren hätten. Hier findet sich offensichtlich ein Zitatfehler, es waren nach der Originalarbeit lediglich 2! Zusammenfassend erscheint auch die Aussage von Edelman, daß ein Zusammenhang zwischen Larynxkarzinom und Asbest nicht darstellbar sei, nicht auf einer ausgesprochen fundierten und sorgfältigen Recherche zu gründen.

Freifeld [23]
Er berichtet über einen Fall von Larynxkarzinom bei Asbestexposition ohne Rauchen und weist auf den möglichen Zusammenhang hin.

Glasenapp [25]
In der Übersichtsarbeit, die vor allem auch die Einwirkung von Hitze in Zusammenhang mit anderen Noxen betont, wird u. a. ein Fall eines Larynxkarzinoms bei Asbestexposition mitgeteilt.

Hartung u. Valentin [27]
In einer Leseranfrage der Zeitschrift *ASP* wird über berufliche Verursachung von Larynxkarzinomen berichtet. Über Asbest wird in einer Tabelle über kontroverse Forschungsberichte und einen evtl. Synergismus mit dem Rauchen zitiert.

Hirsch et al. [30]
In der Mitteilung aus Frankreich wird in 2 Fällen von Asbestexponierten im Kehlkopf eine signifikant erhöhte Anzahl von Asbestkörperchen gefunden. Einer dieser Patienten litt unter einem Larynxkarzinom, ein anderer unter einem Kehlkopfpolypen. Der Autor weist auf den naheliegenden Zusammenhang zwischen Kehlkopfkarzinom und Asbestexposition hin.

Kleinsasser [34]
In der aufwendigsten deutschen Monographie zum Larynxkarzinom ist auch die Noxe Asbest behandelt (S. 20). Der Autor weist auf den möglichen Zusammenhang und die Studien hin. Er schreibt, daß dieser Zusammenhangsfrage besondere Aufmerksamkeit zu widmen sei.

Kup [36]
Als HNO-Vertreter in der Obergutachtenkommission für Berufskrankheiten am Zentralinstitut für Arbeitsmedizin der ehemaligen DDR berichtet der Autor über die Anerkennung eines Kehlkopfkarzinoms als Berufskrankheit bei nachgewiesener Asbestexposition trotz einer 20jährigen Raucheranamnese. Er setzt sich dabei mit der derzeit vorhandenen Literatur kritisch auseinander. Aus einem persönlich hier vorliegenden Schriftwechsel mit Frau Prof. Winkler, Nachfolgerin von Herrn Prof. Kup in der genannten Kommission als HNO-Vertreterin geht hervor, daß nach dem seiner zeitigen Stand in der DDR ein Larynxkarzinom bei Asbestexposition trotz der außerberuflichen Noxe des Tabakrauches als Berufskrankheit anerkannt wird.

Libshitz et al. [37]
Der Autor berichtet über 3 Fälle von Larynxkarzinomen bei Asbestexponierten, die jedoch auch geraucht hatten. Er findet bei allen 3 Fällen röntgenologisch Zeichen einer möglichen pulmonalen Asbesteinwirkung und diskutiert den möglichen Zusammenhang.

Lidell [38]
Eine Reviewarbeit, die in einer teilweise nicht ganz vollständigen Literaturrecherche zu einer ablehnenden Haltung kommt. Sie referiert die Meinung der englischen Behörden, die z. Z. wohl den Zusammenhang nicht anerkennen. Die Arbeit kritisiert in einigen Studien, daß die Rauchgewohnheiten nicht einbezogen sind, und es wird manche Studie mit bisher und auch in dem Editorial nicht publizierten Argumenten nicht nachvollziehbar kritisiert. Wesentliche Kohortenstudien, z. B. von Selikoff et al. [65] und skandinavischen Autoren bleiben unerwähnt.

Losch [40]
In der Zeitschrift *Der medizinische Sachverständige* entwickelt der HNO-Arzt aus Frankfurt als Gutachter an einem Fall nach dem Bundesversorgungsgesetz Vorstellungen zur Frage der Entschädigung von Larynxkarzinomen im Zusammenhang mit Asbest. In dem von ihm begutachteten Fall war weder röntgenologisch noch in der Sektion an der Lunge ein Hinweis auf asbesttypische Veränderungen zu finden. Der Autor sieht in einem Nachweis solcher pulmologischen Veränderungen jedoch einen wesentli-

n Punkt für eine stattgehabte Exposition und spricht sich für den
eich des Bundesversorgungsgesetzes für eine Zusammenhangsanerkenng aus, wenn eine erhöhte Exposition angenommen werden kann, eine
sreichende Latenzzeit vorliege und an Lunge oder Pleura astbesttypische
ränderungen nachzuweisen seien.

ossman u. Gee [48]
ı dem Übersichtsartikel in der renommieren Fachzeitschrift wird u. a.
ragestellung Larynxkarzinom/Asbestexposition behandelt. Der Autor
erweist auf Arbeiten, die den Zusammenhang bejahen und andere, die wie
bereits oben referiert, eher Tabakrauchen als wesentlichere Ursache
ansehen. Er weist darauf hin, daß in vielen Kohortenstudien lediglich mit
Totenscheindiagnosen gearbeitet wird, während bekanntermaßen die Erkrankung Larynxkarzinom durch die oft frühe Erkennung und Behandlungsmöglichkeit eine wesentlich geringere Mortalität hat als Lungenkarzinome. Interessant ist in dieser Zusammenstellung auch die Bemerkung zu
Lungenkarzinomen, daß nach allem bisher Ermittelten unsicher bleibt, ob
ein Lungenkarzinom bei Asbestexposition ohne Zigarettenrauch überhaupt entstehen könne.

Newhouse [51]
In einer Übersichtsarbeit nimmt der Autor zu der Fragestellung Asbest und
Larynxkarzinom dergestalt Stellung, daß er synergistische Effekte mit dem
Tabakrauch vermutet.

Preger u. Obst [59]
In der Übersichtsarbeit geht die Autorin kurz auf den Zusammenhang
Larynxkarzinom und Asbest ein und vermutet nach dem kursorischen
Literaturstudium synergistische Effekte.

Smith et al. [67]
In der aktuellen Literaturübersicht werden die Studien dahingehend
validiert, daß gemessen an den gefundenen Fällen von Lungenkarzinomen
das Ausmaß der Exposition als hinreichend abgeschätzt wird. Des weiteren
werden nur Studien in näheren Betracht gezogen, die über eine für die
Fragestellung ausreichende Zahl von Probanden verfügen. Es wird dargelegt, daß im Rauchen und Alkoholkonsum auch nach statistischer Aufarbeitung nur bedingt ein Störfaktor zu sehen ist. Wie im Titel gesagt, sehen
die Autoren den Zusammenhang als gegeben an.

Steiner [68]
In der bereits oben zitierten Leseranfrage an die Zeitschrift *ASP* nimmt
auch Steiner zur Frage exogener Verursachung von Kehlkopfkarzinomen

Stellung und erwähnt als beruflich risikoverdächtige Substanzen auch Asbest. Gestützt auf die von ihm durchgeführte Reihenuntersuchung an fast 7000 Arbeitnehmern aller Industrieformen kommt er zu dem Schluß, daß dem Rauchen und der Alkoholexposition wesentliche mitverursachende Wirkungen für Larynxkarzinome zuzurechnen seien.

Diskussion

Als Voraussetzung für eine Entschädigung nach § 551, Abs. 2 werden nach höchstrichterlicher Rechtssprechung mehrere Kriterien genannt (s. auch Kolloquium Krebserkrankungen und berufliche Tätigkeit, 1988). Zur Frage der sog. neuen Erkenntnisse ergäbe sich zunächst vordergründig die Notwendigkeit für die Argumentation lediglich Mitteilungen zu verwenden, die nach dem 1. 4. 1988 datieren. Wie uns aus Gutachtenakten bekannt ist, gab der Bundesminister für Arbeit und Sozialordnung die Auskunft, daß sich der Verordnungsgeber mit der genannten Problematik bisher nicht befaßt habe. Es liegen somit offensichtlich die Verhältnisse vor, die Mehrtens in seinem Referat auf dem „Kolloquium über Krebserkrankungen und berufliche Tätigkeit" 1988 unter Punkt C zu neuen Erkenntnissen ansprach [35]. Nach den dort zitierten höchstrichterlichen Urteilen wären somit in der Bundesrepublik Deutschland jedwede Erkenntnisse zu der Zusammenhangsfrage Asbest und Larynxkarzinom im Sinne von § 551, Abs. 2 als neu anzusehen.

Als weitere Voraussetzung für die Anerkennung nach § 551, Abs. 2, wird gefordert, daß die angeschuldete Schädlichkeit generell nach den Erkenntnissen der medizinischen Wissenschaft geeignet sein muß, die anzuerkennende Wirkung (Larynxkarzinom) zu erzeugen. Es sind uns keine z. B. tierexperimentellen Untersuchungen bekannt, in denen untersucht wurde, ob mit Asbest ein Larynxkarzinom erzeugt werden konnte. Daß auf der Schleimhaut des Respirationstraktes unter wesentlicher Mitwirkung von Asbest ein Plattenepithelkarzinom entstehen kann, wurde mehrfach tierexperimentell untersucht. Diese Erkenntnis führte zu der Einführung der Listen-BK 4104.

Daß Asbestfasern in den Larynx gelangen können, wurde durch Untersuchungen an menschlichen Kehlköpfen nachgewiesen [30]. Eine Deposition im Kehlkopf kann zunächst bei der Einatmung der staubbeladenen Luft erfolgen. Woodworth et al. [75] beobachteten, daß Asbestfasern durch den Flimmertransport in den Luftwegen bewegt werden können. So fanden Evans et al. [22] nach einem Inhalationsversuch mit Asbestfasern eine Deposition von 50% der Fasern im oberen Respirationstrakt, nach einem Monat waren jedoch etwa 70% der Fasermengen in den Fäkes abgegangen. Auch Preger u. Obst [59] berichten, daß große Anteile inhalierten Staubes in den Pharynx und somit den gastrointestinalen Trakt übergehen. Inhalierte Asbestfasern folgen somit offensichtlich dem bronchialen Reinigungsmechanismus des Flimmerepithels, der den Schleim des ganzen Bronchialsystems Richtung Luftröhre transportiert und dort durch den Kehlkopf in den Schlund „entsorgt". Hillerdahl u. Lindholm [28] vermuteten, daß Beeinträchtigung des Flimmertransportes zu einer erhöhten Anhäufung von Asbestfasern an bestimmten Stellen des Respirationstraktes führen kann. Ein solcher Mechanismus ineffektiven Flimmertransportes im Kehlkopfbereich ist ebenfalls nachweisbar [16]. Neben der Erkenntnis, daß Asbestfasern im rechtlichen Sinne wesentlich an der Entstehung eines Bronchialkarzinoms mitwirken können ist im weiteren davon auszugehen daß auch der Kehlkopf von einer erheblichen Menge von Asbestfasern getroffen wird. Die Schleimhautoberfläche im Kehlkopf besteht aus einer Mischung von Flimmerepithel und Plattenepithel und entspricht somit den Verhältnissen die im Entstehungsbereich von Bronchialkarzinomen angetroffen werden. Die Entstehungsgeschichte von Bronchialkarzinomen und Kehlkopfkarzinomen ist pathohistologisch auffallend ähnlich. Nach klinischen Erkenntnissen muß beim Auftreten eines Kehlkopfkarzinoms in einem nicht unerheblichen Prozentsatz mit einem gleichzeitigen oder späteren Auftreten eines Bronchialkarzinoms gerechnet werden. Er erscheint somit die generelle Geeignetheit der Einwirkung für die Verursachung eines Kehlkopfkarzinoms nach den Erkenntnissen der medizinischen Wissenschaft gegeben.

Es bleibt somit für eine Entschädigung nach § 551, Abs. 2 nachzuweisen, inwieweit und ob eine erheblich höhere Gefährdung einer bestimmten Personengruppe durch die besonderen Einwirkungen gegeben ist. Dieser Nachweis läßt sich nur epidemiologisch führen. Für epidemiologische Untersuchungen bei Larynxkarzinomen ergibt sich die Problematik der geringen Inzidenz von Larynxkarzinomen. Nach den Zusammenstellungen von Kleinsasser [34] beträgt die Inzidenz von Larynxkarzinomen zwischen etwa 4 und 7 pro 100000 Einwohner und Jahr. Sie liegt somit etwa eine Zehnerpotenz geringer als die von Lungenkarzinomen. Nach den Ausführungen von Überla anläßlich des „Kolloquiums über Krebserkrankungen und berufliche Tätigkeit" [35] ist es somit allein nach statistisch epidemiologischen Kriterien fraglich, ob die Aussage der Gefährdung einer bestimmten Personengruppe mittels einer Kohortenstudie überhaupt klärbar ist. Überla spricht an, daß gerade bei der genannten Inzidenz die Schwelle der Nachweisbarkeit in Kohortenstudien erreicht wird und die Aussagekraft gewonnener Ergebnisse wesentlich von der Sorgfalt und praktischen Durchführung einer solchen Kohortenstudie abhängt. Dieser Effekt wurde oben bei Referat der Kohortenstudien und Kommentar bereits mehrfach angesprochen. Die Ermittlung in Kohortenstudien nach Totenscheinen bei einer Erkrankung wie dem Larynxkarzinom mit bekanntermaßen geringer

Mortalität ist sicherlich problematisch. Es ist auffällig, daß besonders sorgfältig recherchierte Studien relative Risiken darstellen können.

Es muß also als geeignetes epidemiologisches Instrument für eine solche Untersuchung die Fallkontrollstudie wesentlich höher und valider gewertet werden. Die Verdichtung neuer wissenschaftlicher Erkenntnisse, die letztendlich zur Anerkennung von Adenokarzinomen der inneren Nase als Berufskrankheit bei entsprechender Exposition führte, erfolgte bei der noch geringeren Inzidenz dieser Tumoren ebenfalls weitgehend auf diesem Wege. Wie in den oben durchgeführten Literaturreferaten ersichtlich ist, ist vor allen Dingen unter den Fallkontrollstudien eine nicht unerhebliche Anzahl sorgfältig durchgeführter Untersuchungen vorhanden, die den Zusammenhang zwischen Larynxkarzinom und Asbestexposition darlegen.

Eine Metaanalyse von Kohortenstudien oder auch Fallkontrollstudien durchzuführen erscheint nicht sinnvoll, da die Studien in ihrer methodischen Anlage oft doch für das Ergebnis wesentliche Unterschiede haben.

Es bleiben im Schrifttum jedoch auch Studien, die keinen Zusammenhang zwischen Larynxkarzinom und einer Asbestexposition darstellen können. Hierzu mag erwähnt sein, daß in der Literatur auch Studien zu finden sind, die den Zusammenhang zwischen Bronchialkarzinom und Asbestexposition trotz nicht offensichtlicher methodischer Mängel nicht nachweisen können.

In seinem Referat auf dem oben mehrfach genannten Kolloquium führt Krasney ein Bundessozialgerichtsurteil an, in dem es lautet, daß die Aufnahme von Krankheiten in die Liste der entschädigungspflichtigen Berufskrankheiten stets erst dann erfolge, wenn der zu fordernde Zusammenhang als gesichert, wenn nicht gar als unbestritten von der Wissenschaft anerkannt worden ist. In diesem Zusammenhang wurden auch Formulierungen wie einhellige wissenschaftliche Meinung oder ähnliches verwendet. Wenn man Übersichtsarbeiten zu diesem Zusammenhang beachtet, so wird von den Autoren bei unterschiedlich sorgfältigen Literaturrecherchen überwiegend der Zusammenhang erwähnt, für möglich gehalten, und es wird auf den Zusammenhang hingewiesen. Übersichtsarbeiten, die den Zusammenhang sicher ablehnen, beziehen sich in der Kritik vorhandener Originalarbeiten im wesentlichen auf eine Vermischung mit den konkurrierenden Noxen des Tabakrauches und Alkoholkonsums. Inwieweit eine einhellige wissenschaftliche Meinung zu einem Problem entsteht, hängt sicher davon ab, inwieweit man sich mit dem Problem beschäftigt. Anhand des Literaturreferates wird ersichtlich, inwieweit in der Bundesrepublik Deutschland eine einhellige Meinung zu diesem Problem überhaupt entstehen konnte.

Nach kritischer Wertung aller gesichteter Literaturstellen sehen wir es als gegeben an, daß die Personengruppe beruflich Asbestexponierter oder besser Asbestexponiertgewesener, ein erhöhtes Risiko trägt, an einem Larynxkarzinom zu erkranken.

Für die Entstehung eines Larynxkarzinoms ist es wie für die Entstehung eines Bronchialkarzinoms wesentlich, den Effekt des Tabakrauchens mitzubeurteilen. Inwieweit der Alkoholkonsum einen Einfluß auf die Entstehung von Larynxkarzinomen hat, ist auch nach der Auffassung von Kleinsasser [34] umstritten. Nach Kleinsassers Meinung und auch allgemeiner HNO-ärztlicher Erfahrung gehen Karzinome des Schlundes (Hypopharynxkarzinome) erfahrungsgemäß mit einem erheblichen Alkoholkonsum einher. Eine gewisse Problematik der Einschätzung in großen Übersichtsstudien dürfte darin bestehen, daß Hypopharynxkarzinome lange Zeit und oftmals als sog. äußere Kehlkopfkarzinome bezeichnet wurden und somit möglicherweise oft dem ICD-Code für Kehlkopfkarzinome zugeordnet wurden. Kleinsasser wertet, daß der Alkoholkonsum sicherlich für die Hypopharynxkarzinome wesentlich sei, jedoch für die Stimmlipppenkarzinome vermutlich von untergeordneter Bedeutung im Vergleich zum Zigarettenrauchen sei. Ein gleiches Ergebnis zur Frage der Alkoholverursachung der sog. inneren Larynxkarzinome findet sich in der endoskopisch kontrollierten Fallkontrollstudie von Newhouse et al. [55].

Für das Bronchialkarzinom ließ sich mit epidemiologischen Methoden nachweisen, daß das Risiko der Erkrankung durch die Kombination von Zigarettenrauchen und Asbestexposition multiplikativ gesteigert wird. Ein solcher statistischer Nachweis läßt sich nächstliegend über Kohortenstudien führen. Angesichts der statistisch-methodischen Beweisnot für das Larynxkarzinom im Rahmen von Kohortenstudien erscheint es nur sehr fraglich möglich, daß ein ähnlicher Nachweis multiplikativer Effekte hierfür gelingen mag. Hinzuweisen wäre jedoch in diesem Zusammenhang auf die bereits oben erwähnten Literatur bekannten Fälle von Larynxkarzinomen bei Asbestexposition ohne entsprechende Raucheranamnese.

In einer Übersichtsmonographie beschreiben Selikoff u. Lee [64], daß sie in ihrer Kohorte von Asbestarbeitern von 17800 Personen 136 Verstorbene durch Lungenkarzinom fanden. Hiervon waren 2 Nichtraucher.

Im Zusammenhang mit der Zigarettenrauchexposition sind die Ausführungen von Krasney auf dem o. g. Kolloquium aufschlußreich: Er erwähnt hier, daß in der gesetzlichen Unfallversicherung die Kausalitätslehre der wesentlichen Bedingung gelte, wobei der Begriff wesentlich nicht mit überwiegend oder anderen hypothetischen bezifferbaren Verhältnissen gleichzusetzen sei. Weiter führt Krasney aus, daß auch der Raucher wie alle Arbeitnehmer in dem Gesundheitszustand durch die gesetzliche Unfallversicherung geschützt sei, in dem er die versicherte Tätigkeit verrichte. Der Aspekt sog. Lebensführungsschuld wird verworfen. Er weist weiterhin jedoch darauf hin, daß sog. hypothetische Ursachen in diesem Zusammenhang rechtlich unbeachtlich seien. Wenn somit Chan u. Gee [13] und

Edelman [18] das Rauchen in den Studien als „confounding factor" bezeichnen, so trifft dieses sicherlich Aspekte genauer wissenschaftlicher Abgrenzbarkeit, kann auf der Grundlage bundesdeutscher Rechtssprechung jedoch nicht als ausschließender „confounding factor" angesehen werden.

Es muß nach kritischen Literaturstudium somit der Asbestexposition im Zusammenhang mit der Entstehung von Larynxkarzinomen der Wert der wesentlichen Bedingung zugeordnet werden.

Literatur

1. Alderson M (1986) Occupational cancer. Butterworths, London
2. Armstrong BK, de Klerk NH, Musk AW, Hobbs MS (1988) Mortality in miners and millers in crocidolite in Western Australia. Br J Ind med 45:5–13
3. Becklake MR (1976) Asbestos-related disease of the lung and other organs: their epidemiology and implications in clinical practice. Am Rev Resp Dis 114:187–227
4. Berry G, Newhouse ML (1983) Mortality of workers manufacturing friction materials using asbestos. Br J Ind Med 40:1–7
5. Bianchi C, Di Bonito L, Castelli M (1978) Exposition a l'aminante et cancer du larynx. Pathol Geneve 70:403–408
6. Bittersohl G (1977) Zum Problem des asbestinduzierten Larynx-Karzinomes. Z Ges Hyg 13:27–30
7. Blot WJ, Morris LE, Stroube R, Tagnon I, Fraumeni JF (1980) Lung and laryngeal cancers in relation to shipyard employment in coastal Virginia. J Natl Cancer Inst 65:571–575
8. Blot WJ, Stone BJ, Fraumeni JF, Morris LE (1979) Cancer mortality in U.S. counties with shipyard industries during world war II. Enrivon Res 18:281–290
9. Botha JL, Irwig LM, Strebel PM (1986) Excess mortality from stomach cancer, lung cancer and asbestosis and/or mesothelioma in crocidolite mining districts in South Africa. Am J Epidemiol 123:30–40
10. Brown LM, Mason TJ, Pickle LW, Stewart PA, Burau K, Ziegler RG, Fraumeni JF jr (1988) Occupational risk factors for laryngeal cancer in the Texas Gulf Coast. Cancer Res 48:1960–1964
11. Burch JD, Howe GR, Miller AB, Semeniciw R (1981) Tobacco alcohol asbestos and nickel in the etiology of cancer of the larynx: a case control study. JNCJ 167:1219–1224
12. Cann CI, Fried MP (1984) Determinants and prognosis of laryngeal cancer. Otolaryngol Clin North Am 17:139–150
13. Chan CK, Gee JB (1988) Asbestos exposure and laryngeal cancer: an analysis of the epidemiologic evidence. J Occup Med 30:23–27
14. Clemmesen J, Hjalgrim-Jensen S (1981) Cancer incidence among 5686 asbestos-cement workers followed from 1943 through 1976. Ecotox Environ Safety 5:15–23
15. Coggon D, Pannett B, Osmond C, Acheson ED (1986) A survey of cancer and occupation in young and middle aged men. I: Cancers of the respiratory tract. Br J Ind Med 43:332–338

16. Deitmer T (1989) Physiology and pathology of the mucociliary systems. In: Pfaltz CR (ed) Adv ORL, vol 43. Karger, Basel
17. Doll R, Peto J (1987) Other asbestos-related neoplasms. In: Antman K, Aisner J (eds) Asbestos related malignancy. Grune & Stratton, Orlando, FL
18. Edelman DA (1989) Laryngeal cancer and occupational exposure to asbestos. Int Arch Occup Health 61:223–227
19. Elwood JM, Pearson JCG, Skippen DH, Jackson SM (1984) Alcohol, smoking, social and occupational factors in the etiology of cancer of the oral cavity, pharynx, and larynx. Int J Cancer 34:603–612
20. Englund A, Engholm G (1982) Asbestos-related cancer in swedish construction workers. Arch Immunol Ther Exp 30:157–160
21. Enterline PE, Hartley J, Henderson V (1987) Asbestos and cancer: a cohort followed up to death. Br J Ind Med 44:396–401
22. Evans JC, Evans RJ, Holmes A, Hounam RF, Jones DM, Morgan A, Walsh M (1973) Studies on the deposition of inhaled fibrous material in the respiratory tract of the rat and its subsequent clearance using radioactive tracer techniques. Environm Res 6:180–201
23. Freifeld S (1977) Asbestos exposure and laryngeal carcinoma. JAMA 238:1280
24. Gardner MJ, Winter PD, Pannet B, owell CA (1986) Follow up study of workers manufacturing chrysotile asbestos cement products. Br J Ind Med 43:726–732
25. Glasenapp GB (1975) Beitrag zur berufsbedingten Entstehung des Kehlkopfkarzinoms. Laryngol Rhinol Otol (Stuttg) 54:565–568
26. Graham S, Blanchet M, Rohrer T (1977) Cancer in asbestos mining and other areas of Quebec. J Natl Cancer Inst 59:1139–1145
27. Hartung M, Valentin H (1987) Zur exogenen Verursachung von Kehlkopf-Karzinomen. ASP-Leseranfrage. ASP 22:126–128
28. Hillerdahl G, Lindholm CE (1980) Larnygeal cancer and asbestos. ORL 42:233–241
29. Hinds MW, Thomas DV, O'Reilly HP (1979) Asbestos, dental X-rays, tobacco, and alcohol in the epidemiology of laryngeal cancer. Cancer 44:1114–1120
30. Hirsch A, Bignon J, Sebastien P, Gaudicher A (1979) Asbestos fibers in laryngeal tissues. Findings in two patients with asbestosis associated with laryngeal tumors. Chest 76:697–699
31. Hughes JM, Weill H, Hammad YY (1987) Mortality of workers employed in two asbestos cement manufacturing plants. Br J Ind Med 44:161–174
32. IARC (1977) IARC-Monographs on the evaluation of carcinogenic risk of chemicals to human, vol 14 "Asbestos". Lyon 1977
33. Kambic V, Radsel Z, Gale N (1989) Alterations in the laryngeal mucosa after exposure to asbestos. Br J Ind Med 46:717–723
34. Kleinsasser O (1987) Tumoren des Larynx und des Hypopharynx. Thieme, Stuttgart
35. Kolloquium „Krebserkrankungen und berufliche Tätigkeit" (1988) Hrsg.: Süddeutsche Eisen- und Stahl BG Mainz. H. Schmidt Verlag, Mainz
36. Kup W (1979) Ein Fall von Kehlkopfkrebs durch Asbestexposition am Arbeitsplatz. Dtsch Gesundheitswes 34:1698–1700
37. Libshitz HI, Wershba MS, Atkinson GW, Southard ME (1974) Asbestosis and carcinoma of the larynx, a possible association. JAMA 228:1571–1572
38. Lidell FDK (1990) Laryngeal cancer and asbestos (Editorial). Br J Ind Med 47:289–291

39. Lidell FDK, Thomas DC, Gibbs GW, McDonald JC (1984) Fibre exposure and mortality from pneumoconiosis, respiratory and abdominal malignancies in chrysotile production in Quebec. Ann Acad Med Singapore 13 (Suppl 2):340–344
40. Losch E (1989) Zur Frage des ursächlichen Zusammenhanges zwischen Kehlkopfkarzinom und Asbest. Der medizinische Sachverständige 85:22–24
41. Lumley KPS (1976) A proportional study of cancer registrations of dockyard workers. Br J Ind Med 33:108–114
42. Manusco TF, Coulter EJ (1963) Methodology in industrial health studies. Arch Environm Health 6:36–52
43. McDonald AD, Fry JS, Woolley AJ, McDonald J (1982) Dust exposure and mortality in an American factory using chrysotile, amosite, and crocidolite in mainly textile manufacture. Br J Ind Med 39:368–374
44. McDonald AD, Fry JS, Woolley AJ, McDonald J (1983) Dust exposure and mortality in an American chrysotile textile plant. Br J Ind Med 40:361–167
45. McDonald JC, Liddell FDK, Gibbs GW, Eyssen GE, McDonald AD (1980) Dust exposure and mortality in chrysotile mining 1910–75. Br J Ind Med 37:11–24
46. Mollo F, Andrion A, Colombo A, Segnan N, Pira E (1984) Pleural plaques and risk of cancer in Turin, Northwest Italy. An autopsy study. Cancer 54:1418–1422
47. Morgan RW, Shettigara PT (1976) Occupational asbestos exposure, smoking, and laryngeal carcinoma. Ann NY Acad Sci 272:308–310
48. Mossman BT, Gee JBL (1989) Asbestos related diseases. N Engl J Med 320:1721–1730
49. Münzel M (1986) Kehlkopfkarzinom und Asbestose. Laryngol Rhinol Otol 65:511–512
50. Musk AW, de Klerk N, Hobbs MST, Armstrong BK (1986) Mortality in crocidolite miners and millers from Wittenoom, Western Australia. Am Rev Resp Dis 133 (Suppl A):34
51. Newhouse ML (1981) Epidemiology of asbestos-related tumors. Semin Oncol 8:250–257
52. Newhouse ML, Berry G (1973) Asbestos and laryngeal carcinoma. Lancet II:615
53. Newhouse ML, Wagner JC (1969) Validation of death certificates in asbestos workers. Br J Ind Med 26:302–307
54. Newhouse ML, Berry G, Wagner JC (1985) Mortality of factory workers in East London 1933–80. Br J Ind Med 42:4–11
55. Newhouse ML, Gregory MM, Shannon H (1980) Etiology of carcinoma of the larynx. In: Wagner JC (ed) Biological effects of mineral fibres. IARC Sci Publ 30 (2) IARC, Lyon, pp 687–695
56. Olsen J, Sabroe S (1984) Occupational causes of laryngeal cancer. J Epid Comm Health 38:117–121
57. Paoletti A, Sperduto P, Falappa A, Iannaccone A (1978) Analisi delr rischi per l'apparato respiratorio in una fabrico di manufatti in cemento-amianto. Ann Ist Super Sanita 14:659–665
58. Peto J, Doll R, Hermon C, Binns W, Clayton T, Goffe T (1985) Relationship of mortality to measures of environmental asbestos pollution in an asbestos textile factory. Ann Occup Hyg 29:305–355
59. Preger L, Obst D (1978) Asbestos-related disease. Grune & Stratton, New York
60. Puntoni R, Vercelli M, Merlo F, Valerio F, Santi L (1979) Mortality among shipyard workers in Genoa, Italy. Ann NY acad Sci 330:353–377

61. Raffn E, Lynge E, Juel K, Korsgaard B (1989) Incidence of cancer and mortality among employees in the asbestos cement industry in Denmark. Br J Ind Med 46:90–96
62. Roggli VL, Greenberg JL, McLarty JL, Hurst GA, Spivey CG, Heiger LR (1980) Asbestos body content of the larynx in asbestos workers. A study of five cases. Arch Otolaryngol 106:533–535
63. Rubino GF, Piolatto GM, Newhouse ML, Scansetti G, Aresini GA; Murray R (1979) Mortality of chrysoltile asbestos workers at the Balangero mine Northern Italy. Br J Ind Med 36:187–194
64. Selikoff IJ, Lee DHK (1978) Asbestos and disease. Academic Press, New York
65. Selikoff IJ, Hammond EC, Seidman H (1979) Mortality experience of insulation workers in the United States and Canada 1943–1976. Ann NY Acad Sci 330:91–116
66. Shettigara PT, Morgan RW (1975) Asbestos, smoking, and laryngeal carcinoma. Arch Environ Health 30:517–519
67. Smith AH, Handley MA, Wood R (1990) Epidemiological evidence indicates asbestos causes laryngeal cancer. J Occup med 32:449–508
68. Steiner W (1987) Zur exogenen Verursachung von Kehlkopf-Karzinomen. ASP-Leseranfrage. ASP 22:126–128
69. Stell PM, McGill T (1973) Asbestos and laryngeal carcinoma. Lancet II:416
70. Stell PM, McGil T (1975) Exposure to asbestos and laryngeal carcinoma. J Laryngol Otol 89:513–517
71. Thomas HF, Benjamin IT, Elwood PC, Sweetnam PM (1982) Further follow-up study of workers from an asbestos cement factory. Br J Ind Med 39:273–276
72. Viallat JR, Farisse P, Rey F, Boutin C, Henin Y, Jausseran M, D'lstria JC (1986) Asbestos and cancer of the larynx. Amiante et cancer du larynx. Ann Otolaryngol Chir Cervivofac 103:63–66
73. Wain SL, Rogli VL, foster WL jr (1984) Parietal pleural plaques, asbestos bodies and neoplasia. A clinical, pathological, and roentgenographic correlation of 25 consecutive cases. Chest 86:707–713
74. Wynder EL, Covey LS, Mabuchi K, MushinskiM (1976) Environmental factors in cancer of the larynx. Cancer 38:1591–1601
75. Woodworth CD, Mossman BT, Craighead JE (1983) Squamous metaplasia of the respiratory tract. Possible pathogenic role in asbestos-associated bronchogenic carcinoma. Lab Invest 48:578–584
76. Zagraniski RT, Kelsey JL, Walter SD (1986) Occupational risks for laryngeal carcinoma: Connecticut 1975–1980. Am J Epidemiol 124:67–76

Zur Epidemiologie des Kehlkopfkrebses in Polen

W. Zatonski, J. Tyczynski, J. Didkowska

Einleitung

Der Kehlkopfkrebs stellt in vielen europäischen Ländern ein außerordentlich schwerwiegendes Problem dar. Insbesondere bei der männlichen Bevölkerung Südeuropas ist die Inzidenz dieses Tumors hoch. Jedoch auch in Zentral- und Osteuropa, vor allem in Polen und Ungarn (Tabelle 1 a, b),

Tabelle 1a. Standardisierte Mortalitätsraten an Kehlkopfkrebs (pro 100000 Einwohner); Weltstandard, Männer, 1965

Land	1965	1985
Frankreich	11,0	9,6
Spanien	6,5	7,3*
Italien	5,7	6,4
Portugal	5,6	5,0
Belgien	4,3	5,0*
Ungarn	4,2	7,3
Österreich	3,9	3,3
Griechenland	3,9	3,7
Bulgarien	3,8	4,0
Finnland	3,8	1,4
Jugoslawien	3,7	6,2
Tschechoslowakei	3,4	5,1
Schweiz	3,3	2,3
Polen	2,9	7,3
Deutschland	2,1	2,6
Irland	2,1	2,6
England	2,0	1,7
Niederland	1,5	1,6
Dänemark	1,3	2,6
Schweden	0,7	0,8
Norwegen	0,6	1,2

* Daten für das Jahr 1984; WHO, Genf

Tabelle 1b. Europäische Länder mit Anstieg bzw. Abnahme der Kehlkopfkrebssterblichkeit in den Jahren 1965 – 1985

Anstieg		Abnahme	
Tschechoslowakei	(3,4–5,1)	Finnland	(3,8–1,4)
Dänemark	(1,3–2,6)	Frankreich	(11,0–9,6)
Bundesrepublik	(2,1–2,6)	Schweiz	(3,3–2,3)
Ungarn	(4,2–7,3)		
Polen	(2,9–7,3)		
Jugoslawien	(3,7–6,2)		

hat der Kehlkopfkrebs in den vergangenen Jahren zunehmend an Bedeutung gewonnen.

Bislang galt Frankreich als das Land mit der mit Abstand höchsten Kehlkopfkrebsrate innerhalb der männlichen Bevölkerung. Mitte der 60er Jahre lag die Mortalitätsrate hier nahezu um das Doppelte höher im Vergleich zu Spanien, dem Land mit der zweithöchsten Mortalität an Kehlkopfkrebs. Die niedrigsten Mortalitätsraten innerhalb Europas in den 60er und 80er Jahren wurden in Skandinavien beobachtet. Bemerkenswert erscheint hier der deutliche Rückgang der Mortalität an Kehlkopfkrebs in Finnland. Auch in Frankreich wurde eine Abnahme der Mortalität registriert. Überraschend erscheint ferner, daß in Großbritannien, das europaweit die höchste Sterblichkeit an Lungenkrebs aufweist (die Entstehung dieses Tumors ist ebenso wie die des Kehlkopfkrebses eng mit dem Konsum von Tabak assoziiert), eine vergleichsweise niedrige Sterblichkeit an Kehlkopfkrebs vorliegt. Eine besondere Situation finden wir in Polen vor. Hier wurde innerhalb der letzten 30 Jahre der europaweit höchste Anstieg der Mortalität an Kehlkopfkrebs verzeichnet. Das Ziel der vorliegenden Arbeit ist es, die epidemiologische Situation des Kehlkopfkrebses in Polen zu beschreiben und zu analysieren.

Material und Methoden

Das in dieser Arbeit verwendete Material stammt aus Sterbedaten, die aus den an das Hauptstatistikamt in Warschau gesandten Totenscheinen entnommen wurden. Die Mortalitätsraten wurden standardisiert, indem die von Segi definierte und von Doll modifizierte sog. „Weltbevölkerung" als Referenzbevölkerung verwandt wurde [12]. Die Arbeit geht auf zeitliche Trends für das Larynxkarzinom zwischen den Jahren 1963 und 1967 ein. In Abhängigkeit von einer Linearfunktion des zeitlichen Verlaufs berechneten wir, wenn möglich, die prozentualen

Raten des jährlichen Zuwachses, des Fünfjahreszuwachses und des Zuwachses in allen Altersgruppen zusammen. Die altersabhängige Mortalitätskurve wurde durch drei zeitlich definierte Punkte (1963, 1975 und 1985) gelegt. Die Zeitverläufe für die verschiedenen Altersgruppen wurden für die Periode von 1963–1987 in Fünfjahresintervalle gegliedert. Darüber hinaus wurde eine Kohortenanalyse graphisch dargestellt. Bei der Analyse der Mortalitätsraten für aufeinanderfolgende Geburtskohorten wurden die Mortalitätsraten in jeder einzelnen Fünfjahres-Altersgruppe mit der Quinary-Quinquennial Case's Methode berechnet [3]. Alle in dieser Studie vorgestellten Daten werden getrennt für Männer und Frauen wiedergegeben. Um einen Vergleich zwischen Männern und Frauen besser herauszuarbeiten, wurde ein Geschlechterverhältnis, berechnet als Quotient zugrundeliegender standardisierter Mortalitätsraten, angegeben. Die Lokalisation des Wohnortes (Land, Stadt) wird unter Berücksichtigung beider Geschlechter angegeben. Die geographische Verteilung der Mortalitätsraten für die Jahre 1980–1985 wird mittels Landkarten dargestellt. Die Kartengrundlage beruht auf einer Standardskalierung [14].

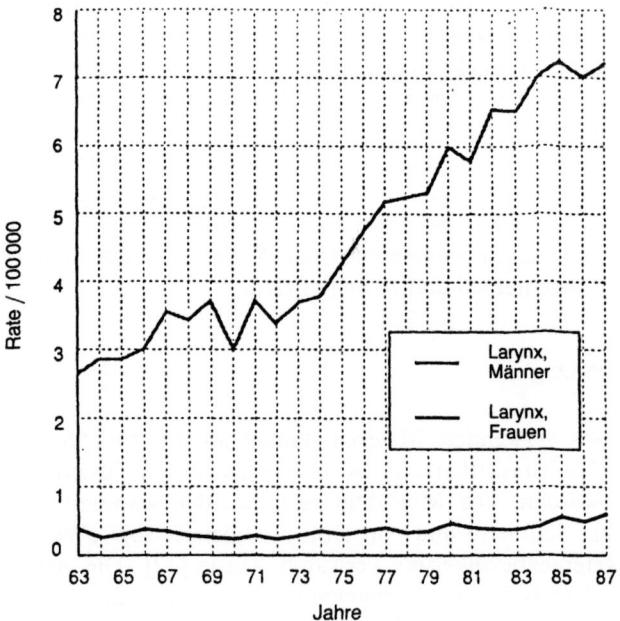

Abb. 1. Mortalität an Kehlkopfkrebs in Polen im Zeitraum von 1963–1987

Ergebnisse

Der Kehlkopfkrebs nimmt insbesondere für die männliche Bevölkerung Polens einen hohen Stellenwert ein. So stellt der Kehlkopf bei dieser Bevölkerungsgruppe die dritthäufigste Krebslokalisation dar [15]. Ferner ist Kehlkopfkrebs die achthäufigste Todesursache innerhalb der männlichen Bevölkerung Polens. Während der letzten zwei Jahrzehnte fand sich für das Larynxkarzinom der größte Mortalitätsratenzuwachs bei Männern und – unter Berücksichtigung eines niedrigeren Häufigkeitsniveaus – ein mittlerer Zuwachs bei Frauen. Die auf Larynxkarzinome zurückführbaren jährlichen Mortalitätsraten bei Männern und Frauen in den Jahren 1963–1987 beliefen sich auf 9,06% und 2,31%. Die standardisierte Mortalitätsrate, bezogen auf das Larynxkarzinom bei Männern, nahm von 2,6/100000 Einwohner im Jahre 1963 bis auf 7,2/100000 Einwohner im Jahre 1987 zu. Bei Frauen fand sich ein Anstieg von 0,3/100000 Einwohner auf 0,5/100000 Einwohner in den entsprechenden Jahren (Abb. 1 und Tabelle 2).

Ebenso wurde ein Anstieg der absoluten Zahl der Todesfälle, verursacht durch Kehlkopfkrebs, in den Jahren 1963–1987 registriert. So stieg die Zahl der Todesfälle innerhalb der männlichen Bevölkerung von 342 im Jahre 1963 auf 1418 im Jahre 1987 an. Bei der weiblichen Bevölkerung fand sich ein Anstieg von 57 im Jahre 1963 auf 134 im Jahre 1985. Der prozentuale Anteil des Kehlkopfkarzinoms an den Krebserkrankungen bei Männern insgesamt, stieg von 2,0% im Jahre 1963 auf 3,6% im Jahre 1987 an (Tabelle 2). Das Kehlkopfkarzinom zeigt ein völlig unterschiedliches Verhalten hinsichtlich der Mortalitätsraten bei Männern und Frauen. So wuchs das Geschlechterverhältnis zwischen 1963 und 1983 auf 17,1 an. Seitdem konnte kein weiterer Anstieg mehr verzeichnet werden, im Gegenteil, es fiel eher eine leichte Abnahme des Quotienten im Verlauf der letzten 3 Jahre der Untersuchungsperiode auf (Tabelle 2). Die Veränderungen der absoluten Kehlkopfkrebssterblichkeit reflektieren die umfassenden Änderungen der Mortalitätsraten in den individuellen Altersgruppen (Abb. 2). Todesfälle, bedingt durch Kehlkopfkrebs, waren bei Männern unter 35 Jahren äußerst selten (Abb. 3). Die jährliche Zuwachsrate belief sich in der Periode von 1963–1987 auf 9–16% in den Altersgruppen 40–64 Jahre und fiel ab auf 5% nach Erreichen des 65. Lebensjahres. Frauen der Altersgruppe 45–64 Jahre zeigten einen jährlichen Zuwachs von 4–9%. Bei älteren Frauen war kein Zuwachs der Mortalitätsrate mehr feststellbar. Die Mortalitätsrate durch Kehlkopfkrebs erreichte ein Maximum von 46 Todesfällen/100000 Einwohner in der Altersgruppe der 80- bis 84jährigen Männer (Abb. 3) und 7 Todesfälle/100000 Einwohner bei den Frauen im Alter von 85 Jahren und älter (Abb. 4). Eine ausgesprochen starke Zunahme des Risikos, an einem Kehlkopfkarzinom zu sterben, wurde

Tabelle 2. Sterblichkeit an Kehlkopfkrebs in Polen (1963–1987)

Jahr	Geschl.	Zahl der Todesfälle	Nicht standardisierte Mortalitätsrate	Standardisierte Mortalitätsrate	Prozentsatz	Geschlechterverhältnis	Listenplatz (Todesursachenstatistik
			per 100000				
63	m	342	2,3	2,6	2,0	8,0	9
	w	57	0,4	0,3	0,3		25
64	m	390	2,6	2,9	2,1	9,9	8
	w	52	0,3	0,3	0,3		25
65	m	400	2,6	2,9	2,0	9,5	9
	w	59	0,4	0,3	0,3		25
66	m	438	2,8	3,1	2,2	7,8	8
	w	76	0,5	0,4	0,4		22
67	m	519	3,3	3,5	2,5	9,0	7
	w	76	0,5	0,4	0,4		25
68	m	509	3,2	3,4	2,3	9,6	9
	w	72	0,4	0,4	0,3		25
69	m	573	3,6	3,7	2,5	10,7	9
	w	73	0,4	0,3	0,3		25
70	m	473	3,0	3,0	2,0	11,6	11
	w	56	0,3	0,3	0,3		34
71	m	583	3,7	3,7	2,3	13,3	10
	w	61	0,4	0,3	0,3		33
72	m	545	3,4	3,4	2,2	13,3	11
	w	54	0,3	0,3	0,2		35
73	m	610	3,8	3,7	2,3	13,5	10
	w	60	0,3	0,3	0,3		34
74	m	646	3,9	3,8	2,4	11,9	10
	w	71	0,4	0,3	0,3		34
75	m	736	4,4	4,4	2,6	14,0	9
	w	71	0,4	0,3	0,3		32
76	m	821	4,9	4,7	2,8	14,5	8
	w	80	0,5	0,3	0,3		33
77	m	910	5,4	5,2	3,1	13,8	8
	w	92	0,5	0,4	0,4		31
78	m	927	5,4	5,3	3,0	16,3	8
	w	78	0,4	0,3	0,3		33

Tabelle 2 (Fortsetzung)

Jahr	Geschl.	Zahl der Todesfälle	Nicht standardisierte Mortalitätsrate	Standardisierte Mortalitätsrate	Prozentsatz	Geschlechterverhältnis	Listenplatz (Todesursachenstatistik
			per 100000				
79	m	939	5,5	5,3	3,0	15,3	8
	w	87	0,5	0,3	0,3		33
80	m	1084	6,3	6,0	3,3	12,8	8
	w	114	0,6	0,5	0,4		25
81	m	1062	6,1	5,8	3,1	14,8	8
	w	97	0,5	0,4	0,4		26
82	m	1220	6,9	6,6	3,5	127,1	8
	w	101	0,5	0,4	0,4		25
83	m	1224	6,9	6,5	3,4	17,0	8
	w	101	0,5	0,4	0,4		24
84	m	1337	7,4	7,0	3,6	16,0	8
	w	116	0,6	0,4	0,4		23
85	m	1398	7,7	7,3	3,7	14,1	8
	w	132	0,7	0,5	0,5		23
86	m	1337	7,3	6,9	3,5	15,1	8
	w	126	0,7	0,5	0,4		23
87	m	1418	7,7	7,2	3,6	14,2	8
	w	134	0,7	0,5	0,5		24

ferner bei den sukzessiv gebildeten Geburtskohorten der männlichen Bevölkerung beobachtet (Abb. 5).

Bemerkenswert sind die ausgeprägten geographischen Unterschiede hinsichtlich der Mortalitätsrate an Kehlkopfkrebs für beide Geschlechter. Die Mortalitätsrate in den Jahren 1980–1985 war innerhalb der männlichen Bevölkerung in Unter- und Oberschlesien am höchsten. Eine vergleichsweise niedrige Mortalitätsrate wurde in den meisten östlichen Provinzen, außer der Provinz Biala Podlaska, beobachtet. Der Unterschied zwischen der höchsten und niedrigsten Mortalitätsrate in den einzelnen Provinzen betrug 2,6. Eine ähnliche Verteilung fand sich für Frauen. Auch hier fielen die höchsten Mortalitätsraten in Ober- und Unterschlesien auf.

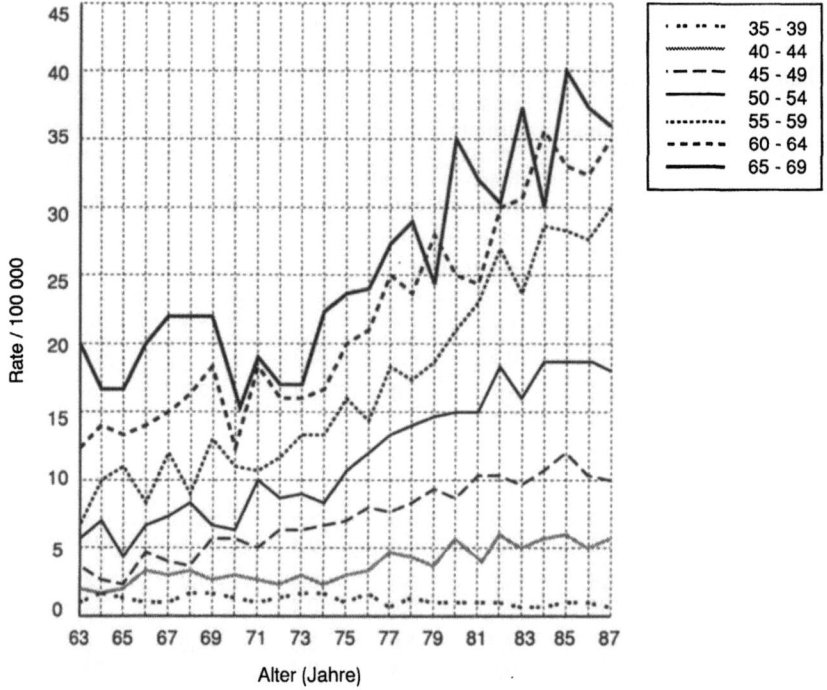

Abb. 2. Altersbezogene Mortalität an Kehlkopfkrebs innerhalb der männlichen Bevölkerung

Diskussion

Die Ätiologie des Kehlkopfkrebses ist trotz einer großen Zahl international durchgeführter Studien bislang noch unklar. Es besteht kein Zweifel daran, daß der chronische Tabak- und Alkoholkonsum die Hauptrisikofaktoren für die Entstehung von Kehlkopfkrebs darstellen [5, 11]. Darüber hinaus scheint eine Vitaminmangelernährung, insbesondere eine verminderte Zufuhr der Vitamine A und C, eine Rolle zu spielen [4, 5]. Der Stellenwert einer beruflichen Exposition gegenüber gefährlichen Arbeitsstoffen für die Entstehung von Kehlkopfkrebs ist bislang noch weitgehend ungeklärt. Dies gilt sowohl für die Exposition gegenüber Asbest als auch für die Exposition gegenüber Nickelverbindungen, deren Rolle für die Krebsentstehung im Kehlkopf insbesondere in der letzten Zeit mehr und mehr in Frage gestellt wurde. Wenn man die Situation kritisch betrachtet, sind sogar hinsichtlich des Stellenwertes des chronischen Alkohol- und Tabakkonsums und insbesondere des synergistischen Effektes beider Risikofaktoren noch einige Fragen offen.

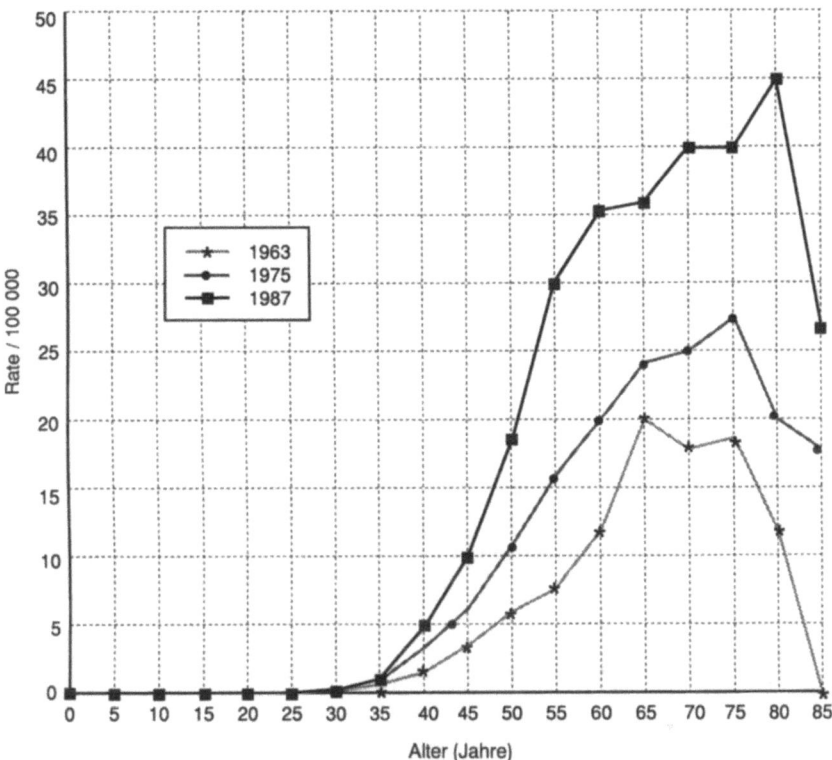

Abb. 3. Altersbezogene Kehlkopfkrebsmortalität der männlichen Bevölkerung Polens

Zahlreiche deskriptive epidemiologische Studien haben interessante Ergebnisse hinsichtlich der Überlegungen zur Ätiologie des Kehlkopfkrebses geliefert, wobei nicht unerwähnt bleiben sollte, daß teilweise widersprüchliche Ergebnisse resultierten. Das erste ungelöste Problem wird bei der Frage nach dem Anteil des Tabakkonsums am Gesamtrisiko für die Entstehung des Kehlkopfkrebses angesprochen. Jussawala u. Deshpande [6] errechneten für Inder, die nie Alkohol konsumiert hatten und Raucher waren, ein relatives Risiko von 7,7, für solche, die Kautabak benutzten, von 4,6. Trotz dieser eindrucksvollen Zahlen ist festzustellen, daß die Bedeutung eines alleinigen Tabakkonsums für die Entstehung von Kehlkopfkrebs nicht eindeutig geklärt ist, insbesondere, wenn man die europäische Bevölkerung betrachtet [6]. Betrachtet man z. B. die Mortalität an Lungenkrebs in England über den Zeitraum von 1900–1970, so ist ein Anstieg um 500% festzustellen. Dieser Anstieg korreliert sehr gut mit den bevölkerungsspezifischen Rauchgewohnheiten. Im Gegensatz zum Lungenkrebs

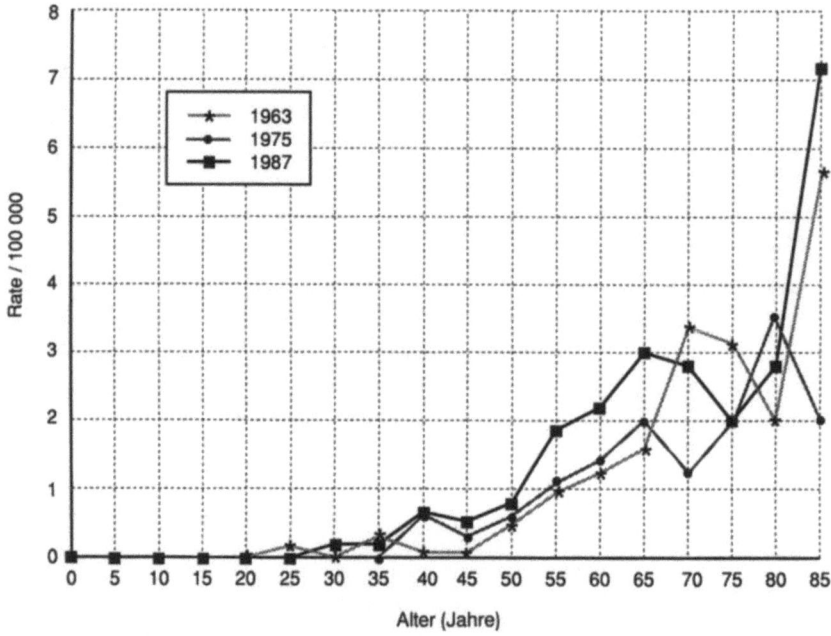

Abb. 4. Altersbezogene Kehlkopfkrebsmortalität der weiblichen Bevölkerung Polens

fand sich in bezug auf die Sterblichkeit an Kehlkopfkrebs innerhalb der gleichen Bevölkerungsgruppe während dieses Zeitraumes kein entscheidender Anstieg. Ein ähnliches Bild finden wir in Australien. Während die Lungenkrebsmortalität während der Zeitperiode von 1950–1970 auf über 300% anstieg, blieb die Mortalität an Kehlkopfkrebs nahezu konstant [1, 2].

McMichael [8] analysierte die Trends für die Mortalitätsraten an Kehlkopf- und Speiseröhrenkrebs in England und Australien unter besonderer Berücksichtigung des Konsumverhaltens für Alkohol und Tabak. Er kam dabei zum Schluß, daß der Alkoholkonsum einen größeren Effekt als der Tabakkonsum auf die Mortalität an Kehlkopfkrebs hat. Tuyns u. Audiger [10] bestätigen diese Beobachtungen. Auch wenn man die geographische Verteilung der Mortalität an Lungenkrebs und Kehlkopfkrebs innerhalb Europas betrachtet, fallen erhebliche Diskrepanzen zwischen der Häufigkeit an Kehlkopfkrebs und Lungenkrebs in vielen Ländern auf. So finden wir z. B. in Schottland die höchste Inzidenz an Lungenkrebs innerhalb Europas, während die Inzidenz von Kehlkopfkrebs vergleichsweise niedrig angesiedelt ist [9]. Die männliche Bevölkerung Polens gehört sicherlich weltweit zu den Bevölkerungsgruppen mit dem

Zur Epidemiologie des Kehlkopfkrebses in Polen   133

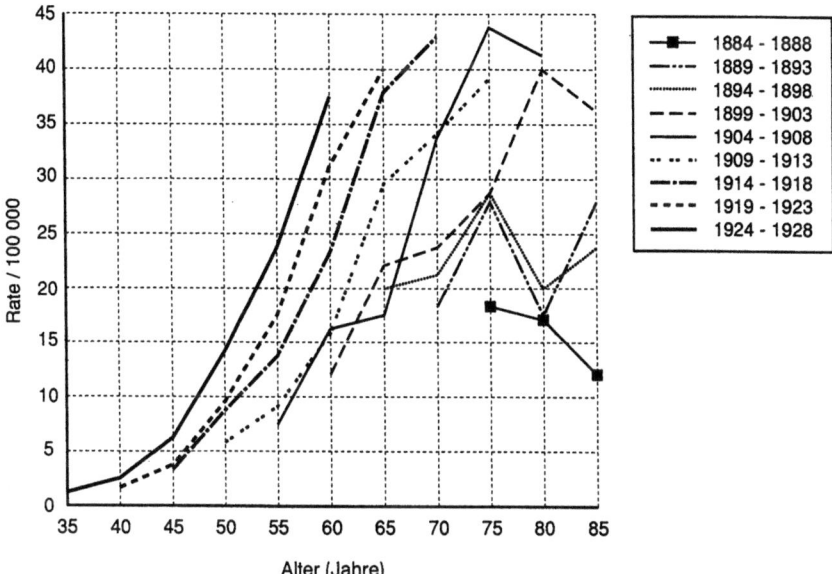

Abb. 5. Kohortenanalyse hinsichtlich der Kehlkopfkrebsentstehung innerhalb der männlichen Bevölkerung

höchsten Kehlkopfkrebsrisiko. Interessanterweise kam es zu dieser Entwicklung erst innerhalb der letzten zwei Jahrzehnte.

Unser populationsbasiertes Kollektiv von Kehlkopfkrebspatienten - allesamt in Unterschlesien diagnostiziert - umfaßt 969 Personen. Lediglich 2,5% dieser Gruppe waren Nichtraucher. Die anderen 97,5% waren starke Raucher über einen langen Zeitraum, [16]. Nur 1,2% unserer Kehlkopfkrebspatienten gaben an, nie Alkohol konsumiert zu haben. 70% hingegen hatten über einen langen Zeitraum ohne abstinente Phasen erhebliche Mengen hochprozentiger Alkoholika (vor allem Wodka) konsumiert. Es scheint jedoch, daß in der polnischen Bevölkerung lediglich ein Teil der Personen mit ausgeprägtem chronischen Alkohol- und Tabakkonsum an einem Kehlkopfkarzinom erkrankt. Betrachtet man die männlichen Patienten, so manifestieren sich die Tumoren vor allem im Bereich der Supraglottis. Unsere epidemiologischen Studien aus den Jahren 1982–1985 zeigten, daß 58% der Kehlkopfkrebse im Bereich der Supraglottis lokalisiert waren, 41% fanden sich im Bereich der Glottis und 1% im Bereich der Subglottis. Diese Verteilung hinsichtlich der Lokalisation von Kehlkopftumoren in Polen unterscheidet sich erheblich von der Verteilung, die bei polnischen Kehlkopfkrebspatienten beobachtet wurden, die in anderen Ländern leben. Auch Untersuchungen verschiedener klinischer Forschungsgruppen in

Polen bestätigen unsere Beobachtungen der überwiegenden Manifestation der Tumoren im Bereich der Supraglottis [7].

Die bislang letzte große epidemiologische Studie in Polen wurde in den Jahren 1986 und 1987 in unserer Abteilung durchgeführt. Es handelte sich dabei um eine populationsbasierte Fallkontrollstudie an männlichen Patienten mit Kehlkopfkrebs im Alter von unter 65 Jahren. Die Studie wurde in Unterschlesien, einer Provinz im Südwesten Polens, zwischen 1986 und 1987 durchgeführt. Einbezogen wurden 249 neu erfaßte Krebsfälle und 965 Kontrollen. Hierbei wurde für einen Tabakkonsum von mehr als 30 Zigaretten pro Tag ein relatives Kehlkopfkrebsrisiko von 59,7 errechnet. Für einen regelmäßigen Alkoholkonsum (regelmäßiger Wodkakonsum) für einen Zeitraum von mehr als 30 Jahren wurde ein relatives Risiko von 10,4 errechnet. Ein kombinierter Alkohol- und Tabakkonsum hatten einen multiplikativen Effekt auf das relative Risiko, an Kehlkopfkrebs zu erkranken. Nach Aufgabe des Rauchens bildete sich das erhöhte Krebsrisiko zurück (RR = 0,3 nach 10 Jahren Abstinenz). Eine Abnahme des Risikos wurde auch beobachtet, wenn das aktive Rauchverhalten durch Phasen der Abstinenz unterbrochen wurde. In unserer Studie fiel ebenfalls auf, daß eine Mangelernährung einen maßgeblichen unabhängigen Risikofaktor darstellt. Insgesamt kann man sagen, daß starker Alkohol- und Tabakkonsum sowie eine mangelhafte Ernährung die Hauptrisikofaktoren für den Kehlkopfkrebs in unserer Studie darstellen und wohl für schätzungsweise 99,7% aller Kehlkopfkrebsfälle in Polen in erster Linie verantwortlich zeichnen. Darüber hinaus haben wir festegestellt, daß einige Arbeiter in der chemischen Industrie, der Zementindustrie, der Textilindustrie sowie in Gießereien ein erhöhtes Kehlkopfkrebsrisiko aufweisen [16].

Polen wurde nach dem Zweiten Weltkrieg von einer Pandemie des Tabakkonsums ergriffen. Er wuchs dabei etwa von 1500 Zigaretten pro Kopf pro Jahr auf etwa 3500 Zigaretten pro Kopf pro Jahr in den späten 70er Jahren an. Verschiedene Untersuchungen konnten zeigen, daß ca. 80% der erwachsenen polnischen Männer und 37% der erwachsenen polnischen Frauen im Durchschnitt wenigstens 6 Monate lang aktiv geraucht haben. Darüber hinaus sind die polnischen Zigarettenmarken für ihren ungewöhnlich hohen Gehalt an teerähnlichen Substanzen und Nikotin bekannt. Bis Mitte der 80er Jahre waren lediglich 50% der polnischen Zigaretten mit einem Filter versehen. Nahezu alle in Polen gerauchten Zigaretten werden aus dem in Polen angepflanzten groben, schwarzen Tabak hergestellt. Einige Autoren vertreten die Ansicht, daß gerade dieser Tabakart ein wesentlicher Anteil des Kehlkopfkrebsrisikos zuzurechnen ist [17].

Der Anstieg des Kehlkopfkrebses in der männlichen polnischen Bevölkerung wurde in allen Regionen des Landes beobachtet, wobei regionale Unterschiede nachweisbar waren. Die geographische Verteilung des Kehlkopfkrebses unterscheidet sich signifikant von der des Lungenkrebses. Der Tabakkonsum in den verschiedenen Provinzen zeigte eine signifikante Korrelation mit dem regionalen Lungenkrebsrisiko. Für den Kehlkopfkrebs war eine statistisch signifikante derartige Korrelation nicht nachweisbar.

Wie in anderen Ländern konnte auch in Polen das Rauchverhalten alleine nicht die unterschiedliche geographische Verteilung dieser Tumoren bzw. die unterschiedlichen Risiken bei Männern und Frauen oder bei ländlicher und städtischer Bevölkerung erklären. Der über viele Jahre konstante und sehr hohe Tabakkonsum in Polen geht mit einem zunehmenden Alkoholkonsum einher, ähnlich wie in anderen europäischen Ländern. Bei quantitativer Betrachtung ist zu bemerken, daß der Alkoholkonsum in Polen eine Mittelstellung im Vergleich zu anderen europäischen Ländern einnimmt. Man darf allerdings nicht vergessen, daß es sich bei ca. 70% des in Polen konsumierten Alkohols um hochprozentige Alkoholika handelt. Ein anderes vielleicht wichtiges Element hinsichtlich des Kehlkopfkrebsrisikos innerhalb der Bevölkerung könnte man etwas abstrahiert mit der Dichte des Alkoholkonsums umschreiben. Damit ist gemeint, daß etwa 3,5-4 Mio. Menschen nahezu täglich hochprozentige alkoholische Getränke konsumieren.

Es ist davon auszugehen, daß ein entsprechendes Ernährungsverhalten gerade in der Untergruppe der besonders gefährdeten Personen eine wichtige Rolle spielt. Graham et al. [4] beobachteten im Rahmen einer umfassenden Fallkontrollstudie einen protektiven Effekt von Vitamin A und C hinsichtlich der Entstehung von Kehlkopfkrebs bei Patienten, die sowohl rauchten als auch Alkohol konsumierten. Unsere Ergebnisse deuten darauf hin, daß die Ernährung neben Alkohol- und Tabakkonsum als einer der wichtigsten Faktoren hinsichtlich der Risikoeinschätzung für die Entstehung von Kehlkopfkrebs angesehen werden muß. Die eklatante Zunahme des Kehlkopfkrebsrisikos in Polen (nach Lungen- und Magenkrebs dritthäufigste Krebslokalisation in den 80er Jahren) dürfte aus einer fatalen Kombination dieser Hauptrisikofaktoren resultieren.

Literatur

1. Anon D (1976) Smoking and laryngeal cancer. Med J Aust 11:284
2. Atkinson L (1975) Some features of the epidemiology of cancer of the larynx in Australia and Papua New Guinea. Laryngoscope 85:1173-1184
3. Case RAM (1956) Cohort analysis of mortality rates as an historical or narrative technique. Br J Prev Soc Med 10:159-171
4. Graham S, Mettlin C, Marshall J, Priore R, Rzepka T, Shedd D (1981) Dietary factors in the epidemiology of cancer of the larynx. Am J Epidemiol 113:675-680

5. IARC (1986) Tobacco smoking. Monographs on evaluation of the carcinogenic risk of chemicals to humans, Vol 38. IARC, Lyon
6. Jussawala DJ, Deshpande VA (1971) Evaluation of cancer risk in tobacco chewers and smokers: an epidemiologic assessment. Cancer 28:244 –252
7. Lissowska J (1989) Ocena środowiskowych czynników ryzyka w nowotworach krtani. Evaluation of enviromental risk factors in laryngeal cancer. Doctoral thesis. The Maria Skodowska-Curie Memorial Cancer Center and Institute of Oncology
8. McMichael AJ (1978) Increases in laryngeal cancer in Britain and Australia in relation to alcohol and tobacco consumption trends. Lancet I: 1244–1247
9. Tuyns AJ (1982) Incidence trends of laryngeal cancer in relation to national alcohol and tobacco consumption. In: Magnus K (ed) Trends in cancer incidence causes and practical implications. Hemisphere Publ., Washington
10. Tuyns AJ Audinger JC (1976) Double wave cohort increase for oesophageal and laryngeal cancer in France in relation to reduced alcohol consumption during Second World War. Digestion 14:197–208
11. US Surgeon General (1982) The health consequences of smoking. US Department of Health, Education and Welfare. Washington/DC
12. Waterhouse et al. (eds) (1982) Cancer incidence in five continentes, Vol 4. IARC, Lyon
13. Zatoński W (ed) Nowotwory zośliwe w Polsce w roku 1987. Cancer in Poland in 1987. Centrum Onkologii-Instytut im. Marii Skodowskiej-Curiew
14. Zatoński W, Becker N (1988) Atlas of cancer mortality in Poland 1975–1979. Springer, Berlin Heidelberg New York Tokyo
15. Zatoński W, Przewoźniak K, Gottesman K (1986) Zakres i następstwa zdrowotne palenia tytoniu w Polsce. In: Strzelecki Z (ed) Alkohol narkotyki tytoń. Skutki demograficzne w Polsce. The scale and health consequences of tobacco smoking in Poland. In: Alcohol drugs and tobacco. Demographic effects, PAX Warszawa
16. Zatoński W, Becher H, Lissowska J, Wahrendorf J (1991) Tobacco, alcohol, diet and occupational exposure in etiology of laryngeal cancer – a population-based case-control study. Cancer Causes Control
17. Zavala D, Correa P (1986) Latin America. In: Howe GH (ed) Global geocancerology. A world geography of human cancers. Churchill Livingstone, Edingburgh

Zur Epidemiologie der Nasen- und Nasennebenhöhlenkarzinome

H.-G. Schroeder

Einleitung

Die erste Mitteilung in der Literatur, die eine chemische Einwirkung für Nasenkrebs verantwortlich macht, stammt aus dem Jahre 1761 von dem Engländer John Hill. Er schuldigt den unmäßigen Gebrauch von Schnupftabak als wichtige Ursache für Nasenkrebs an [33]. 129 Jahre später beschreibt Newman ein Adenokarzinom der Nase in Zusammenhang mit einer großen Septumperforation [47]. Er machte diese Beobachtung bei einem Chrom-Pigment-Arbeiter. Im Verlaufe des 20. Jahrhunderts kamen immer neue Stoffe in den Verdacht, in Zusammenhang mit Nasen- und Nasennebenhöhlenkrebs zu stehen. Die Zahl der organischen und anorganischen Stoffe, der Fasern, Stäube und Arbeitsprozesse, denen nachgesagt wurde, Nasenkrebs verursachen zu können, stieg besonders in den letzten 20 Jahren sprunghaft an. Während Nessel 1967 [46] in einer Übersicht über Berufskrebse im HNO-Bereich als mögliche Ursache für Nasenkrebs nur Nickel, Chrom, Isopropylalkohol und ionisierende Strahlen nennt, werden in der Literatur bis heute über 20 verschiedene Noxen oder Arbeitsvorgänge angeschuldigt, bei der Entstehung von Krebs im Nasen- und Nebenhöhlenbereich beteiligt zu sein (Tabelle 1).

Nichtberufsbedingte mögliche Ursachen

Von den nichtberufsbedingten Ursachen für Nasen- und Nebenhöhlenkrebs sind Schnupftabak und Thorotrast zu nennen. Zusammenhänge zwischen Schnupftabak und Nasenkrebs wurden in Afrika beobachtet [29, 35]. In Europa ist dieser Zusammenhang meist in Verbindung mit Holzstaubexposition geprüft worden, wobei in Kollektiven von holzstaubexponierten Personen mit Nasenkrebs kein gehäufter Schnupftabakgebrauch festgestellt wurde [1, 6, 62].

In der Literatur wurden auch iatrogene Nebenhöhlenkrebse erwähnt. Aus den USA kamen Beschreibungen von 14 Personen, bei denen 10-20

Tabelle 1. In der Literatur aufgeführte, mögliche Ursachen für Nasen- und Nasennebenhöhlenkrebs

---

Nicht berufsbedingte mögliche Ursachen
  Schnupftabak
  Thorotrast

Berufsbedingte mögliche Ursachen

  (a) *anorganische Verbindungen*
    Nickelverbindungen
    Chrom-(VI)-Verbindungen
    Asbestfasern
    Arsenverbindungen

  (b) *organische Verbindungen*
    Isopropylalkohol
    2,2'-Dichlordiäthylsulfid
    Chlorphenole
    Formaldehyd

  (c) *physikalische Einwirkungen*
    ionisierende Strahlen

  (d) *Arbeitsvorgänge*
    Holzverarbeitung
    Lederverarbeitung
    Beschäftigung in der Textilindustrie
    Beschäftigung in der Metallverarbeitung
    Arbeit mit Lacken, Farben, Lösemitteln
    Torfabbau
    Landwirtschaft
    Beschäftigung in der Mineralölindustrie
    Herstellung von Schokolade und Süßigkeiten
    Konservierung von Obst und Gemüsen
    Umgang mit Teer, Teerölen, Pech u. ä.

Jahre nach Thorotrast-Füllung der Kieferhöhle für Röntgenkontrastaufnahmen Karzinome der Kieferhöhle beobachtet wurden [51]. Durch die Langzeitwirkung von Thorium mit einer Halbwertszeit von 10^{10} Jahren entstanden Plattenepithel- und Mukoepidermoidkarzinome.

Berufsbedingte mögliche Ursachen

Die in Zusammenhang mit der Berufsausübung stehenden möglichen Ursachen für Nasenkrebs lassen sich in vier Untergruppen einteilen: a) anorganische Verbindungen, b) organische Verbindungen, c) physikalische Ursachen, d) Arbeitsvorgänge, bei denen gehäuftes Krebsvorkommen beobachtet wurde, eine genaue Definition des Karzinogens bisher aber nicht erfolgte.

Anorganische Verbindungen

Die erste epidemiologisch erfaßte berufliche Noxe, die Nasenkrebs verursachte, war *Nickel* mit seinen Verbindungen. Seit der Erstbeschreibung 1932 [10] konnte in vielen epidemiologischen Studien [17, 18, 32, 45, 50] der Nachweis geführt werden, daß das relative Risiko, an Nasenkrebs zu erkranken, für Nickelexponierte deutlich erhöht sein kann, teilweise um das 100fache und mehr. Histologisch handelte es sich in der überwiegenden Zahl der Fälle um Plattenepithelkarzinome verschiedenen Differenzierungsgrades, nie um Adenokarzinome. Nickel kann somit zweifelos als „nasenkrebserregend" angesehen werden.

Chromate sind von der Senatskommission der DFG als krebserregend eingestuft worden, dies gilt für die 6wertigen Chromverbindungen [30, 39]. Ob die Karzinogenität von Chromaten auch für den Nasen- und Nebenhöhlenbereich bewiesen ist, erscheint zumindest fraglich, da bis 1979 aus der Literatur nur 9 Fallbeschreibungen bekannt waren [53]. Später erstellte epidemiologische Studien, bei denen z. T. Expositionen gegenüber anderen Karzinogenen nicht sicher abgegrenzt werden konnten, zeigten für Chromatexponierte ein erhöhtes Risiko, an Nasenkrebs zu erkranken [26, 32, 58]. Histologisch wurden neben Adenokarzinomen auch Plattenepithelkarzinome beschrieben. Da Chromate häufig in Stoffen enthalten sind, die bei der Holzverarbeitung Verwendung finden, sind sie auch im Zusammenhang mit den Adenokarzinomen der Nase nach Holzstaubexposition von Interesse.

Die Verursachung von Pleuramesotheliomen und Bronchialkarzinomen durch *Asbest* ist unumstritten. Zusammenhänge zwischen Asbest und Nasenkrebs konnten aber bisher nicht bewiesen werden. Es wurden zwar von Deitmer [16] drei Malignome der Nebenhöhlen beschrieben, jedoch fanden größere epidemiologische Studien kein gehäuftes Vorkommen von Nasenkrebs bei Asbestarbeitern [32, 57].

Ähnliches gilt auch für *Arsen*. Ein Zusammenhang zwischen Arsen und Nasenkrebs ließ sich bislang nicht sicher nachweisen. So fand sich auch unter den 31 Tumoren, die bei 18 Moselwinzern beoachtet wurden, kein einziger Nasenkrebs [52].

Organische Verbindungen

Isopropylalkohol dient als industrielles Lösungsmittel und ist Ausgangsstoff für die Azetonherstellung. Im Zusammenhang mit Isopropylalkohol wurden Nebenhöhlenkarzinome beobachtet. Bis 1979 waren 6 Fälle in der Literatur beschrieben, darunter ein Adenokarzinom [53].

2,2'-Dichlordiäthylsulfid ist besser bekannt unter dem Namen Senfgas oder Gelbkreuz. Aus Japan wurde über mehrere Fälle von Plattenepithelkarzinomen der Nebenhöhlen bei entsprechend Exponierten berichtet [60]. Auch in einer englischen Kohortenstudie wurde eine erhöhte Erkrankungsrate bei Arbeitern gefunden, die im Zweiten Weltkrieg mit der Herstellung dieses Giftgases zu tun hatten [19].

Chlorphenole wurden seit Ende der 30er Jahre u. a. als Holzschutzmittel verwendet, in Europa erst nach dem Zweiten Weltkrieg. Die Berichte über die karzinogene Wirkung von Chlorphenolen wurden von der IARC 1986 in einer Monographie zusammengefaßt [34]. Seit 1987 ist die Anwendung von Pentachlorphenol in der BRD verboten. In skandinavischen Studien wurden bei Chlorphenolexposition erhöhte Risiken für Nasenkrebs gefunden, wenn zusätzlich Holzstaubexposition bestand, die allein kein erhöhtes Risiko aufwies [27, 32].

Die Diskussion über die krebserzeugende Wirkung von *Formaldehyd* wird sehr heftig geführt. Dementsprechend groß ist auch die Zahl der Studien zu diesem Thema. Unbestritten ist die kanzerogene Wirkung auf Labornagetiere und die irritative Wirkung auf menschliche Schleimhäute; Formalin wirkte auch mutagen auf menschliche Bronchialzellen in vitro [22].

Eine Kohortenstudie in England untersuchte eine besonders exponierte Gruppe, nämlich Pathologen [28]. Bei diesen fand man erheblich längere Lebensdauern als bei der Kontrollgruppe. Die überwiegende Anzahl der epidemiologischen Studien fand keinen Zusammenhang zwischen Nasenkrebs und Formaldehyd [5, 32]. In der Literatur ließen sich nur zwei Kasuistiken von Plattenepithelkarzinomen der Nase nach langjähriger Formaldehydexposition finden [9, 25]. Härtere Beweise für die nasenkrebsauslösende Wirkung von Formalin blieben bisher aus.

Physikalische Einwirkungen

Ionisierende Strahlen als kanzerogene Noxe wurden bereits im Zusammenhang mit Thorotrast erwähnt. Bei 5 Personen, die als Maler von Uhrenleuchtzeigern beschäftigt waren, wurden Plattenepithelkarzinome der Nebenhöhlen durch Inhalation von Radiumpartikeln beobachtet [7].

Arbeitsvorgänge

Viele epidemiologische Studien beschreiben erhöhte Risiken an Nasenkrebs zu erkranken für bestimmte Berufsgruppen oder für eine Beschäftigung, ohne daß hierfür jedoch ein definiertes Karzinogen bestimmt werden konnte.

So wurden in einer skandinavischen Studie erhöhte Risiken für Nasenkrebs beschrieben bei Personen, die mit der Konservierung von Obst und Gemüse zu tun hatten, bei Beschäftigten in der Landwirtschaft sowie bei der Herstellung von Süßigkeiten und Schokolade [49].

Aus Irland wird über 3 Torfarbeiter mit undifferenzierten Karzinomen der Nebenhöhlen berichtet [31]. Amerikanische Studien weisen ein erhöhtes Nasenkrebsrisiko für Arbeiter der Mineralölindustrie nach [8, 14]. Auch die Entstehung eines Plattenepithelkarzinoms der Kieferhöhle nach Teerdampfinhalation wurde mitgeteilt [41]. In zwei epidemiologischen Studien aus Skandivanien wird ein Zusammenhang zwischen Nasenkrebs und Exposition gegenüber Lacken und Farben gesehen, und zwar einmal in Zusammenhang mit Holzstaubexposition [32], zum anderen auch nach Trennung von Holzstaubexposition [48]. Aus der Metallverarbeitung wird insbesondere im Zusammenhang mit Arbeiten wie Schweißen, Löten und Schneidbrennen über eine erhöhte Inzidenz von Nasennebenhöhlenkarzinomen berichtet [26, 32].

Nach Exposition gegenüber Textilstäuben wurden Nebenhöhlenkarzinome gefunden [3, 12, 21]. Meist handelte es sich um Adenokarzinome, seltener um Plattenepithelkarzinome. Epidemiologische Studien aus Schweden und den USA fanden erhöhte Risiken für Textilarbeiter bezüglich Nasenkrebs [11, 44]. Aus der Lederverarbeitung wurden auch gehäuft Nasenkrebse gemeldet, ebenfalls überwiegend Adenokarzinome [2, 4, 12, 13]. Epidemiologische Studien fanden erhöhte Risiken, teilweise aber auch keinen Zusammenhang von Lederexposition und Nasenkrebs [15, 32].

Aufgrund der bisher vorliegenden Studien bezüglich der aufgeführten Beschäftigungen und Arbeitsvorgänge muß festgestellt werden, daß der Erkenntnisstand derzeit nicht als ausreichend betrachtet werden kann, um eine dieser Beschäftigungen eindeutig als nasenkrebserregend einzustufen.

Ganz anders verhält es sich dagegen mit der Beschäftigung in der Holzverarbeitung. Seit der Erstbeschreibung einer Serie von Adenokarzinomen der Nase bei englischen Möbelschreinern durch Macbeth u. Hadfield [43] wurde der Zusammenhang zwischen Hartholzstaubexposition und Adenokarzinomen der Nase durch zahlreiche epidemiologische Studien weltweit bestätigt (Literatur s. [56]). Auffallend ist aber, daß nur ca. 10% der Fallbeschreibungen aus nichteuropäischen Ländern kommen. 1988 wurden „Adenokarzinome der Nasenhaupt- und Nasennebenhöhlen" nach Exposition gegenüber Eichen- und Buchenholzstäuben in der BRD in die Liste der Berufskrankheiten aufgenommen.

Zwar werden für Weichholzstaubexposition und für andere histologische Tumortypen als Adenokarzinome von einigen Autoren erhöhte relative Risiken genannt [20, 26, 27, 32, 54, 59], doch scheint auch hier der

Tabelle 2. Von den deutschen Berufsgenossenschaften als Berufserkrankung anerkannte Fälle von Nasen- und NNH-Krebs: 1978–Juli 1990 (n = 83)

ionisierende Strahlen	1
Nickel	1
Chromat	3
Teer, Teeröle	6
halogenierte Alkyloxide	1
Mineralöl	3
Holzstaub	68 (82%)

Erkenntnisstand noch nicht weit genug zu sein, um einen gesicherten Zusammenhang annehmen zu können.

Nach dieser Literaturübersicht über die Epidemiologie der Nasen- und Nebenhöhlenkarzinome stellt sich die Frage: Wie sieht die Praxis aus? Welche und wieviele Fälle wurden als Berufskrankheit in der BRD anerkannt?

Dank der Hilfe von Herrn Dr. Wolf von der Holz-BG München konnten alle Nasen- und Nasennebenhöhlenkarzinome aus dem Zeitraum 1978 bis Juli 1990 zusammengestellt werden, die beim Hauptverband der gewerblichen Berufsgenossenschaften bekannt sind und als Berufskrankheit anerkannt und entschädigt wurden (Tabelle 2).

Adenokarzinome nach Eichen- und Buchenholzstaubexposition sind in der BRD mit Abstand die häufigsten Berufskrebserkrankungen der Nase. Wegen der besonderen Bedeutung dieser Berufskrankheit sollen im folgenden noch einige Daten aus unserer gemeinsam mit der Holz-BG München und dem Institut für Arbeitsmedizin der Universität Erlangen durchgeführten Studie mitgeteilt werden [55, 56, 61, 62].

Bis Anfang der 80er Jahre gab es zu diesem Thema aus der BRD nur wenige Einzelfallbeschreibungen [23, 40, 42]. Studien mit größeren Fallzahlen und differenzierten Berufsanamnesen existieren nicht. Deshalb versuchte die Holz-BG bis 1985 mittels mehrerer Rundschreiben an alle Hals-Nasen-Ohrenkliniken und Abteilungen in der BRD sämtliche Fälle von Adenokarzinomen der Nase zu sammeln. Von allen gemeldeten Fällen wurde durch die Holz-BG eine detaillierte Berufsanamnese und Arbeitsplatzanalyse erstellt. Unsere Aufgabe war es, die klinischen Unterlagen durchzusehen und die histologischen Originalpräparate im Zusammenhang zu begutachten.

Von 233 bis Dezember 1985 gemeldeten Fällen verblieben nach Aussortieren von Fehlmeldungen (Tumor kein Adenokarzinom, Lokalisation nicht innere Nase oder Nebenhöhlen) und von Fällen mit inkompletten Befunden noch 122 Adenokarzinome. Die histologische Begutachtung der Originalpräparate dieser Fälle erbrachte eine Klassifikation in drei Gruppen von Adenokarzinomen: a) Adenokarzinome vom Speicheldrüsentyp,

Tabelle 3. Klassifikation der Adenokarzinome der Nase und Anteil der Tumorträger mit beruflicher Holzstaubexposition

	n	davon holzstaubexponiert
Adenokarzinome vom Speicheldrüsentyp		
– Adenoidzystische Karzinome	16	1
– andere (Mucoepidermoid-Ca, Azinuszell-Ca, Speichelgangs-Ca, Ca im Mischtumor u. a.)	11	0
Terminal-tubulus-Adenokarzinome	18	2
Adenokarzinome von intestinalen Typ	77	67
	122	

b) Terminal-Tubulus-Adenokarzinome, c) Adenokarzinome vom intestinalen Typ (Tabelle 3).

Weder bei den Adenokarzinomen vom Speicheldrüsentyp, einschließlich der adenoid-zystischen Karzinome noch bei den Terminal-Tubulus-Adenokarzinomen, ein niedrigmaligner Adenokarzinomtyp, der von Kleinsasser erstmals als eigene Entität abgegrenzt wurde [36], zeigten sich Zusammenhänge mit Holzstaubexposition. Eine deutliche Abhängigkeit von der Exposition gegenüber Holzstäuben wurde nur bei einem ganz bestimmten Typ von Adenokarzinomen gefunden, der morphologisch den Karzinomen des Magen-Darm-Traktes ähnelt und deshalb intestinaler Typ genannt wird [37, 38]. Unter 77 Erkrankten mit diesem Tumor waren 67 holzstaubexponiert.

Zusätzlich zu diesen 67 Fällen wurden bis Juli 1990 weitere 56 Fälle dieses Tumors im Zusammenhang mit Holzstaubexposition gemeldet, so daß wir nun 123 Adenokarzinome vom intestinalen Typ bei Holzstaubexponierten überblicken.

Wie auch die Tumoren des Magen-Darm-Traktes lassen sich die Adenokarzinome vom intestinalen Typ in morphologisch verschiedene Untergruppen einteilen.

Mit 94 Fällen bilden den Hauptanteil die „papillär-tubulären Zylinderzell-Adenokarzinome" (Abb. 1). Hier finden sich papilläre und tubuläre Formationen nebeneinander im selben Tumor. Die hochzylindrischen Tumorzellen mit basal liegenden Kernen bilden eine Schicht dichtgedrängter Zellen.

15 Fälle in unserer Serie können als „alveoläre, schleimbildende Becherzell-Adenokarzinome" eingestuft werden (Abb. 2). Dieser Typ zeigt große, alveoläre, drüsige Formationen mit reichlich Schleimsekretion. Einige der Zellen ähneln sehr den Becher-Zellen.

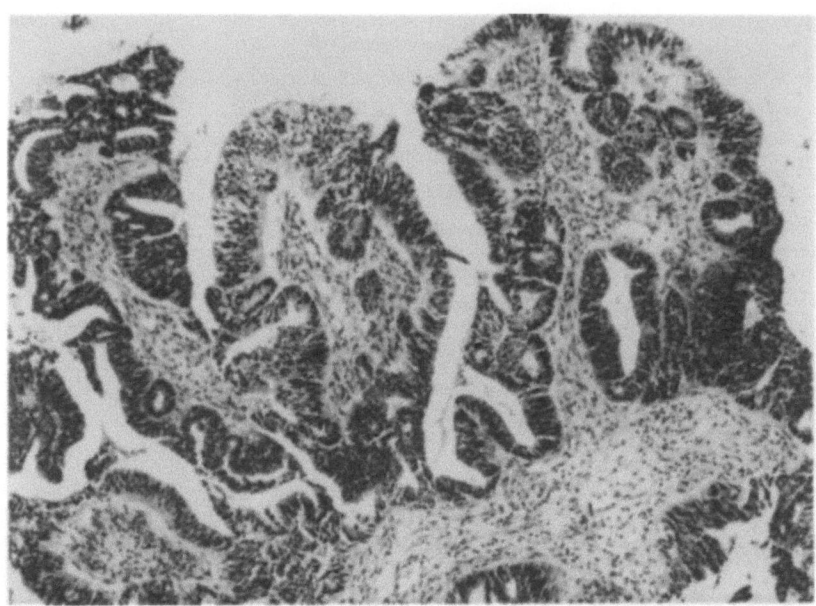

Abb. 1. Papillär-tubuläres Zylinderzell-Adenokarzinom

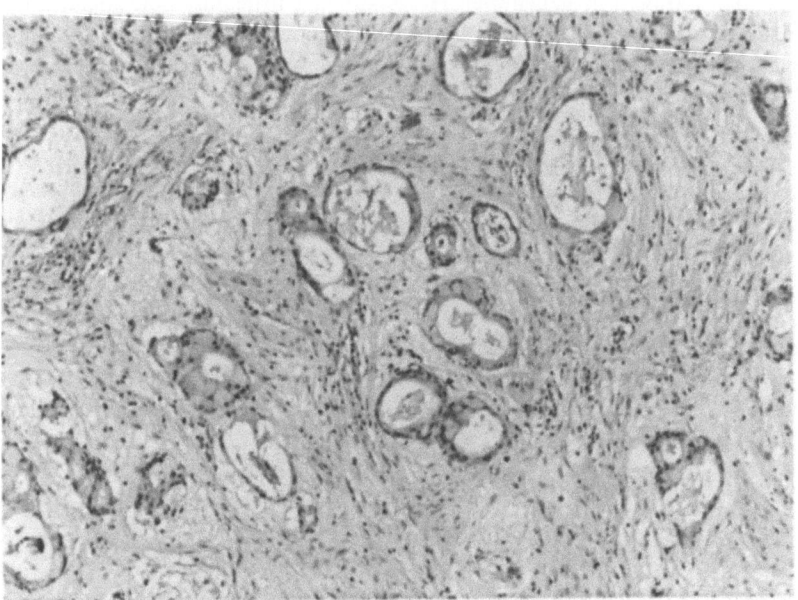

Abb. 2. Alveoläres, schleimbildendes Becherzell-Adenokarzinom

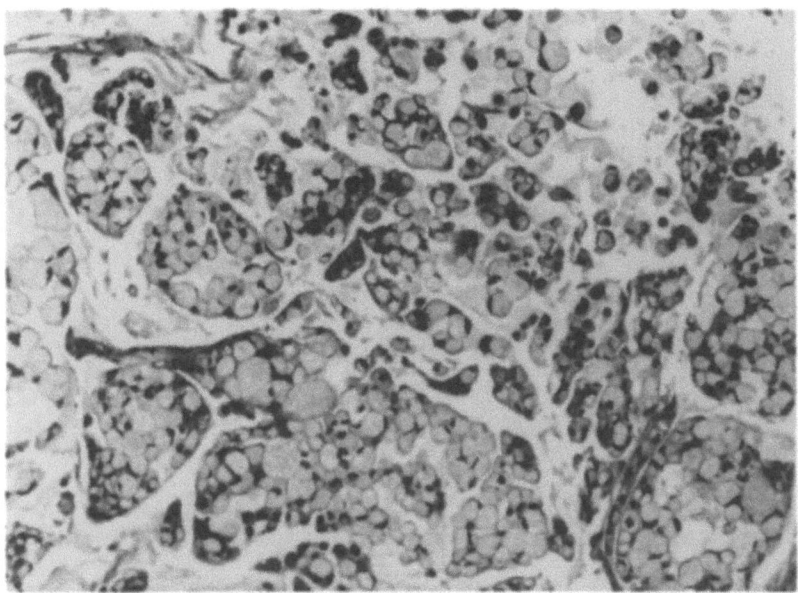

Abb. 3. Siegelringzell-Adenokarzinom

Mit 4 Fällen die seltenste Form, die wir beobachten konnten, waren die Siegelringzell-Adenokarzinome (Abb. 3). Alle Zellen dieses Tumortyps sind voll mit Schleim gefüllt, so daß der Kern förmlich an die Wand gedrückt wird. Nur wenige Zellen haften in festen Verbindungen zusammen, die meisten Siegelringzellen schwärmen in die Schleimseen aus.

Zusätzlich zu diesen reinen Typen fanden wir noch 10 Fälle mit Übergängen von einem Typ zum anderen. Diese Übergangsformen weisen doch auf die enge histogenetische Verwandtschaft bei allen morphologisch sonst erkennbaren Unterschieden dieser Tumoren hin.

Unter diesen 123 Erkrankten mit Adenokarzinomen vom intestinalen Typ nach Holzstaubexposition befanden sind nur zwei Frauen. Dies mag damit erklärt werden können, daß Frauen in Deutschland seit jeher andere Aufgaben bei der Holzverarbeitung innehatten – mit weniger staubigen Arbeitsplätzen und fehlender Zusatzexposition. Das Alter der Erkrankten bei Diagnosestellung reicht von 25–85 Jahren mit einem Medianwert von 56 Jahren.

Die Abbildung 4 zeigt die Verteilung der bisher bekannten Fälle auf die Diagnosejahre. Es muß davon ausgegangen werden, daß erst die Meldungen der letzten 5 Jahre als komplett angesehen werden können. Somit haben wir pro Jahr in der BRD mit 10 bis maximal 15 neuen Erkrankungen zu rechnen.

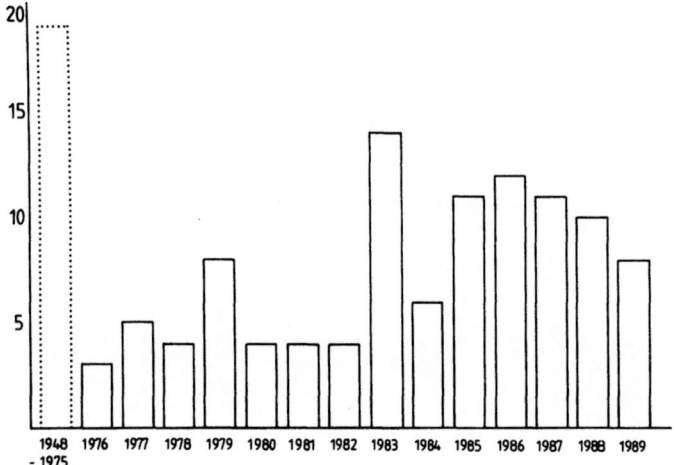

Abb. 4. Verteilung der bisher bekannten Fälle von Adenokarzinomen der inneren Nase nach Holzstaubexposition (intestinaler Typ, n = 123) auf die Diagnosejahre

Tabelle 4. Adenokarzinome der Nase nach Holzstaubexposition (141 Holzberufe von 123 Personen)

Schreiner	93
Wagner	14
Küfer	9
Parkettleger	5
Zimmerer	5
Bootbauer	3
orthopäd. Schuhmacher	2
Rolladenbauer	2
Sonstige	8

Die 123 Erkrankten übten zusammen 141 Holzberufe aus (Tabelle 4).

Etwa 75% der 123 Personen waren als Schreiner tätig. Über 86% der erkrankten Schreiner stammen aus dem Handwerk, nur der Rest von knapp 14% kam aus der Industrie. Unter den übrigen Personen fanden sich typische Hartholzberufe wie Wagner, Küfer, Parkettleger und andere. Es ist zu bemerken, daß in Industriebetrieben wegen der dort üblichen Arbeitsteilung zusätzliche Expositionen gegenüber Lacken, Lösemitteln, Holzschutzmitteln und Leimen seltener vorkommen als im Handwerk, wo in der Regel der gesamte Fertigungsprozeß von einer Person durchgeführt wird.

Alle Erkrankten waren gegenüber Eichen- und Buchenholz exponiert, keiner allein gegenüber Weichholz oder exotischen Hölzern. Dreiviertel der

Tumorträger waren nach den Ergebnissen der Holzstaubanamnese extrem dem Staub von Eichen- und Buchenholz ausgesetzt. Das restliche Viertel war stets nur mäßig staubbelastet. Bei keinem Erkrankten war die Holzstaubexpositon am Arbeitsplatz gering, d. h. Spitzenwerte der Staubkonzentrationen lagen unter 10 mg/m^3. Diese Tatsache ist von großer Bedeutung für die Prävention.

Die Expositionszeiten betrugen in unserer Serie 2–50 Jahre bei einem Medianwert von 32 Jahren. Die kürzeste in der Literatur erwähnte Expositionszeit betrug 18 Monate [24]. Die Tumoren traten nach Latenzzeiten von 4–70 Jahren mit Medianwerten von 40 Jahren auf. Nur in 5 Fällen betrug die Latenzzeit weniger als 25 Jahre, nämlich 4, 8, 10, 19 und 20 Jahre. Bei Erkrankten mit zusätzlicher Exposition gegenüber Holzschutzmitteln errechnete Wolf [61] eine signifikante Verkürzung der Latenzzeit. Verkürzte Latenzzeiten fand er weiterhin bei Exposition gegenüber Lacken und Lacklösemitteln sowie bei Personen, die früh in ihrem Berufsleben Span- oder Sperrholzplatten verarbeitet haben.

In den genannten Gruppen fanden wir bei unseren morphologischen Untersuchungen einen größeren Anteil von Tumoren höherer Malignität als bei nicht dementsprechend exponierten Personen [56]. Kürzere Latenzzeiten traten auch bei den Personen auf, die früh aus dem Holzberuf ausgeschieden sind und in Metall-, Landwirtschafts- oder Büroberufen weitergearbeitet haben.

Betrachten wir die kumulativen Überlebensraten der erkrankten Raucher und Nichtraucher getrennt, so fallen die im Schnitt 10–15% niedrigeren Überlebensraten der Raucher auf (Abb. 5). Tumorpatienten, die während des gesamten Berufslebens nur unbehandelte Hölzer bearbeitet haben, wie z. B. Spielwarenhersteller, Gestellbauer oder Holzmehlhersteller, fehlen in unserer Serie gänzlich.

Die entscheidende Bedeutung für die Entstehung der Adenokarzinome der inneren Nase kommt wohl nach den bisherigen Erkenntnissen der Exposition gegenüber Eichen- und Buchenholzstäuben zu. Das eigentliche krebsauslösende Prinzip ist jedoch weiterhin nicht bekannt. Hierfür werden folgende Hypothesen in der Literatur diskutiert [61]:

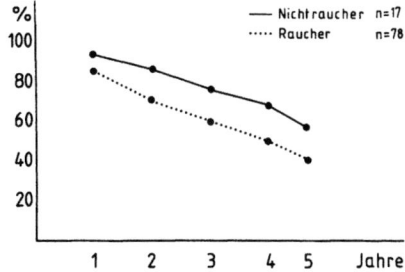

Abb. 5. Adenokarzinome der inneren Nase nach Holzstaubexposition. Kumulative Überlebensraten von Rauchern und Nichtrauchern

- genuine Holzinhaltsstoffe,
- Hilfsstoffe bei der Holz-Be- und -Verarbeitung (Lösungsmittel, Holzschutzmittel etc.),
- Metaboliten holzbesiedelnder Pilze,
- Pyrolyseprodukte,
- mechanische Irritation,
- Kombinationswirkungen aus mehreren der o. g. Prinzipien.

Aufgrund neuerer Forschungsergebnisse konzentriert sich die wissenschaftliche Diskussion lediglich auf die natürlichen Holzinhaltsstoffe, die Hilfsstoffe sowie die Pyrolyseprodukte und deren Kombinationen.

Aufgrund unserer eigenen Ergebnisse erscheint uns z. Z. als karzinogenes Prinzip eine Mischexposition am ehesten plausibel. Zusätzlich zum Staub von Eichen- und Buchenholz kommen als „promoting factors" weitere Noxen, die dann die Tumorentstehung beschleunigen und evtl. auch maligneres Wachstum bewirken. Diese Hypothese bedarf weiterer Untersuchungen und wird z. Z. von unserer Arbeitsgruppe in einer größer angelegten Studie geprüft.

Literatur

1. Acheson ED, Cowdell RH, Hadfield E, Macbeth RG (1968) Nasal cancer in the furniture industry. Br Med J II:587–596
2. Acheson ED, Cowdell RH, Jolles B (1970) Nasal cancer in the Northamptonshire boot and shoe industry. Br Med JI:385–393
3. Acheson ED, Cowdell RH, Rang E (1972) Adenocarcinoma of the nasal cavity and sinuses in England and Wales. Br J Ind Med 29:21–30
4. Acheson ED (1976) Nasal cancer in the furniture and boot and shoe manufacturing industries. Prev Med 5:295–315
5. Acheson ED (1985) Formaldehyde: epidemiological evidence. IARC Sci Publ 65:91–95
6. Andersen HC (1975) Eksogene arsager til cancer cavi nasi. Ugeskr Laeger 137:2567–2571
7. Aub JC, Evans RD, Hempelmann LH, Martland HS (1952) The late effects of internally deposite radioactive materials in man. Medicine 31:221–329
8. Blot WJ, Brinton LA, Fraumeni JF et al. (1977) Cancer mortality in US counties with petroleum industries. Science 198:51–53
9. Brandwein M, Pervez N, Biller H (1987) Nasal squamous carcinoma in an undertaker-does formaldehyde play a role? Rhinology 25:279–284
10. Bridge JC (1933) Annual Report of the Chief Inspector of Factories and Workshops for the year 1932. London HM Stationary Office 103–104
11. Brinton LA, Blot WJ, Fraumeni JF (1985) Nasal cancer in the textil and clothing industries. Br J Ind Med 42:469–474
12. Bross IDJ, Vjadana E, Houten L (1978) Occupational cancer in men exposed to dust and other environmental hazards. Arch Environ Health 33:300–307
13. Cecchi F, Buiatti E, Kriebel D, Nastasi L, Santucci M (1980) Adenocarcinoma of the nose and paranasal sinuses in shoemakers and woodworkers in the province of Florenz, Italy (1963–1977). Br J Ind Med 37:222–225

14. Cole P, Goldman MB (1975) Occupation In: Fraumeni JF (ed) Persons at high risk of cancer. Academic Press, New York, pp 167-184
15. Decoufle P, Walrath J (1987) Nasal cancer in the U.S. shoe industry: does it exist? Am J Med 12:605-613
16. Deitmer T (1989) Tumoren der inneren Nase und Nebenhöhlen durch Asbestexposition. Strahlenther Onkol 165:444-446
17. Doll R (1958) Cancer of the lung and nose in nickel workers. Br J Med 15:217-223
18. Doll R, Morgan LG, Speizer FE (1970) Cancer of the lung and nasal sinuses in nickel workers. Br J Cancer 24:623-632
19. Easton DF, Peto J, Doll R (1988) Cancers of the respiratory tract in mustard gas workers. Br J Ind Med 45:652-659
20. Elwood MJ (1981) Wood exposure and smoking: Association with cancer of the nasal cavity and paranasal sinuses in British Columbia. Can Med Assoc J 124:1573-1577
21. Engzell U, Englund A, Westerholm P (1978) Nasal cancer associated with occupational exposure to organic dust. Acta Otolaryngol 86:437-442
22. Graestrom RC, Fornace AJ, Autrup H et al. (1983) Formaldehyd damage to DNA and inhibition of DNA repair in human bronchial cells. Science 220:216-218
23. Gülzow J (1975) Ein berufsbedingtes Nasennebenhöhlen-Adenokarzinom bei Tischlern? Laryngol Rhinol 54:304-310
24. Hadfield EH (1970) A study of adenocarcinoma of the paranasal sinuses in woodworkers in the furniture industry. Ann R Coll Surg Engl 46:301-319
25. Halperin WE, Goodman M, Stayner L, Elliott LJ, Keenlyside RA, Landrigan PJ (1983) Nasal cancer in a worker exposed to formaldehyde. JAMA 249:510-512
26. Hansen HS, Sogaard H, Jurgensen KS (1986) The significance of occupational exposure for cancer of the nasal cavity and paranasal sinuses. Case-referent studies in Denmark, Sweden and Finland. 148:2185-2187
27. Hardell L, Johansson B, Axelson O (1982) Epidemiological study of nasal and nasopharyngeal cancer and their relation to phenoxy acid or chlorophenol exposure. Am J Ind Med 3:247-257
28. Harrington JM, Shannon HS (1975) Mortality study of pathologists and medical laboratory technicians. Br Med J 4:329-332
29. Harrison DFN (1976) Snuff - its use and abuse: An essay on nasal physiology. In: Muir CS, Shamugaratnam K (eds) Cancer of the nasopharynx. UICC Monogr Vol 1. Munksgaard, Copenhagen, pp 119-123
30. Hartung M (1989) Bösartige Erkrankungen der inneren Nase - Epidemiologie und arbeitsmedizinische Aspekte. Strahlenther Onkol 165:441-443
31. Herity B (1984) Carcinoma of the paranasal sinus - A possible new aetiology? Br J Cancer 49:371-373
32. Hernberg S, Westerholm P, Schultz-Larsen K et al. (1983) Nasal and sinonasal cancer. Connection with occupational exposures in Denmark, Finland and Sweden. Scand J Work Environ Health 9:315-326
33. Hill JP (1761) Cautions against the immoderate use of snuff, 2nd edn. Baldwin & Jackson, London
34. International Agency for Research on Cancer (1986) Occupational exposures to chlorophenols. In: IARC Monographs on the evaluation of the carcinogenic risk of chemicals to humans, Vol 41. Lyon, pp 319-356
35. Keen P (1974) Trace elements in plants and soil in relation to cancer. S Afr Med J 48:2363-2364

36. Kleinsasser O (1985) Terminal tubulus adenocarcinoma of the nasal seromucous glands. A specific entity. Arch Otorhinolaryngol 241:183-193
37. Kleinsasser O, Schroeder H-G (1988) Adenocarcinomas of the inner nose after exposure to wood dust. Morphological findings and relationship between histopathology and clinical behaviour in 79 cases. Arch Otorhinolaryngol 245:1-15
38. Kleinsasser O, Schroeder H-G (1989) What's new in tumors of the nasal cavity? Adenocarcinomas arising after exposure to wood dust. Pathol Res Pract 184:554-558
39. Konetzke GW, Gibel W, Swart H et al. (1980) Krebserzeugende Faktoren in der Arbeitsumwelt. Verlag Volk u. Gesundheit, Berlin
40. Kraus H, Krumpe R (1979) Bösartige Tumoren der Nase bei Holzarbeitern. Jahresbericht der 19. Versammlung der Deutschen Gesellschaft für Arbeitsmedizin, Münster. Gentner, Stuttgart, S 151-152
41. Lamprecht J (1986) Nasennebenhöhlen-Carcinom nach beruflicher Teerdampf-Inhalation. Vortrag Westdeutscher HNO-Kongreß, Düsseldorf 1986
42. Laniado K, Mann W, Mittermayer C (1981) Ein Beitrag zur berufsbedingten Entstehung von Nasennebenhöhlen-Tumoren. HNO 29:246-248
43. Macbeth R, Hadfield EH (1965) Malignant disease of the paranasal sinuses. J Laryngol Otol 79:592-612
44. Malker HS, McLaughlin JK, Blott WJ, Weiner JA, Malker BK, Ericcson JL, Stone BJ (1986) Nasal cancer and occupation in Sweden, 1961-1979. Am J Ind Med 9:477-485
45. Morgan JG (1958) Cancer of the lung and nose in nickel workers. Br J Ind Med 15:217-223
46. Nessel E (1967) Zur Frage des Berufskrebses in Nase, Mund, Rachen und Kehlkopf. Arbeitsmed Sozialmed Arbeitshyg 2:273-275
47. Newman D (1980) A case of adenocarcinoma of the left inferior turbinated body, and perforation of the nasal septum, in the person of a worker in chrome pigments. Glasgow Med J 33:469-470
48. Olsen JH, Jensen SP, Hink M, Faurbo K, Breum NO, Jensen OM (1984) Occupational formaldehyde exposure and increased nasal cancer risk in man. Int J Cancer 34:639-644
49. Olsen JH (1988) Occupational risks of sinonasal cancer in Denmark. Br J Ind Med 45:329-335
50. Pedersen E, Hogetveit AC, Andersen A (1973) Cancer of respiratory tract organs among workers at a nickel refinery in Norway. Int J Cancer 12:32-41
51. Rankow RM, Conley J, Fodor P (1974) Carcinoma of the maxillary sinus following thorotrast instillation. J Max Fac Surg 2:119-126
52. Roth F (1956) Über die chronische Arsenvergiftung der Moselwinzer unter besonderer Berücksichtigung des Arsenkrebses. Z Krebsforsch 61:287-319
53. Roush GC (1979) Epidemiology of cancer of the nose and paranasal sinuses: Current concepts. Head Neck Surg 2:3-11
54. Scheidt R, Ehrhardt H-P, Bartsch R (1989) Zur Risikobewertung beruflicher Holzstaubexposition hinsichtlich der Entstehung bösartiger Tumoren im Nasen- und Nasennebenhöhlenbereich. ASP 24:167-173
55. Schroeder H-G, Kleinsasser O, Wolf J (1989) Adenokarzinome der Nasenhaupt- und Nasennebenhöhlen durch Stäube von Eichen- und Buchenholz. Dtsch Ärztebl 86 (36):1758-1763

56. Schroeder H-G (1989) Adenokarzinome der inneren Nase und Holzstaubexposition. Klinische, morphologische und epidemiologische Aspekte. Schriftenreihe des Hauptverbandes der gewerblichen Berufsgenossenschaften e. V. Hrsg. Hauptverband der gewerblichen Berufsgenossenschaften Sankt Augustin 1989
57. Selikoff IJ (1976) Carcinogens in the human environment. In: Najarian JS (ed) Advances in cancer surgery. Stratton, New York, pp 41–52
58. Sorahan T, Burges DC, Waterhouse JA (1987) A mortality study of nickel/chromium platers. Br J Ind Med 44:250–258
59. Voss R, Stenersen T, Oppedal BR et al. (1985) Sinonasal cancer and exposure to softwood. Acta Otolaryngol 99:172–178
60. Wada S, Miyanishi M, Nishimoto Y (1968) Mustard gas as a cause of respiratory neoplasia in men. Lancet I:1161–63
61. Wolf J, Hartung M, Schaller KH et al. (1986) Über das Vorkommen von Adenokarzinomen der Nasenhaupt- und Nasennebenhöhlen bei Holzarbeitern. Arbeitsmed Sozialmed Präventivmed (Sonderheft 7)
62. Wolf J (1988) Untersuchung über bösartige Tumoren der Nase und ihre Beziehungen zur Holzstaubexposition in der Bundesrepublik Deutschland. Sicherheitswissenschaftlich-arbeitsmedizinische Systemanalyse mit Auswertung von 233 Erkrankungsmeldungen. In: Gesellschaft für Sicherheitswissenschaft (Hrsg) Sicherheitswissenschaftliche Monographien, Bd 13. Wirtschaftsverlag NW GmbH, Verlag für neue Wissenschaft, Wuppertal
63. Wolf J, Hartung M, Schroeder H-G, Kleinsasser O, Compes PC, Valentin H (1988) Bösartige Tumoren der Nase im Bereich der Holzwirtschaft. Empirisch-kasuistische Studie zur Belastungssituation (III). ASP (Sonderheft 10)

Anerkannte Berufskrankheiten durch maligne Tumoren im Kopf-Hals-Bereich – Ein Vergleich zwischen der Bundesrepublik Deutschland und anderen Industrienationen

D. Adler

Schon im Altertum waren Berufskrankheiten wie die Bilharziose der ägyptischen Fellachen [25] und die Berufsschäden der griechischen Gerber und Tuchwalker, Berg- und Hüttenarbeiter bekannt. 1534 beschreibt Paracelsus erstmals eine mit dem Beruf zusammenhängende Bergsucht und Bergkrankheit [26]. 1775 publiziert Pott in England einen Bericht über einen Hautkrebs des Skrotums bei Schornsteinfegern [20]. 1874 beschreiben Volkmann den Teerkrebs [31], 1879 Härting u. Hesse den Schneeberger Lungenkrebs [10] und Rehn 1895 den Anilinkrebs der Harnblase [23].

Das Auftreten beruflich verursachter Krebserkrankungen ist also nicht neu. Allerdings kann man in den letzten Jahren in unserer modernen Industriegesellschaft nicht nur ein gesteigertes Interesse für Umweltzerstörungen beobachten, sondern vor allem eine hohe Sensibilität gegenüber berufsbedingten Gesundheitsschäden, insbesondere der Krebsentstehung. Dementsprechend groß ist die Zahl der Literaturhinweise auch im HNO-Fach über gesicherte oder vermutete Zusammenhänge zwischen Beruf und Krebs [17, 18, 5, 29]. Der Nachweis solcher Zusammenhänge ist naturgemäß schwierig, insbesondere aufgrund der vielen Krebsnoxen und unterschiedlichen Karzinogenexpositionen sowie aufgrund der verschiedenen Latenzzeiten bis zur Manifestation eines Tumors.

In Deutschland und den meisten westlichen Industrienationen ist die Anerkennung einer Krebserkrankung als Berufskrankheit vom Gesetzgeber prinzipiell nur bei solchen schädigenden Einwirkungen vorgesehen, die in einer Berufskrankheitenliste – oder wie in Frankreich in Tabellen – aufgeführt und geeignet sind, die in der Liste beschriebenen Krankheiten zu verursachen.

Erste Gesetze mit der Auflistung entsprechender Berufskrankheiten wurden in Europa erstmals 1897 in England und Irland, 1898 in Dänemark verabschiedet und erst Jahre später in den anderen Industrieländern geschaffen (Tabelle 1). In manchen Ländern, wie in den Niederlanden und Griechenland, gibt es auch heute noch keine besondere Versicherung für Arbeitsunfälle und Berufskrankheiten; entsprechende Versicherungsfälle werden von der Krankheits-, Invaliditäts- und Hinterbliebenenversiche-

Tabelle 1. Gesetze über die Anerkennung von Berufskrankheiten

Land	D	GB	DK	F	I	SP
Jahr	1925	1897	1898	1919	1929	1947

rung mitübernommen [21]. In den USA ist eine Berufskrankheitenliste ebenfalls unbekannt. Eine bundeseinheitliche Regelung gibt es dort nicht. Berufskrebse können nur im Rahmen eines zivilrechtlichen Streitverfahrens als beschäftigungsbedingt dem Begriff des Berufsunfalls zugeordnet und dann entschädigt werden – oder sie werden als berufsunabhängig und zufällig enstanden betrachtet und von einer Entschädigung ausgeschlossen [7].

Das erste Gesetz zur Anerkennung von Berufskrankheiten wurde in Deutschland am 12. Mai 1925 in der „1. Verordnung über Ausdehnung der Unfallversicherung auf gewerbliche Berufskrankheiten" verkündet. Die damals erstellte Berufskrankheitenliste wurde seither 8 mal, zuletzt am 22. März 1988, erweitert. In dieser Liste sind auch die anerkannten berufsbedingten Krebserkrankungen erfaßt. Ihre Zahl hat in den letzten Jahren stetig zugenommen. So zählte man 1980 in der Bundesrepublik Deutschland bei insgesamt 12046 anerkannten Berufskrankheiten nur 122 berufsbedingte Krebsfälle, während schon 1988 von 7367 anerkannten Berufskrankheiten 434 Krebserkrankungen waren. Der Prozentsatz der anerkannten Krebsfälle an den Anerkennungen war somit von 1% auf 5,9% gestiegen [3].

In der BRD gilt derzeit die erweiterte Berufskrankheitenliste vom 22. März 1988, in der folgende Krebserkrankungen im Kopf-Hals-Bereich als Berufskrankheiten anerkannt sind:

1. das Adenokarzinom der Nasenhaupt- und Nasennebenhöhlen durch Stäube von Eichen- und Buchenholz (BK 4203),
2. bösartige Neubildungen der Atemwege und der Lunge durch Nickel und seine Verbindungen (BK 4109),
3. bösartige Neubildungen der Atemwege und der Lunge durch Kokereirohgase (polyzyklische aromatische Kohlenwasserstoffe) (BK 4110).

Die Anerkennung von beruflich induzierten Karzinomen des Larynx nach Exposition mit Asbest [4, 24] sowie mit Ruß, Rohparaffin, Teer, Anthrazen, Pech u. a. ist noch in der Diskussion. Als beruflich larynxkarzinomgefährdet gelten Teer-, Gießerei- und Hochofenarbeiter; eine Anerkennung in Einzelfällen über die Ausnahmeklausel (§ 551, Abs. 2) ist möglich. Dabei muß im Einzelfall entschieden werden, ob die angeschuldigte Exposition geeignet war, eine solche Erkrankung zu verursachen.

Von den 15 bisher anerkannten beruflich verursachten Krebserkrankungen in der deutschen Berufskrankheitenliste betrifft somit nur *eine* ausschließlich den hals-nasen-ohrenärztlichen Bereich, während bei den übrigen 2 genannten Berufskrankheiten nur in Einzelfällen [11] der Kopf-Hals-Bereich, viel häufiger dagegen die Lunge betroffen ist.
Wie sieht nun die Situation in den anderen Industriestaaten aus?

Maligne Erkrankungen der Atemwege bei Chromarbeitern sind auch in den BK-Listen der westlichen Industrienationen aufgeführt. Dagegen wurden Krebserkrankungen der oberen Luftwege, speziell der Nase, nach Exposition von Nickel, das bei der Produktion gasförmiger Nickelverbindungen freigesetzt wird, außer in der Bundesrepublik Deutschland bisher nur in 4 weiteren Staaten, nämlich Großbritannien [7, 22], Finnland, Dänemark und Italien als beschäftigungsbedingt anerkannt und in die Berufskrankheitenlisten [7] aufgenommen.

Larynxkarzinome als Berufskrankheit durch Nickelgase und bei Asbestose werden bisher nur in Dänemark seit 1989 anerkannt, während in Großbritannien und in Deutschland hierüber noch lebhaft diskutiert wird [4, 5, 7, 24]. Eine Anerkennung eines Larynxkarzinoms als Berufskrankheit bei Asbestose ist in Einzelfällen über die Ausnahmevorschrift [30] jedoch möglich.

Die wichtigste als Berufskrankheit im Kopf-Hals-Bereich anerkannte Krebserkrankung ist ohne Zweifel das durch Holzstaub induzierte Adenokarzinom der Nase und der Nasennebenhöhlen. Bereits Mitte der 60er Jahre war in England eine Häufung dieser Malignome bei Arbeitern in der holzverarbeitenden Industrie und in der Möbelindustrie aufgefallen, und mehrere Publikationen hierüber erschienen [1, 16]. Sie führten 1969 in England zur Anerkennung als Berufskrankheit.

Zahlreiche wissenschaftliche Mitteilungen in den 70er Jahren aus Australien [12], Frankreich [6], Dänemark [19] und den USA [2] haben das gehäufte Auftreten dieser Tumoren bei Holzarbeitern schließlich bestätigt.

In Deutschland hat bereits 1975 Gülzow [9] auf das berufsbedingte Nasennebenhöhlenkarzinom bei Tischlern hingewiesen. Zahlreiche weitere Publikationen in deutscher Sprache folgten [8, 13, 14, 15, 27, 28]. Trotz dieser Fülle von Publikationen blieb die Anerkennung als Berufskrankheit jedoch weiterhin auf Einzelfälle beschränkt, so daß bis 1987 insgesamt nur 22 Fälle von Adenokarzinomen der Nase und der Nasennebenhöhlen bei Holzarbeitern als Berufskrankheit anerkannt wurden – im Vergleich zur Frankreich eine kleine Zahl, da hier bereits 1986 bei Holzarbeitern 121 Berufskrebse anerkannt waren.

Erst 1989 wurde dieses Karzinom in die Berufskrankheitenliste der BRD aufgenommen, also erst 20 Jahre später als in England, welches als bisher einziges Land der westlichen Industrienationen auch das Adenokarzinom der Nase und ihrer Nebenhöhlen bei Leder- und Schuharbeitern 1979 als

Berufskrebs anerkennt. Als auslösendes Agens für die Karzinomentstehung werden – ähnlich wie bei der Holzstaubexposition – Gerbstoffe und Phenole angesehen.

Ursache für die relativ langen Latenzen bis zur Anerkennung von neuen Berufskrankheiten ist das in Deutschland bestehende sog. Mischsystem. Dieses Berufskrankheitenrecht folgt zwar in der Regel dem Listenprinzip, jedoch ist wie schon erwähnt in Einzelfällen die Anerkennung neuer, bisher in der BK-Liste nicht genannter Berufskrankheiten über eine Ausnahmeklausel (§ 551 Abs. 2) möglich. Hierdurch können bei begründetem Verdacht Berufsschäden auch als Einzelfälle frühzeitig anerkannt und soziale Härtefälle vermieden werden. Solche Ausnahmeregelungen lassen die reinen Listensysteme in England und Frankreich nicht zu, so daß hier der Gesetzgeber möglichst früh zu einer Entscheidung über die Aufnahme neuer Berufskrankheiten in die offizielle BK-Liste kommen muß.

Das in Deutschland gültige Mischsystem wurde 1963 übernommen und gilt als besonders fortschrittlich. Dennoch ist die Zahl der jährlich als BK-Leiden anerkannten Malignome trotz der großen Zahl von Krebserkrankungen in der Bevölkerung verschwindend klein – und dies obwohl die Hinweise über einen ursächlichen Zusammenhang zwischen Beruf und Karzinomentstehung immer mehr werden [17, 18]. Neue, großangelegte, statistisch abgesicherte epidemiologische Studien werden diese Zusammenhänge besser erkennen lassen und zur Anerkennung weiterer bisher nicht berücksichtigter Berufskrebse im HNO-Bereich führen.

Literatur

1. Acheson ED, Cowdell RH, Hadfield E, Macbeth RG (1968) Nasal cancer in woodworkers in the furniture industry. Br Med J II: 587–596
2. Brinton LA, Blot WJ, Stone BJ (1977) A death certificate analysis of nasal cancer among furniture workers in North Carolina. Cancer Res 37: 3473–3474
3. Butz M (1989) Beruflich verursachte Krebserkrankungen in den Jahren 1987 und 1988. Berufsgenossenschaft 11: 782–784
4. Deitmer T (1990) Larynxkarzinom und Asbestexposition. Laryngol Rhinol 69: 589–594
5. Flanders WD, Cann CI, Rothman KJ, Fried MP (1984) Work related risk factors for laryngeal cancer. Am J Epidemiol 119: 23–32
6. Gignoux M, Bernardt P (1969) Malignant ethmoid bone tumors in woodworkers. J Med Lyon 25: 92–93
7. Greiner D, Hamacher E (1987) Stand und Entwicklung der Berufskrankheiten in den letzten 15 Jahren bei verschiedenen Mitgliedsanstalten der Internationalen Vereinigung für Soziale Sicherheit (IVSS). Berufsgenossenschaft 9: 502–508
8. Grimm HG, Hartung M, Valentin H, Wolf J (1984) Über das Vorkommen von Adenokarzinomen der Nasenhaupt- und Nasennebenhöhlen bei Holzarbeitern. Arbeitsmed Sozialmed Präventivmed 4: 1–20 (Sonderheft)

9. Gülzow J (1975) Ein berufsbedingtes Nasennebenhöhlen-Adenokarzinom bei Tischlern? Laryngol Rhinol Otol 54:304-310
10. Härting und Hesse (1879) Der Lungenkrebs, die Bergkrankheit in den Schneeberger Gruben. Vjschr gerichtl Med 30:296-309. Zit. n. Mehrtens G et al. (Hrsg) Arbeitsunfall und Berufskrankheit: rechtliche und medizinische Grundlagen für Gutachten, Sozialverwaltung und Gerichte, 4. Aufl. Schmidt, Berlin 1988, S 864
11. Hamacher E (1986) Neuere Entwicklung bei Berufskrankheiten in der Bundesrepublik Deutschland. Berufsgenossenschaft 11:679-681
12. Ironside P, Matthews J (1975) Adenocarcinoma of the nose and the paranasal sinuses in woodworkers in the state of Victoria, Australia. Cancer 36:1115-1121
13. Kleinsasser O (1985) Terminal tubulus adenocarcinoma of the nasal seromucous glands. Arch Otorhinolaryngol 241:183-193
14. Kleinsasser O, Schröder H-G, Wolf J (1987) Adenokarzinome der inneren Nase nach Holzstaubexposition - Vorsorgemaßnahmen und Frühdiagnose. Arbeitsmed Sozialmed Präventivmed 22:70-77
15. Löbe LB, Ehrhardt HP (1978) Das Adenokarzinom der Nase und ihrer Nebenhöhlen - eine berufsbedingte Erkrankung bei Beschäftigten in der holzverarbeitenden Industrie? Dtsch Gesundheitswes 33:1037-1040
16. Macbeth R (1965) Malignant disease of the paranasal sinuses. J Laryngol 79:592-612
17. Maier H, de Vries N, Weidauer H (1990) Beruf und Krebs im Bereich von Mundhöhle, Pharynx und Larynx. HNO 38:271-278
18. Maier H, Dietz A, Zielinski D, Jünemann K-H, Heller W-D (1990) Risikofaktoren bei Plattenepithelkarzinomen der Mundhöhle, des Oropharynx, des Hypopharynx und des Larynx. Dtsch Med Wochenschr 115:843 - 850
19. Mosbech J, Acheson ED (1970) Nasal cancer in furniture makers in Denmark. Dan Med Bull 18:34-34
20. Pott P (1775) Chirurgical observations. London 1775. Zit. n. Mehrtens G et al. (Hrsg) Arbeitsunfall und Berufskrankheit: rechtliche und medizinische Grundlagen für Gutachten, Sozialverwaltung und Gerichte, 4. Aufl. Schmidt, Berlin 1988, S 864
21. Raschke U (1989) Vergleichende Darstellung der Systeme der Sozialen Sicherheit in den Mitgliedsstaaten der Europäischen Gemeinschaften (Stand: Juli 1986). Berufsgenossenschaft 6:372-389
22. Raschke U (1987) Britische Berufskrankheitenliste. Fachwörterbuch Sozialrecht und Arbeitsschutz 1987, Anhang II. Erich Schmidt, Berlin, S 124
23. Rehn L (1895) Blasengeschwülste bei Fuchsinarbeitern. Arch Klin Chir 50:588-600
24. Rothman KJ, Cann CI, Flanders D, Fried MP (1980) Epidemiology of laryngeal cancer. Epidemiol Rev 2:195-209
25. Schneider GH (1978) Über die älteste nachgewiesene Berufskrankheit. Zbl Arbeitsmed H P 28:47. Zit. n. Mehrtens G et al. (Hrsg) Arbeitsunfall und Berufskrankheit: rechtliche und medizinische Grundlagen für Gutachten, Sozialverwaltung und Gerichte, 4. Aufl. Erich Schmidt, Berlin 1988
26. Schönberger D (1954) Zur geschichtlichen Entwicklung der Arbeitshygiene und der Erkennung und Verhütung von Berufskrankheiten. In: Koelsch F (Hrsg) Lehrbuch der Arbeitshygiene, Bd I, S 3
27. Schröder HG, Kleinsasser O (1986) Adenokarzinome der Nase und Holzstaubexposition. Arch Otorhinolaryngol (Suppl) 2:238-239
28. Smetana R, Horak F (1983) Rhinogenes Adenokarzinom bei Holzarbeitern. Laryngol Rhinol Otol 62:74-76

29. Soskolne CS, Zieghami EA, Hanis NM et al. (1984) Laryngeal cancer and occupational exposure to sulfuric acid. Am J Epidemiol 120:358–369
30. Spinnmarke J (1988) Neue medizinische Kenntnisse im Berufskrankheitenrecht. Ergo Med 12:32–33
31. Volkmann V (1874) Über Teer- und Rußkrebs. Verh Dtsch Ges Chir, 3. Congr, Berlin 1874, S 3–5
32. Wynder EL, Covey LS, Mabughi K, Mushinski MM (1976) Environmental factors in cancer of the larynx. Cancer 38:1591–1601

Krebs im Bereich von Mundhöhle, Pharynx und Larynx – Eine Erkrankung der unteren sozialen Schichten?
(Eine Übersicht zur Bedeutung der Größe „sozioökonomischer Status" in epidemiologischen Fallkontrollstudien der Kopf/Hals-Karzinome)

A. Dietz, U. Gewelke, W.-D. Heller, H. Maier

Einleitung

Die Mortalität an bösartigen Tumoren der Mundhöhle, des Pharynx und des Larynx (Plattenepithelkarzinome) hat in der Bundesrepublik Deutschland in den letzten zwei Jahrzehnten erheblich zugenommen. Während im Jahre 1970 noch 1688 Sterbefälle im Zahlenmaterial des Statistischen Bundesamtes erfaßt wurden, waren es 1987 bereits 3846 Menschen, die an den Folgen dieser Tumoren verstarben [37].

Wodurch wird die Entstehung derartiger Tumoren verursacht oder begünstigt? Nach dem gegenwärtigen Stand der Forschung dürfte es sich um ein multifaktorielles Geschehen handeln. Im Vordergrund stehen dabei zweifelsohne der chronische Tabak- und Alkoholkonsum, die für ca. 90% der Kopf/Hals-Malignome verantwortlich gemacht werden [21, 33]. Virusinfektionen [12], Hypovitaminosen [20, 25, 29], inhalative Exposition gegenüber organischen und anorganischen Schadstoffen [23], Störungen des Immunsystems und genetische Disposition wurden in Zusammenhang mit der Krebsentstehung im oberen Aerodigestivtrakt gebracht.

Im Verlauf der letzten 30 Jahre wurden zahlreiche epidemiologische Untersuchungen durchgeführt, die neben der Einzelbetrachtung möglicher Risikofaktoren eine sozioökonomische Einschätzung der Tumorpatienten ermöglichten. Beispielsweise ergaben die Betrachtungen des Einkommensniveaus, Berufsspektrums, Ausbildungsstands und der Schulbildung ein signifikant niedrigeres Niveau bei den Tumorpatienten, verglichen mit den Kontrollkollektiven [14, 31]. Mehrfach wurde auf eine höhere Inzidenz von Kopf/Hals-Malignomen in den niedrigeren sozialen Schichten hingewiesen. Die in vielen Studien zur Beschreibung der Kopf/Hals-Karzinompatienten gewählten sozialen, kulturellen, ethnischen, gesellschaftlichen und ökonomischen Aspekte werden mit dem Begriff des sozioökonomischen Status zusammengefaßt. Mit der vorliegenden Arbeit soll die Größe „sozioökonomischer Status" als wichtige Einflußgröße in epidemiologischen Retrospektivstudien zur Entstehung der Kopf/Hals-Malignome untersucht werden. Bei den hier untersuchten Malignomen handelt es sich ausschließlich um Plattenepithelkarzinome des oberen Aerodigestivtraktes.

Sozioökonomischer Status (allgemein) und Kopf/Hals-Krebsrisiko

Von vielen Autoren wurde auf eine negative Korrelation zwischen sozioökonomischem Status und Erkrankungsrisiko für Kopf/Hals-Malignome hingewiesen [3, 17, 27, 39, 41, 42]. Auf der Grundlage einer sehr groß angelegten (insgesamt 7518 Tumorpatienten) multizentrischen populationsbasierten Fallkontrollstudie wurden erstmals klare Hinweise für sozioökonomische Unterschiede der einzelnen Tumorgruppen von Williams et al. [39] gegeben. Bei Brustkrebs, Melanomen und Schilddrüsenkarzinomen konnte eine positive Korrelation mit dem sozioökonomischen Status gezeigt werden, wohingegen eine negative Korrelation bei Karzinomen der Lippe, Zunge, Lunge und des Magens (p < 0,05) beobachtet wurde. In multivariaten Modellen blieben trotz Adjustierung der Hauptrisikofaktoren Tabak und Alkohol die Zusammenhänge von sozioökonomischem Status und Krebsrisiko bestehen. Unter alleiniger Berücksichtigung der Kopf/Hals-Malignome wurden zahlreiche Fallkontrollstudien durchgeführt, die ebenfalls Hinweise auf soziale Unterschiede der betroffenen Patienten gaben.

Ausbildungsgrad und Kopf/Hals-Krebsrisiko

Bezüglich des Ausbildungsgrades und dessen Korrelation zu Tumoren des oberen Aerodigestivtraktes liegen Untersuchungen von Olsen et al. aus Dänemark vor [31]. Ausgehend von einem für Alkohol und Tabak adjustierten relativen Risiko (RR) von 1,0 für Personen mit Universitätsabschluß wurde ein RR von 2,3 (95% C. I.: 1,4–3,8) für Handwerker errechnet. Das RR für Manager und „Professionals" – auf 1,0 festgesetzt – ergab einen Wert von 0,7 (0,4–0,9) für festangestellte Arbeiter, einen Wert von 1,3 (0,8–1,9) für eingearbeitete Kräfte und ein RR von 1,8 (1,3–2,6) für angelernte bzw. ungelernte Arbeiter. Vergleichbare Ergebnisse liegen von groß angelegten Fallkontrollstudien aus den USA vor. Die Tumorpatienten hatten ein durchschnittlich niedrigeres Ausbildungsniveau gegenüber den Kontrollen: Grundschule besuchten 34,4% der Tumorpatienten (Fälle), gegenüber 29,7% der Kontrollen. High-School-Absolvierung lag bei 45,6% der Fälle gegenüber 35,3% der Kontrollen vor. Der College-Graduate-Abschluß wurde von 8,5% der Fälle gegenüber 23,0% der Kontrollen erreicht [42]. Zatonski et al. [44] konnten in Polen eine klare inverse Korrelation zwischen der Länge der Ausbildung und dem Auftreten von

Laynxkarzinomen nachweisen. Bei einem für Tabak und Alkohol adjustierten RR von 1,0 für die Ausbildungsdauer < 7 Jahre wurde ein RR von 0,4 (0,26–0,62) für 8–11 Jahre Ausbildungsdauer errechnet. Bei einem RR von 1,0 „blue collar workers", errechnete sich ein RR von 0,7 (0,43–1,12) für „white collar workers". Elwood et al. [13] zeigten 1984 in England, daß ungelernte Arbeiter ein RR, an einem Kopf/Hals-Karzinom zu erkranken, von 2,2 gegenüber gelernten Arbeitern und höheren Qualifikationen hatten. Nach Adjustierung für Alkohol, Tabak, Familienstand, Zahnstatus und Tuberkulose sank das RR für ungelernte Arbeiter auf 1,6 (1,0–2,5) ab, blieb aber signifikant erhöht.

Spezifische berufliche Tätigkeit und Kopf/Hals-Krebsrisiko

Zahlreiche unterschiedliche Berufsgruppen wurden mit der Entstehung von Kopf/Hals-Karzinomen in Zusammenhang gebracht. Tabelle 1 gibt eine Übersicht.

Um berufsepidemiologische Daten erheben zu können, wurden unterschiedliche Verfahren angewandt. Von Todesursachenstatistiken wurde ein direkter Zusammenhang bestimmter Erkrankungen mit einzelnen Berufsgruppen abgeleitet [26, 28]. Beispielweise wurde auf diese Weise ein erhöhtes Risiko für Textilarbeiter, an einem Kopf/Hals-Karzinom zu erkranken, postuliert. Eine genauere Abschätzung des Partialrisikos für die jeweilige Erkrankung ist bei diesem Verfahren nicht möglich. Einflußgrößen wie Alkohol- und Tabakkonsum können bei einer solchen Untersuchung in ihrem anteiligen Risiko nicht berücksichtigt werden. Anders dagegen ist es im Rahmen einer Fallkontrollstudie sehr gut möglich mit multivariaten Modellen den Anteil des einzelnen Faktors am Gesamtrisiko zu berechnen. So stellt sich die Berufsgruppe der Textilarbeiter nach einer von Whitaker et al. durchgeführten Fallkontrollstudie (102 Fälle, davon zugeordnet 61 gematchte Kontrollpaare) als risikoarm dar [38]. Hierbei wurden die wichtigsten Einflußgrößen Tabak- und Alkoholkonsum berücksichtigt. Bross et al. konnten ein RR von 2 für Textilarbeiter errechnen, welches jedoch nicht adjustiert wurde und damit nicht zu Vergleichen mit vorhergenannter Studie herangezogen werden kann [6]. Widersprüchliche Ergebnisse lieferte eine Fallkontrollstudie von Flanders et al. [15] bei der ein relatives Risiko für Textilarbeiter (Arbeitsdauer >5 Jahre) von 4,2 (95% C.I.: 1,0–22,4) errechnet wurde. Obwohl bei dieser Studie schon im Studiendesign darauf geachtet wurde, nach den Kriterien Alter, Wohnort, Tabak- und Alkoholkonsum zu matchen, um damit wichtige Confounder auszuschalten, schränkt die sehr kleine Probandenzahl von 42 Fällen versus 42 Kontrollen die Aussagekraft stark ein.

Tabelle 1. Berufsgruppen, denen in der Literatur ein erhöhtes Risiko bei der Entstehung von Kopf/Hals-Malignomen zugerechnet wird. (Von einer vergleichenden Darstellung der zu den Berufsgruppen gefundenen relativen Risiken wird wegen des stark differierenden Studiendesigns der hier genannten Arbeiten abgesehen)

Berufsgruppen	Literatur
Arbeiter (allgemein)	[31]
Bauarbeiter	[10]
Bergleute	[8, 26]
Chemiearbeiter	[1, 3, 11, 31]
Dachdecker	[6]
Elektroindustriearbeiter	[43]
Fischer	[10]
Friseure	[10]
Gipser	[43]
Gummiindustriearbeiter	[43]
Hafenarbeiter	[10]
Holzarbeiter	[42]
Hotelangestellte	[26]
Kellner	[43]
Kernmacher (Gießereiarbeiter)	[9]
Klempner	[9]
Kraftfahrer	[26, 31]
Kunststoffindustriearbeiter	[43]
Lagerarbeiter	[1]
Landwirte	[15]
Lederindustriearbeiter	[1, 3, 11, 18]
Maschinisten	[15, 43]
Metallarbeiter	[9]
Monteure	[15, 43]
Papierindustriearbeiter	[1, 3, 11]
Rohrmacher	[9]
Schweißer	[2, 30, 34]
Seifenfabrikarbeiter	[16]
Steinmetz	[26, 31]
Textilarbeiter	[1, 5, 9, 15]
Transportarbeiter	[1, 7]
Zementarbeiter	[31]

Vergleichbar mit der teilweise widersprüchlichen Risikobemessung bei Textilarbeitern verhält es sich bei vielen in Tabelle 1 genannten Berufsgruppen. Oft verbietet sich durch unterschiedliche Matchingkriterien, fehlende Tabak- und Alkoholadjustierung und zu kleine Probandenzahlen ein direkter Vergleich der einzelnen Studien. Schließlich konnten Autoren wie Wynder und Elwood in großangelegten Fallkontrollstudien keinerlei Korrelation zwischen Kopf/Hals-Karzinomen und spezifischen Berufsgruppen finden [13, 40]. Auf weitere Einzeldarstellungen soll daher an dieser Stelle verzichtet werden.

Zusammenfassend kann jedoch festgehalten werden, daß ausschließlich einfache Schul- und Berufsausbildung als für die Kopf/Hals-Krebsentstehung risikobehaftet diskutiert werden. Keine Angaben liegen bei Berufsgruppen vor, die ein höheres sozioökonomisches Niveau erwarten lassen. Aus der Berufsverteilung läßt sich also ein Hinweis auf das niedrige sozioökonomische Niveau der Kopf/Hals-Malignompatienten ableiten.

Einkommensniveau und Kopf/Hals-Krebsrisiko

Ernester et al. [14] konnten 1982 aus den Daten des Third National Cancer Survey der USA von 1969–1971 eine inverse Korrelation zwischen Inzidenzen von Kopf/Hals-Krebs und den verschiedenen Einkommensschichten der Bevölkerung nachweisen (Tabelle 2). Die Einteilung in drei verschiedene Einkommensstufen wurde entsprechend dem mittleren Einkommen der jeweiligen Studienregion festgelegt. Auf eine Adjustierung des Effektes der natürlichen Korrelation zwischen steigendem Einkommensniveau und sinkender Einwohnerzahl in den entsprechenden Studienregionen wurde geachtet. Vor allem in der Gruppe der 55- bis 64jährigen läßt sich eine deutliche Abnahme der Tumorinzidenzen gegenüber dem steigenden Einkommensniveau erkennen. Diese Beobactung stimmt mit den Beschreibungen vieler Autoren überein.

Tabelle 2. Inzidenzraten pro 100000 Einwohner für Plattenepithelkarzinome von Kehlkopf und Mundhöhle – nach Alter und Einkommensstufen aufgelistet (USA, TNCS 1969–1971, weiße Männer). (Nach [14])

Alter	Einkomen	Mundhöhle	Kehlkopf
35–44	geringes	1,7	3,1
	mittleres	1,4	2,6
	hohes	1,0	1,9
45–54	geringes	11,2	17,6
	mittleres	5,4	14,3
	hohes	3,7	9,2
55–64	geringes	18,8	41,6
	mittleres	13,8	29,5
	hohes	11,6	22,6
		$p < 0,001$	$p < 0,001$

Wie aus dem Adjustierungsvorgehen von Elwood ersichtlich, wurde Oralhygiene als zusätzliches Charakteristikum in Fallkontrollstudien untersucht, um aus der Gesamtheit der Untersuchungsvariablen Hinweise für sozioökonomische Zusammenhänge zu erarbeiten. Eine Vernachlässigung der Zahnpflege ergab nach Elwood ein RR von 1,6 (1,1-2,5) nach Kontrolle des Trink- und Rauchverhaltens [13]. Graham et al. rechneten 1977 einer schlechten Mundhygiene ein Tabak-Alkohol-adjustiertes RR, an Mundkrebs zu erkranken, von 2,5 (p < 0,01) zu. Die schlechte Mundhygiene wird vor allem auf einen niedrigeren kulturellen sowie sozioökonomischen Status zurückgeführt [17].

Religiöse, kulturelle und ethnische Faktoren und Kopf/Hals-Krebsrisiko

1970 wies Seidman auf Unterschiede bezüglich sozialem Niveau bei Kopf/Hals-Krebspatienten hin, indem er deren jeweilige Regligionsgemeinschaften untersuchte. Bei der jüdischen Religionsgemeinschaft New Yorks handelt es sich um sehr wohlhabende Menschen mit hohem sozioökonomischen Status. Entsprechend wurde in dieser Gruppe der geringste Teil von Kopf/Hals-Karzinomen beobachtet. Den höchsten Anteil an diesen Tumoren wiesen die Katholiken und Farbigen aus, die als durchschnittlich ärmer eingestuft wurden [35]. Wynder et al. publizierten 1976 eine groß angelegte Fallkontrollstudie über Risikofaktoren des Larynxkarzinoms in den USA, die die Aussage von Seidman bestätigte. Unter den Tumorpatienten fand sich eine signifikant kleinere Anzahl von Juden gegenüber einem starken Anteil von Protestanten und Katholiken (p < 0,005) [42]. Eine signifikant niedrigere Inzidenz von Kopf/Hals-Malignomen bei Religionsgruppen, wie etwa den Mormonen aus Utha und den 7-Tage-Adventisten, konnte beobachtet werden [19, 32]. Teilweise wird dieses Phänomen allerdings mit dem absoluten Trinkverbot innerhalb dieser religiösen Gruppe erklärt. Blot et al. [14] konnten in einer Fallkontrollstudie bei Werftarbeitern in Virginia feststellen, daß das Larynxkrebs-Erkrankungsrisiko bei weißen Arbeitern 0,23 (95% C.I.: 0,06-0,9) und bei Schwarzen 2,3 (95% C.I.: 1,0-5,9) ausmacht (Alter-Alkohol-Tabak adjustiert).

Diskussion

Die vorliegenden Studienergebnisse zeigen einen eindeutigen Zusammenhang zwischen niedrigem sozioökonomischen Status und der Inzidenz von Kopf/Hals-Malignomen. Wie differenziert ist jedoch die eigenständige Bedeutung einzelner Faktoren wie Tabak-Alkohol-Konsum, berufliche

Inhalationsnoxen und spezielle Ernährungsdefizite in der Kopf/Hals-Karzinogenese zu bewerten? Die Rolle des Tabak- und Alkoholkonsums als Risikofaktoren der Krebsentstehung im oberen Aerodigestivtrakt ist vielerorts epidemiologisch untersucht worden [22]. Durch klare Dosis-Wirkungs-Beziehungen der errechneten Risikowerte scheint ein Zusammenhang gesichert, wenngleich der zugrundeliegende Pathomechanismus noch ungeklärt ist. Wiederholt wird darauf hingewiesen, daß in hohem Maße Arbeiter, die mit einzelnen anorganischen bzw. organischen Inhalationsnoxen belastet sind, ein hohes Kopf/Hals-Malignomrisiko tragen [23]. Die Bedeutung der einzelnen Chemikalien für die Kopf/Hals-Malignome ist jedoch unklar, zumal in den meisten Fällen lediglich epidemiologische Zusammenhänge beschrieben wurden. Die in Tabelle 1 erstellte Berufsgruppenliste gibt einer großen Unklarheit bezüglich tatsächlicher Risikofaktoren Ausdruck.

Hinweise auf Zusammenhänge zwischen relativen Vitamin-A- bzw. C-Hypovitaminosen und Krebsentstehung im oberen Aerodigestivtrakt wurden auf epidemiologischer Basis gefunden, wobei auch hier der eindeutige experimentelle Nachweis bisher ausblieb [17, 20, 24, 25, 29].

Die Tatsache, daß gerade verstärktes Rauch- und Trinkverhalten, Mangelernährung und starke Exposition gegenüber Inhalativnoxen vermehrt in unteren sozialen Schichten zu finden sind, richtet den Blick unweigerlich auf das soziale Umfeld der Kopf/Hals-Malignompatienten. Ohne die Bedeutung der Hauptrisikofaktoren Tabak und Alkohol zuschmälern, erscheint bei der Durchführung von epidemiologischen Studien die Berücksichtigung des sozioökonomischen Status unabdingbar.

Vor allem dann, wenn man die Bedeutung von Inhalationsnoxen und anderen Umgebungsfaktoren, deren Ausprägung diskreter als die des Tabaks und Alkohols ist, mit einer epidemiologischen Fallkontrollstudie untersuchen will. Den sozioökonomischen Status als eigenständigen Risikofaktor zu bezeichnen, würde an dessen Bedeutung für die Krebsätiologie im Kopf/Hals-Bereich vorbeiführen, kann jedoch letztlich nicht abgelehnt werden. Nur wenige Studien haben bisher den Risikowert des sozioökonomischen Status berücksichtigt, wobei hier primär dessen Bedeutung als Confounder methodisch integriert werden sollte.

Nach einer Untersuchung von Siemiatycki et al., die sich mit dem Confounding-Bias-Charakter von u. a. sozioökonomischem Status bezüglich der berufsspezifischen Risikoermittlung bei Blasen-, Magen- und Lungenkrebs beschäftigte, wurden Differenzen zwischen adjustierten und nichtadjustierten Odds-Ratios von 0,4 errechnet, wenngleich sich die meisten errechneten Risiken zwischen 1,0 und 1,5 bewegten [36]. Leider liegt bislang keine solche Untersuchung für Kopf/Hals-Karzinome vor. Wahrscheinlich spielt die Größe „sozioökonomischer Status" eine stärkere Rolle in der Kopf/Hals-Krebsepidemiologie, als in der Epidemiologie des

Magen-, Blasen- und Lungenkrebses. Dies wird von zahlreichen Hinweisen in der Literatur unterstrichen.

Abschließend sei nochmals darauf hingewiesen, daß die Größe „sozioökonomischer Status" in ihrem Risikoanteil für Kopf/Hals-Malignome einen bisher unbekannten Stellenwert einnimmt. Eine Berücksichtigung des sozioökonomischen Status als eigenständigen Faktor oder als wichtige Einflußgröße (Confounder) sollte daher für Fallkontrollstudien, die sich mit der Ermittlung von umfeldbedingten Risikofaktoren des Kopf/Hals-Krebses beschäftigen, gefordert werden.

Literatur

1. Ahrens W, Jöckel K-H, Patzak W, Elsner G (1989) Eine Fall-Kontroll-Studie zu Risikofaktoren des Larynx-Karzinoms. Kongreßbericht der 29. Jahrestagung der Deutschen Gesellschaft für Arbeitsmedizin, Düsseldorf 1989. Gentner, Stuttgart
2. Becker N, Claude J, Frentzel-Beyme R (1985) Cancer risk of arc welders exposed to fumes containing chromium and nickel. Scand J Work Environ Health 11:75–82
3. Blot WJ, Fraumeni JF (1977) Geographic patterns of oral cancer in the United States: etiologic implications. J Chron Dis 30(11):745–757
4. Blot WJ, Morris LE, Stroube R, Tagnon I, Fraumeni JF (1980) Lung and laryngeal cancers in relation to shipyard employment in costal virginia. JNCI 65:571–575
5. Brinton LA, Blot WJ, Fraumeni JF (1985) Nasal cancer in the textile and clothing industries. Br J Industr Med 42:469–474
6. Bross IDJ, Viadana E, Houten L (1978) Occupational cancer in men exposed to dust and other environmental hazards. Arch Environ Health 33:300–307
7. Brown LM, Mason TJ, Pickle LW et al. (1988) Occupational risk factors for laryngeal cancer on texas gulf coast. Cancer Res 48:1960–1964
8. Browne RM (1977) Etiological factors in oral squamous cell carcinoma. Commun Dent Oral Epidemiol 5(6):301–306
9. Burch D, Howe GR, Miller AD, Semenciw R (1981) Tobacco, alcohol, asbestos, and nickel in the etiology of cancer of the larynx. A case-control study. JNCI 67:1219–1224
10. Cowles S (1983) Cancer of the larynx: Occupational and environmental associations (review article). South Med J 76 (7):894–898
11. Decoufle P (1979) Cancer risk associated with employment in the leather and leather products industry. Arch Environ Health 34:33–37
12. De Villiers EM, Weidauer H, Le YJ, Neumann C, zur Hausen H (1986) Papillomviren in benignen und malignen Tumoren des Mundes und des oberen Respirationstraktes. Laryngol Rhinol Otol 65:177–179
13. Elwood JM, Pearson JCG, Skippen DH, Jackson SM (1984) Alcohol, smoking, social and occupational factors in the etiology of cancer of the oral cavity, pharynx and larynx. Int J Cancer 34:603–612
14. Ernster VL, Selvin S, Sacks ST, Merrill DW, Holly EA (1982) Major histological types of cancers of the gum and mouth, esophagus, larynx and lung by sex and by income level. JNCI 64:773–776

15. Flanders WD, Cann CI, Rothman KJ, Fried MP (1984) Work-related risk factors for laryngeal cancer. Am J Epidemiol 119 (1):23–32
16. Forastiere F, Valesini S, Salimei E, Magliola ME, Perucci SA (1987) Respiratory cancer among soap production workers. Scand J Work Environ Health 13:258–260
17. Graham S, Dayal H, Rohrer T, Swanson M, Sulltz H, Shedd D, Fischman S (1977) Dentition, diet, tobacco, and alcohol in the epidemiology of oral cancer. J Natl Cancer Inst 59 (6):1611–1616
18. International Agency for Research on Cancer (1981) Wood, leather and some associated industries, IARC monographs on the evaluation of the carcinogenic risk of chemicals to humans, Vol 25, Lyon 1981
19. Lyon JL, Klauber MR, Gardner JW, Smart CR (1976) Cancer incidence in mormons and non-mormons in Utah, 1966–1970. N Engl J Med 294:129
20. Mackerras D, Buffler PA, Randall DE, Nichaman MZ, Pickle LW, Mason TJ (1988) Carotene intake and risk of laryngeal cancer in coastal Texas. Am J Epidemiol 128:980–988
21. Maier H, Dietz A, Heller W-D, Jünemann K-H (1989) The role of tobacco, ethanol consumption, and occupation as risk faktors for laryngeal carcinoma. Proc. of the XIV. World Congress of Otorhinolaryngeology, Head and Neck Surgery, Madrid
22. Maier H, Dietz A, Zielinski D, Jünemann K-H, Heller W-D (1990) Risikofaktoren bei Plattenepithelkarzinomen der Mundhöhle, des Oropharynx, des Hypopharynx und des Larynx. Dtsch Med Wochenschr 22:843–850
23. Maier H, deVries N, Snow GB (1991) Occupational factors in head and neck cancer. Clin Otolaryngol (im Druck)
24. Marshall J, Graham S, Mettlin C, Shedd D, Swanson M (1982) Diet in the epidemiology of oral cancer. Nutr Cancer 3:145
25. McLaughlin JK, Gridley G, Block G et al. (1988) Dietary factors in oral and pharyngeal cancer. JNCI 80:1237–1243
26. McMichael AJ, Hartshorne JM (1982) Mortality risks in Australian men by occupational groups, 1986–1978. Variations associated with differences in drinking and smoking habits. Med J Aust 20:253–256
27. Moore C (1971) Cigarette smoking and cancer of the mouth, pharynx and larynx. A continuing study. JAMA 218:553–558
28. Moss E, Lee WR (1974) Occurrence of oral and pharyngeal cancers in textile workers. Br J Ind Med 31:224–232
29. Notani PN, Jayant K (1987) Role of diet in upper aerodigestive tract cancers. Nutr Cancer 10:103–113
30. Olsen J, Sabroe S, Lajer M (1984) Welding and cancer of larynx: a case control study. Eur J Cancer Clin Oncol 20:639–643
31. Olsen J, Sabroe S (1984) Occupational causes for laryngeal cancer. J Epidemiol Community Health 38:117–121
32. Phillips RL (1975) Role of life-style and dietary habit in risk of cancer among seventh-day adventists. Cancer Res 35:3513
33. Rothman K, Keller AZ (1972) The effect of joint exposure to alcohol and tobacco on risk of cancer of the mouth and pharynx. J Chron Dis 25:711–716
34. Simonato L (1988) Report of the mortality and cancer incidence follow-up of a historical cohort of european welders. IARC Lyon
35. Seidman H (1970) Cancer death rates by site and sex for religious and socioeconomic groups in New York City. Environ Res 3:234–250
36. Siemiatycki J, Wacholder S, Dewar R, Cardis E, Greenwood C, Richardson L (1988) Degree of confounding bias related to smoking, ethnic group, and

socioeconomic status in estimates of the associations between occupation and cancer. J Occup Med 30 (8):617-625
37. Statistisches Bundesamt (1989) Persönliche Mitteilung
38. Whitaker CJ, Moss E, Lee WR, Cunlife S (1979) Oral and pharyngeal cancer in the North-west and West 'Yorkshire regions of England, and occupation. Br J Ind Med 36:292-298
39. Williams RR, Horm JW (1977) Association of cancer sites with tobacco and alcohol consumption and socioeconomic status of patients: Interview Study from the Third National Cancer Survey. JNCI 58:525-547
40. Wynder ED, Bross IDJ, Day E (1956) A study of environmental factors in cancer of the larynx. Cancer 9:86-110
41. Wynder ED, Bross IDJ, Feldman R (1957) A study of etiological factors in cancer of the mouth. Cancer 10:1300-1323
42. Wynder ED, Covey SC, Mabuchi K, Mushinski M (1976) Environmental factors of the larynx. A second look. Cancer 38:1591-1601
43. Zagraniski RT, Kelsey JL, Walter SD (1986) Occupational risk factors for laryngeal carcinoma: Connecticut, 1975980. Am J Epidemiol 124 (1):67-76
44. Zatonski W, Becher H, Lissowska J, Wahrendorf J (1991) Tobacco, alcohol, diet and occupational exposure in etiology of laryngeal cancer - a population-based case-control study. DKFZ, Institute of Epidemiology and Biometry, Heidelberg

Präkanzeröse Läsionen des oberen Aerodigestivtraktes – Risikofaktoren einer malignen Entartung

I. van der Waal

Einleitung

Leukoplakien, definiert als weißliche Flecken, die klinisch-histologisch anderen Krankheitsbildern nicht zuzuordnen sind [3, 11], finden sich im Bereich der Schleimhaut des oberen Atmungs- und Verdauungstraktes bei ca. 3% der erwachsenen Bevölkerung der westlichen Industrienationen [2, 6]. Männer sind etwas häufiger betroffen als Frauen.

Aus ätiologischer Sicht steht der chronische Tabakkonsum in seinen verschiedenen Formen im Vordergrund. Es darf allerdings nicht unerwähnt bleiben, daß bei einer beträchtlichen Anzahl von Patienten keine Kausalfaktoren nachweisbar sind. In diesen Fällen spricht man von idiopathischen oder kryptogenen Leukoplakien.

Die überwiegende Mehrzahl der Leukoplakien sind asymptomatisch. Treten Beschwerden oder Schmerzen auf, so ist dies als Hinweis auf ein bereits vorliegendes mikroinvasives oder gar invasives Wachstum zu werten.

Eine maligne Entartung tritt bei ca. 5% aller Leukoplakien innerhalb eines Zeitraumes von 10 Jahren auf, relativ häufiger bei Frauen als bei Männern [6-9].

Klinischer Aspekt und maligne Entartung

Nach klinischen Gesichtspunkten kann man die Leukoplakien in eine homogene (einheitlich weißlich, nicht induriert mit weicher Oberfläche) Form (Abb. 1) und in eine nichthomogene Form (Abb. 2) unterteilen. Unter dem Begriff nichthomogene Form werden die sog. verruköse Leukoplakie, die noduläre Leukoplakie sowie die Erythroleukoplakie subsumiert. In seltenen Fällen überwiegt die rote, erosive Komponente. Man spricht dann von einer Erythroplakie. Die Erythroplakie und die anderen Formen der nichthomogenen Leukoplakien sind mit einem weitaus größeren Risiko einer malignen Entartung behaftet im Vergleich

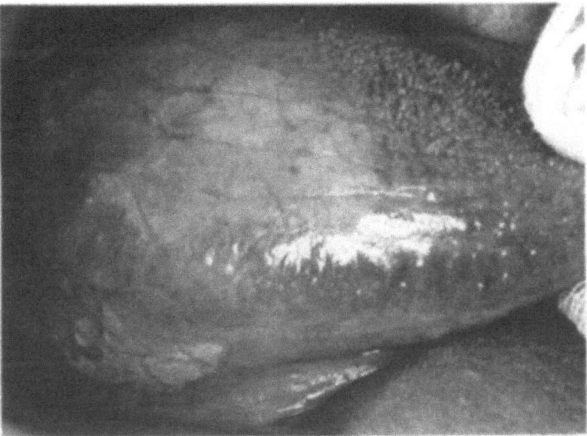

Abb. 1. Homogene Leukoplakie

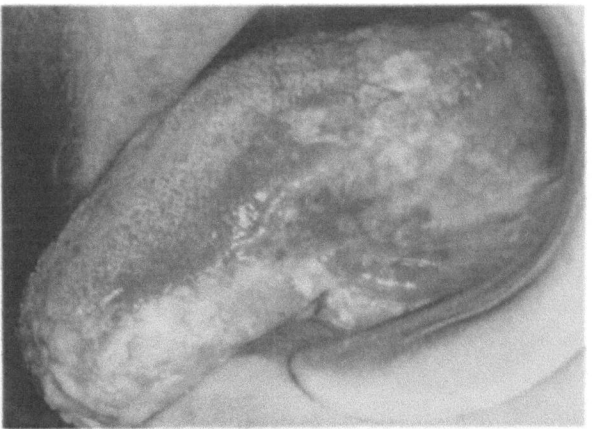

Abb. 2. Nichthomogene Leukoplakie

zur homogenen Form [10]. Dieses Verhalten erklärt sich meistenteils durch die Unterschiede im histologischen Bild.

Leukoplakien können in völlig unterschiedlichen Lokalisationen auftreten. In der Mundhöhle neigen insbesondere Leukoplakien im Bereich der Zunge und des Mundbodens zu einer malignen Entartung, teilweise unabhängig vom klinischen-histologischen Aspekt.

Histologischer Aspekt und maligne Entartung

Es gilt als Faustregel, daß jede Leukoplakie, insbesondere wenn es sich um eine nichthomogene Form handelt, biopsiert werden muß. Ziel der Biopsie ist es, durch histologische Untersuchungen mögliche maligne oder dysplastische Veränderungen des Epithels zu identifizieren.

Liegen keine dysplastischen Veränderungen vor, und handelt es sich nur um eine Hyperkeratose (Abb. 3), so sollten mögliche ätiologische Faktoren ausgeschaltet werden. Ob eine aktive Behandlung nichtdysplastischer Leukoplakien (z. B. im Sinne eines chirurgischen Vorgehens) tatsächlich das Risiko einer malignen Entartung beseitigt oder zumindest verringert, ist bislang fraglich. In einem Kollektiv von 131 Patienten mit nichtdysplastischen oralen Leukoplakien, die laserchirurgisch mit dem CO_2-Laser entfernt wurden, traten bei 27 Patienten (22%) neue Leukoplakien, und bei 2 Patienten (weniger als 2%) trat ein Plattenepithelkarzinom innerhalb einer 3jährigen Nachsorgeperiode auf [5].

Liegen Epitheldysplasien vor [8] (Abb. 4), sollte unverzüglich eine Therapie erfolgen, zumal diese Läsionen in starkem Maße dazu neigen, innerhalb von Monaten oder Jahren maligne zu entarten. Auf die Vielzahl

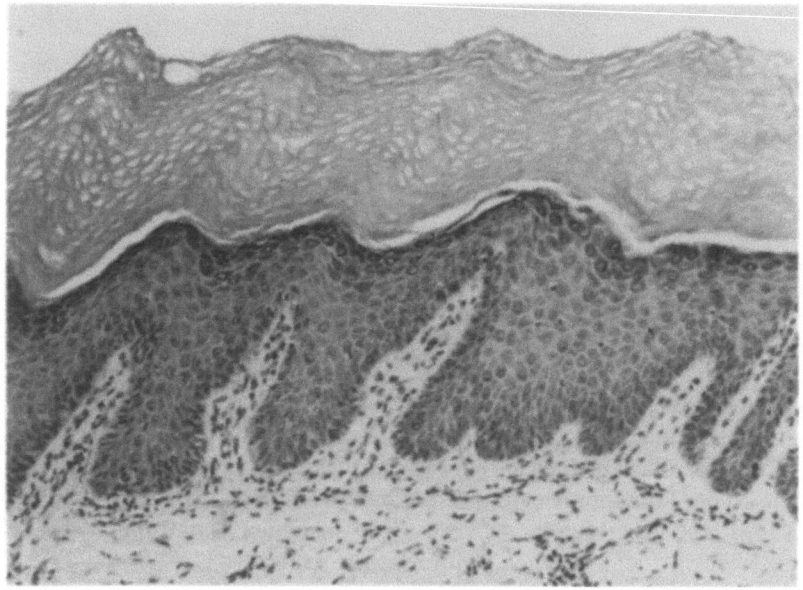

Abb. 3. Hyperkeratose ohne oder nur mit geringer Epitheldysplasie

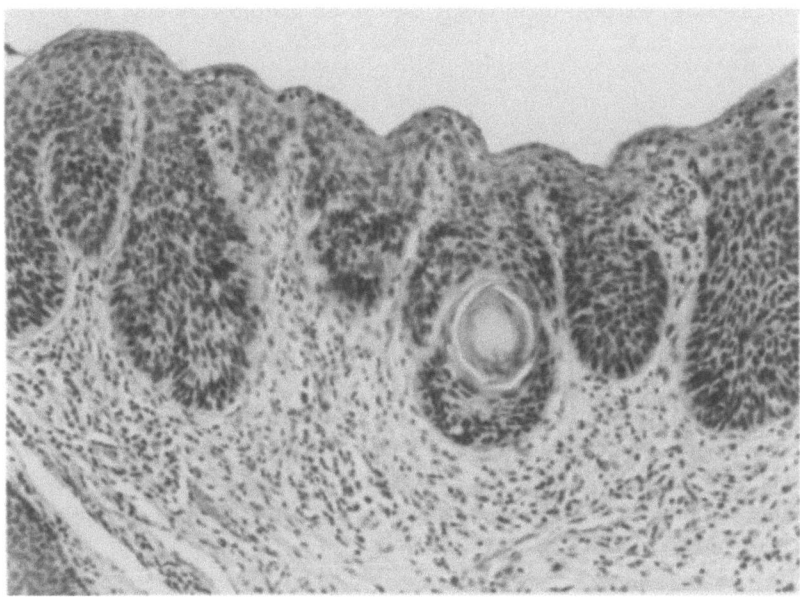

Abb. 4 Mäßige Epitheldysplasie

der unterschiedlichen Therapiemodalitäten möchte ich hier nicht näher eingehen. Jedenfalls sollte eine Langzeitkontrolle erfolgen.

Übrige Indikatoren für das Entartungsrisiko

Die Tatsache, daß gelegentlich auch Leukoplakien, bei denen die histologische Untersuchung des Biopsates keinen Anhalt für eine Epitheldysplasie ergeben hatte, maligne entarten, wurde zum Anlaß genommen nach weiteren, anderen prognostischen Indikatoren zu suchen. In dieser Hinsicht wurden u. a. rasterelektronenmikroskopische sowie transmissionselektronenmikroskopische Untersuchungen und der Nachweis des Verlustes von epithelialen Blutgruppenantigenen durchgeführt. All diese zusätzlichen unterschiedlichen Untersuchungen haben sich jedoch nicht als zuverlässige prognostische Parameter erwiesen. Burkhardt hat dies in einem Übersichtsartikel sehr eindrucksvoll zusammengefaßt [4]. Im Gegensatz zu diesen enttäuschenden Befunden hat eine kürzlich in San Francisco durchgeführte Untersuchung, die auf dem Einsatz der Image-Zytometrie von Kern-DNA basiert, vielversprechende Ergebnisse geliefert [1]. Mit Hilfe dieser Methode konnte eine maligne Entartung zuverlässig vorausgesagt werden, unabhängig davon, ob histologisch eine Dysplasie vorlag oder nicht.

Schlußfolgerung

Zusammenfassend ist festzustellen, daß der zuverlässigste Faktor um eine maligne Entartung einer Leukoplakie des oberen Aerodigestivtraktes vorherzusagen, der Nachweis bzw. das Fehlen einer Epitheldysplasie darstellt. Im Falle einer Epitheldysplasie ist eine aktive Therapie unumgänglich.

Liegen keine dysplastischen Epithelveränderungen vor, und handelt es sich um eine homogene Leukoplakie, bedeutet dies noch nicht, daß eine maligne Entartung ausgeschlossen werden kann. Ob eine aktive Therapie bei solchen Leukoplakien tatsächlich erforderlich ist, konnte bislang nicht schlüssig nachgewiesen werden. Unbestritten ist allerdings, daß die Beseitigung möglicher ätiologischer Faktoren eine conditio sine qua non ist, ebenso wie eine Langzeitnachsorge.

Literatur

1. Abdel-Salam M, Mayall BH, Chews K et al (1990) Which oral white lesions will become malignant? An image cytometric study. Oral Surg Oral Med Oral Pathol 69:345–350
2. Axéll T (1976) A prevalence study of oral mucosal lesions in an adult Swedish population. Odontol Revy 27 (Suppl):36
3. Axéll T, Holmstrup P, Kramer IRH, Pindborg JJ, Shear M (1984) International seminar on oral leukoplakia and associated lesions related to tobacco habits. Commun Dent Oral Epidiamol 12:145–154
4. Burkhardt A (1985) Advanced methods in the evaluation of premalignant lesions and carcinomas of the oral mucosa. J Oral Pathol 14:751–778
5. Chiesa F, Tradati N, Sala L et al (1990) Follow-up of oral leukoplakia after carbon dioxide laser surgery. Arch Otolaryngol Head Neck Surg 116:177–180
6. Hogewind WFC (1990) Oral leukoplakia in a Dutch population. Thesis, Free University, Amsterdam
7. Lind PO (1987) Malignant transformation in oral leukoplakia. Scand J Dent Res 95:449–455
8. Pindborg JJ (1980) Oral cancer and precancer. John Wright and Sons, Bristol
9. Silverman S, Gorsky M, Lozada F (1984) Oral leukoplakia and malignant transformation. A follow-up study of 257 patients. Cancer 53:563–568
10. Tischendorf L, Giehler U (1990) Studien zur Dignität der Leukoplakien von Mundschleimhaut und Lippen. Dtsch Z Mund Kiefer Gesichtschir 14:301–305
11. WHO (1987) Collaborating Centre for Oral Precancerous Lesions: Definitions of leukoplakia and related lesions: an aid to studies of oral precancer. Oral Surg Oral Med Oral Pathol 46:518–539

Orale Hygiene, Zahnstatus und Zahnersatz als Risikofaktoren für das Mundhöhlenkarzinom

J. Zöller, M. Kreiss, W.-D. Heller, H. Maier

Einleitung

Verschiedene Risikofaktoren für die Karzinogenese von Kopf-Hals-Tumoren wurden beschrieben (Übersichten bei Smith 1979, [7, 8, 28, 30, 37, 39, 40]). Im folgenden soll die Frage näher beleuchtet werden, welche Rolle eine schlechte Mundhygiene, ein sanierungsbedürftiger Zahnstatus und ein herausnehmbarer Zahnersatz als Kokarzinogene haben.

Zahnersatz als Risikofaktor für ein Mundhöhlenkarzinom

Bereits im Jahre 1922 hat der Chirurg Küttner [24] in einem Bericht über 266 Fälle von Krebs der Mund- und Rachenhöhle in 33% der Patienten chronisch-traumatische Reize, wie scharfe Kanten kariöser Zähne und Prothesendruck, angeschuldigt. Über die Möglichkeit der Karzinomentstehung durch zahnärztliche Prothesen haben Spreng et al. [42] im Jahre 1949 in einer Monographie ausführlich berichtet. Wenn auch eine lückenlose Beweiskette für eine direkte Kausalität offenbar noch nicht gegeben ist, so wurden in der Folgezeit eine Reihe von entsprechenden Kasuistiken bekannt [4, 14, 15, 21, 32, 41]. Zwei Fragenkomplexe stehen hier im Vordergrund: 1. die allergisch-chemisch-toxische Auswirkung der Prothesenmaterialien und 2. die mechanische Traumatisierung durch den Zahnersatz.

Da die oft zur Prothesenherstellung verwendeten Kunststoffe (vorwiegend Methacrylate) außer dem Polymer Spuren des Monomers, Katalysatoren (z. B. Peroxide und Amine), Stabilisatoren (z. B Hydrochinon) und Farbstoffzusätze enthalten, können in Einzelfällen chemisch-toxische und kontaktallergische Reaktionen auftreten. Die meist streng auf die Prothesenbasis begrenzten Schleimhautveränderungen geben dem Zahnarzt Veranlassung den Prothesenwerkstoff auszutauschen. Nach dem Stand der Literatur kommen den heutigen zahnärztlichen Materialien in der Karzinomentstehung keine ausschlaggebende Bedeutung zu [3, 22, 38].

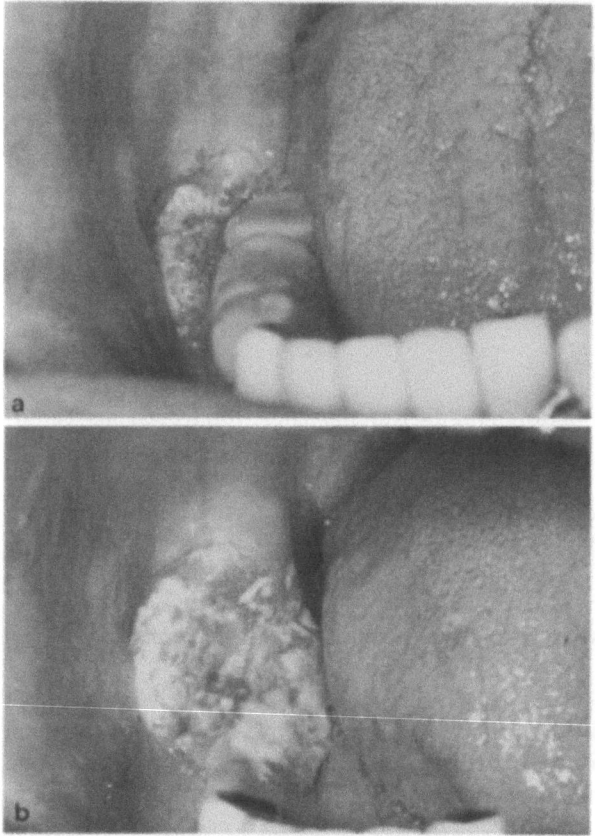

Abb. 1a, b. 62jähriger Patient mit (a) und ohne (b) untere Prothese. Im Bereich des chronisch-traumatisierenden Prothesenrandes hat sich ein Plattenepithelkarzinom entwickelt

Anders verhält es sich mit der chronisch-mechanischen Traumatisierung durch einen insuffizienten Zahnersatz. Was zunächst noch als sog. harmlose „Druckstelle" imponiert, kann sich später als Karzinom – meist am Prothesenrand lokalisiert - herausstellen [36] (Abb. 1a,b). Ähnlich wie beim chronischen Wangenbeißen und bei der Traumatisierung durch Zahnfehlstellungen oder durch scharfe Zahnkanten ist in Einzelfällen eine Prothesentrauma-Tumor-Kausalität zu beobachten [5, 12, 45]. Größere retrospektive Studien ergaben, daß Häufigkeit und Tragedauer des Zahnersatzes bei Tumorpatienten nicht von der einer Kontrollgruppe abwichen [6, 48]. Außerdem ließ sich eine bevorzugte Tumorlokalisation bei Prothesenträgern im Vergleich zu sonstigen Karzinompatienten nicht feststellen [19].

Interessant erscheint jedoch, daß Tumorpatienten offenbar weniger häufig die Paßgenauigkeit der Prothesen im Vergleich zu Kontrollpatienten überprüfen lassen. Auch tragen sie ihren Zahnersatz insgesamt länger, d. h. er wird seltener als in einem Vergleichskollektiv erneuert [6]. In einer retrospektiven Auswertung von 900 Krankengeschichten der Wiener Kieferklinik konnte Langer [25] in etwa 1% einen Zusammenhang zwischen Prothese und Karzinomentstehung vermuten. Andere Autoren beziffern die Quote der durch Zahnersatz mitbedingten Mundhöhlenkarzinome mit etwa 5% [16, 47].

Ganz allgemein läßt sich sicherlich soviel sagen, daß weniger das Prothesenmaterial als vielmehr der chronisch traumatisierende Prothesenreiz, hervorgerufen durch eine Inkongruenz zwischen Zahnersatz und Lager, zu einer Entartung des Gewebes beitragen kann. Der erwähnte Schweizer Prothetiker Spreng sprach von der „aggressiven Prothese".

Orale Hygiene und Zahnstatus bei Patienten mit Kopf-Hals-Tumoren

Im Jahre 1937 hat Ahlbom [1] über einen schlechten Zahnstatus bei Patienten mit einem Mundhöhlenkarzinom berichtet. In der Folgezeit wurde dieser Eindruck mehrfach bestätigt [11, 27, 29, 34, 49]. Aufgrund einer epidemiologischen Untersuchung von 584 Patienten mit Mundhöhlenkarzinom und einer Kontrollgruppe von 1222 Personen bezifferten Graham et al. [17] das relative Risiko (nach Mantel-Haenszel) bei starken Rauchern und bei Alkoholabusus mit 2,49; liegt zusätzlich ein schlechter Zahnstatus vor, so steigt das relative Risiko auf 7,68 an. Dieses Studienergebnis konnte bislang nicht mehr nachvollzogen werden [10, 43, 44]. Zwar ergaben große epidemiologische Untersuchungen im Mittleren Osten, daß dort etwa 90% der Karzinompatienten eine schlechte Mundhygiene aufweisen, jedoch wurde bei diesen Studien kein Vergleichskollektiv herangezogen [35, 46]. Andere Autoren berichten von der untergeordneten Rolle eines schlechten Zahnstatus bei der Karzinomentstehung [44]. So konnten Andreasson et al. [2] keinen Unterschied zwischen dem Zahnstatus von Karzinompatienten und Kontrollpatienten feststellen. Kürzlich wurden im Rahmen einer Dissertation Tumorpatienten der Hals-Nasen-Ohren-Klinik Heidelberg und unserer Klinik aus den Jahren 1986–1989 in einer Fallkontrollstudie untersucht [23]. Insgesamt gingen 100 männliche Patienten mit Kopf-Hals-Tumoren und 214 Kontrollpersonen in die Studie ein (Abb. 2 und 3). Bei der prätherapeutischen zahnärztlichen Untersuchung wurden Daten über das Zahnputzverhalten, die Häufigkeit der Zahnarztbesuche, des Zustandes der Gingiva und der Kariesinzidenz erhoben.

Während etwa 45% der Karzinompatienten nie und nur gelegentlich ihre Zähne putzen, führen hingegen etwa 45% der Kontrollgruppe mehr als

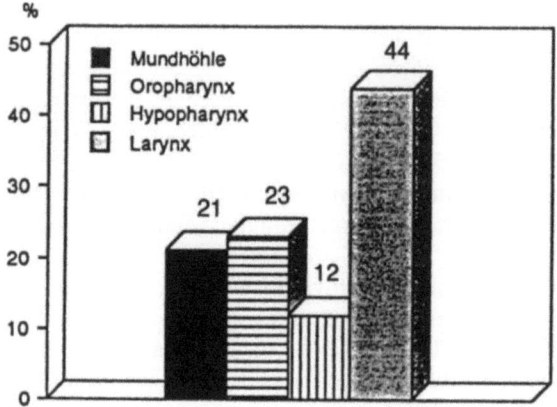

Abb. 2. Lokalisation der Plattenepithelkarzinome (n = 100)

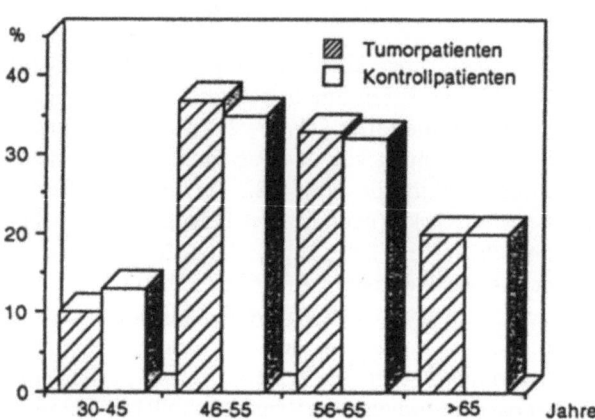

Abb. 3. Altersverteilung der Tumorpatienten (n = 100) und der Kontrollpatienten (n = 214)

einmal täglich eine orale Hygiene durch (Abb. 4). 92% der Tumorpatienten versus 53% der Kontrollpatienten suchen den Zahnarzt lediglich bei Schmerzen auf (Abb. 5). Mehr als 3 mm Zahnstein an den unteren Frontzähnen war bei 41% der Karzinompatienten im Gegensatz zu 22% des Kontrollkollektivs festzustellen (Abb. 6). Das schlechte Putzverhalten der Tumorpatienten schlägt sich auch in dem Zustand der Gingiva und der Karieshäufigkeit nieder. Bei mehr als 63% dieser Patienten ist eine mäßiggradige bis schwere Entzündung der Gingiva festzustellen, während diese in der Kontrollgruppe in 42% zu beobachten ist (Abb. 7). Betrachtet

Orale Hygiene, Zahnstatus und Zahnersatz als Risikofaktoren 177

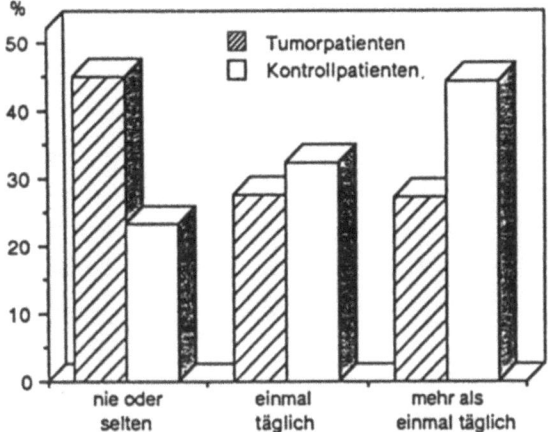

Abb. 4. Zahnputzverhalten (Anzahl der Tumorpatienten = 100, Anzahl der Kontrollpatienten = 214) (Chi-Quadrat p < 0,03)

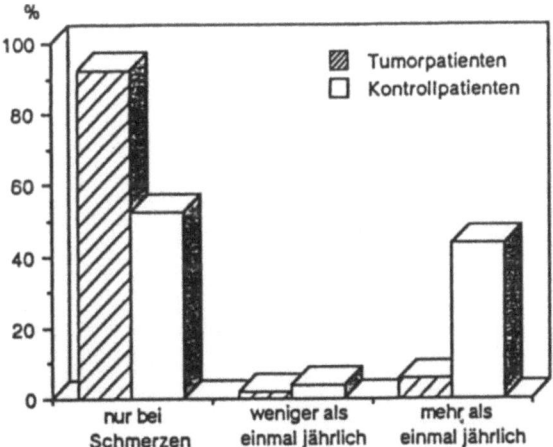

Abb. 5. Häufigkeit der Zahnarztbesuche (Chi-Quadrat p < 0,03)

man die Karieshäufigkeit des Gebisses, so sind 42% aller Patienten des Kontrollkollektivs kariesfrei, jedoch nur 27% der Karzinompatienten (Abb. 8). Über 50% der Zähne des Restgebisses sind bei 27,2% der Karzinompatienten kariös. Ein solch ausgedehnter Kariesbefall liegt in der Vergleichsgruppe lediglich bei 3,9% vor. Der Unterschied ist hochsignifikant (p < 0,0001).

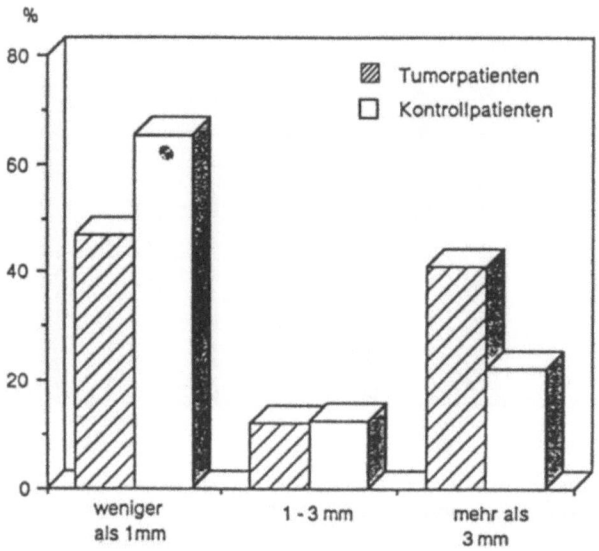

Abb. 6. Ausdehnung des Zahnsteines an den Lingualflächen der unteren Frontzähne (Chi-Quadrat p < 0,02)

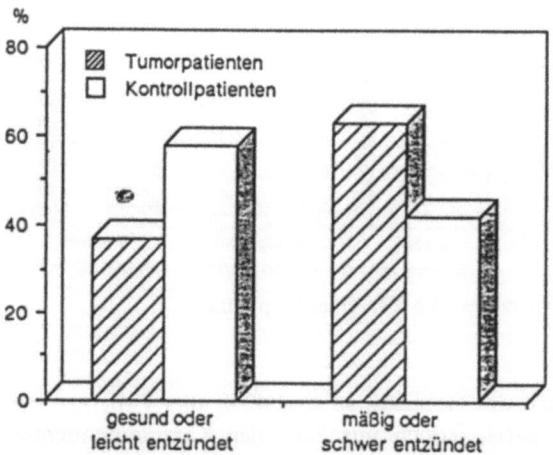

Abb. 7. Zustand der marginalen Gingiva (Chi-Quadrat p < 0,07). Es entspricht: gesunde Gingiva – Gingiva blaß, straff, getüpfelt; leicht entzündet – leicht gerötet, straff, glänzend; mäßig entzündet – leicht gerötet, gering ödematös, glänzend; schwer entzündet – gerötet, ödematös, glänzend

Orale Hygiene, Zahnstatus und Zahnersatz als Risikofaktoren 179

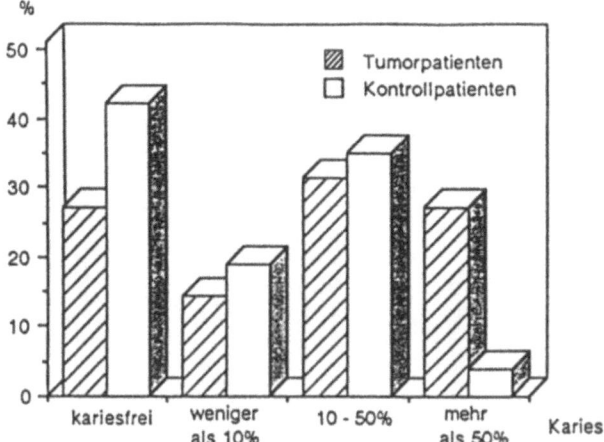

Abb. 8. Karieshäufigkeit der Restzähne (Chi-Quadrat p < 0,0001)

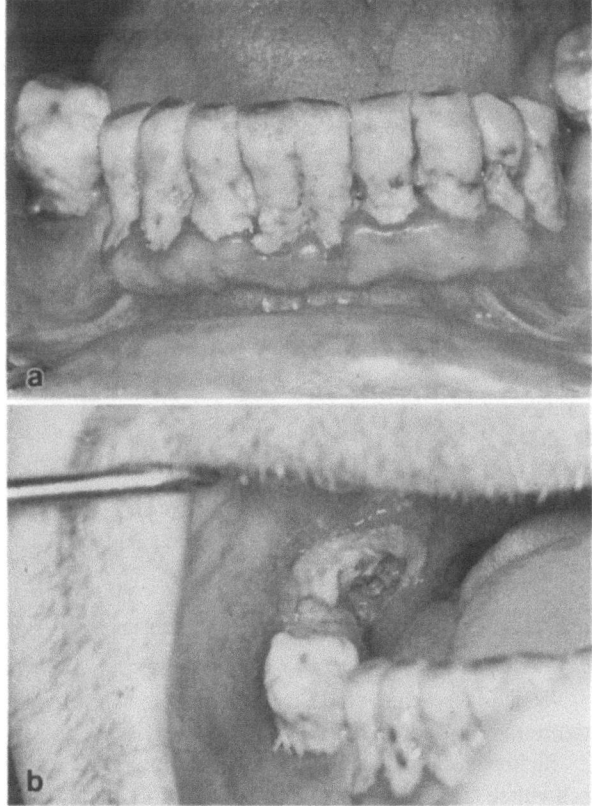

Abb. 9 a, b.
52jähriger Patient mit einem Oropharynxkarzinom rechts bei ausgedehnter Plaqueanlagerung und Schmutzgingivitis

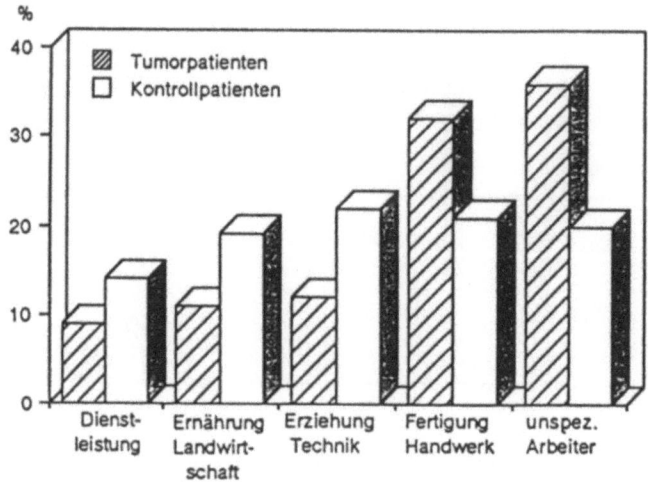

Abb. 10. Inzidenz der Kopf-Hals-Karzinome (n = 100) bei verschiedenen Berufsgruppen: Dienstleistung – z. B. Busfahrer, Tankwart, Friseur; Ernährung, Landwirtschaft – z. B. Koch, Metzger, Landwirt; Erziehung, Technik – z. B. Lehrer, Buchhalter, Bauzeichner; Fertigung, Handwerk – z. B. Dachdecker, Dreher, Schlosser; unspezialisierte Arbeiter – z. B. Bauarbeiter, Straßenbauarbeiter

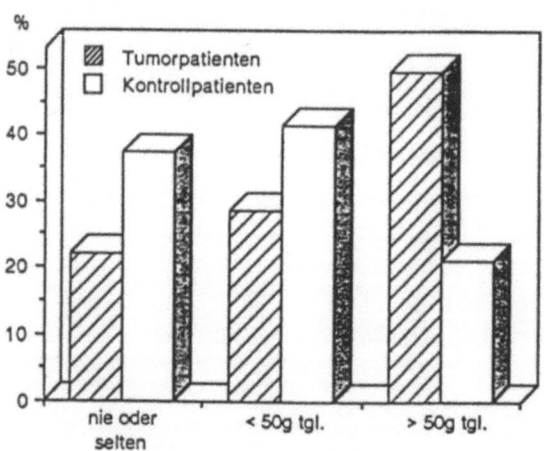

Abb. 11. Häufigkeit des täglichen Alkoholkonsums

Welche Ursachen sind für die schlechte Mundhygiene der Karzinompatienten verantwortlich?

Sicherlich ist diese nur in Ausnahmefällen tumorbedingt. Die Geschwülste bereiten selten Schmerzen und beeinträchtigen zunächst den

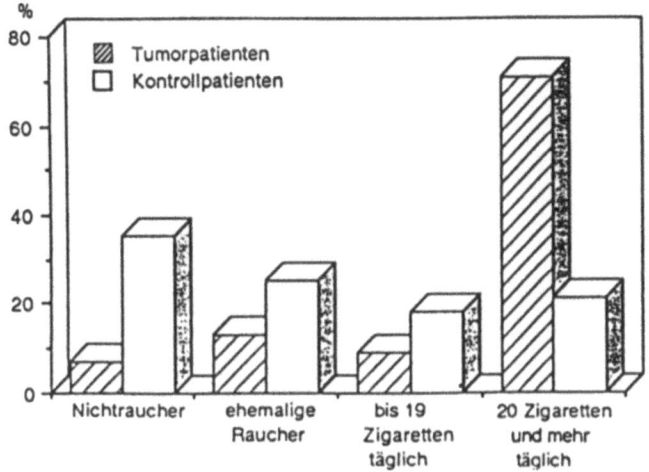

Abb. 12. Täglicher Nikotinkonsum

Patienten kaum (Abb. 9 a, b). Unsere Untersuchung bestätigt aber das Ergebnis anderer Autoren [20, 46], daß vorwiegend eine untere soziale Schicht unserer Bevölkerung von Kopf-Hals-Tumoren betroffen wird. Die Abb. 10 zeigt, daß bei den Fertigungsberufen (z. B. Dreher und Schreiner) und besonders bei den unspezialisierten Arbeiterberufen (z. B. Bauarbeiter) diese Karzinome auftreten. Bei dieser Gesellschaftsschicht ist allgemein eine schlechtere Mundhygiene festgestellt worden. Darüber hinaus führt auch der bei unserem Tumorpatientenkollektiv signifikant höhere Alkoholabusus (Abb. 11) zu der bei diesen Patienten bekannten psychosozialen Verwahrlosung mit Nachlassen der allgemeinen Körperpflege [33, 40]. Eine weitere wichtige Ursache für den schlechteren Zahnstatus scheint der hochsignifikant erhöhte Tabakabusus der Tumorpatienten zu sein. 70,7% dieser Patienten rauchten in unserer Studie 20 und mehr Zigaretten pro Tag im Vergleich zu 21,4% der Kontrollfälle (Abb. 12). Längerer Tabakkonsum – dies erbrachte eine Reihe von Untersuchungen – erhöht die Gingivitisrate [9, 13, 18]. Eine Studie an 232 schwedischen Schulkindern zeigte, daß Raucher eine signifikant höhere Plaqueinzidenz als Nichtraucher besitzen [31]. Auch direktes Tabakkauen fördert das Wachstum der für Karies mitverantwortlichen Streptokokken [26]. Rauchen ist also nicht nur ein Karzinogen, es schädigt auch die Zähne.

Schlußbemerkung

Unsere Studie ergab eine signifikant schlechtere Mundhygiene und einen schlechteren Zahnstatus der Tumorpatienten im Vergleich zur Kontrollgruppe. Während eine Trauma-Tumor-Kausalität z. B. durch kariesbedingte scharfe Zahnkanten offensichtlich erscheint, bleibt der Stellenwert einer schlechten Mundhygiene und der dadurch hervorgerufenen Schleimhautentzündungen als Kokarzinogen für Kopf-Hals-Tumoren weiterhin zu bestimmen. Insbesondere eine mögliche Verstärkung durch andere Risikofaktoren, wie chronischer Tabakkonsum und Alkoholabusus, ist Gegenstand weiterer Untersuchungen.

Literatur

1. Ahlbom HE (1937) Prädisponierende Faktoren für Plattenepithelkarzinome im Mund, Hals und Speiseröhre; eine statistische Untersuchung am Material des Radiumhemmets Acta Radiol 18:163–185
2. Andreasson L, Björlin G, Korsgaard R, Mattiasson I, Trell E (1984) Karzinome und Leukoplakien im Mundhöhlenbereich im Verhältnis zu AHH-Induktion, Rauchen und Zahnstatus. HNO 32:112–114
3. Bauer KH (1963) Das Krebsproblem, 2. Aufl. Springer, Berlin Göttingen Heidelberg
4. Beyer JD, Pape HD (1977) Zur Entstehung eines Mundschleimhautkarzinomes durch exogene Dauerreize. Dtsch Zahnärztl Z 32:611–612
5. Bloodgood JC (1932) Summary of etiologic factors and resultant lesions in cancer of the oral cavity, especially in relation to prevention of malignant disease and preservation of the teeth. J Am Dent Assoc 19:1738–1746
6. Browne RM, Camsey MC, Waterhouse JAH, Manning GL (1977) Etiological factors in oral squamous cell carcinoma. Commun Dent Oral Epidemiol 5:301–306
7. Brugere J, Guenel P, Leclerc A, Rodriguez J (1986) Differential effects of tobacco and alcohol in cancer of the larynx, pharynx and mouth. Cancer 57:391–395
8. Burch JD, Howe GR, Miller AB, Semenciw R (1981) Tobacco, alcohol, asbestos, and nickel in the etiology of cancer of the larynx: a case-control study. JNCI 67:1219–1224
9. Connolly GN, Winn DM, Hecht SS, Henningfield JE, Walker B, Hoffmann D (1986) The reemergence of smokeless tobacco. N Engl J Med 17:1020–1027
10. Fahmy MS, Sadeghi A, Behmad S (1983) Epidemiologic study of oral cancer in Fars province, Iran. Commun Dent Oral Epidemiol 11:50–58
11. Farell RL, Carter WS, Yarington CT (1971) Epidemiological aspects of oral cancer. Eye Ear Nose Throat Monthly 50:386–390, 423–428
12. Fell FDS (1977) Not 24 hours a day. The Probe 19:49–50
13. Frithiof L, Anneroth G, Lasson U, Sederholm C (1983) The snuffinduced lesion: a clinical and morphological study of a Swedish material. Acta Odontol Scand 1:53–64
14. Gasser F (1956) Beitrag zum Problem: Zahnärztliche Prothese und Mundhöhlenkarzinom. Schweiz Monatsschr Zahnheilkd 66:1024–1029
15. Gasser F, Maeglin B (1967) Beitrag zum Problem Mundhöhlenkarzinom – zahnärztliche Prothese. Schweiz Med Wochenschr 97:1275–1281
16. Gibbel MI, Cross JH, Ariel IM (1948) Veterans Administration, Hospital, Illinois

17. Graham S, Dayal H, Rohrer T, Swanson M, Sultz H, Shedd D, Fischmann S (1977) Dentition, diet, tobacco, and alcohol in the epidemiology of oral cancer. J Natl Cancer Inst 59:1611–1618
18. Greer RO jr, Poulson TC (1983) Oral tissue alterations associated with the use of smokeless tobacco by teen ages. I. Clinical findings. Oral Surg 56:275–284
19. Gorsky M, Silverman S (1984) Denture wearing and oral cancer. J Prosthet Dent 2:164–166
20. Hsairi M, Luce D, Point D, Rodriguez J, Brugere J, Leclerc A (1989) Risk factors for simultaneous carcinoma of the head and neck. Head Neck 11:426–330
21. Knolle G (1966) Prothese und Mundbodenkarzinom. Dtsch Zahnärztl Z 21:374–379
22. Knolle G, Strassburg M (1970) Zur zahnärztlichen Betreuung alter Menschen. Dtsch Zahnärztl Z 25:94–102
23. Kreiss M (1991) Orale Hygiene und Zahnstatus als Risikofaktoren für Kopf-Hals-Tumoren. Med Diss, Heidelberg
24. Küttner K (1922) Bericht über 266 Fälle von primären Karzinomen der Mundschleimhaut. MMW 69:771–814
25. Langer H (1956) Die Einwirkung von Plattenprothesen auf die Mundschleimhaut. Zahnärzt Rdsch 5:107–113
26. Lindenmeyer RG, Baum RH, Hsu SC, Going RE (1981) In vitro effect of tobacco on the growth of oral cariogenic streptococci. J Am Dent Assoc 103:719–722
27. Lock FL, Gibson RM (1968) Results of oral cancer detection project. J Hawaii State Dent Assoc 1:10–14
28. Maier H, Dietz A, Zielinski D, Jünemann KH, Heller WD (1990) Risikofaktoren bei Plattenepithelkarzinomen der Mundhöhle, des Oropharynx, des Hypopharynx und des Larynx. Dtsch Med Wochenschr 115:843–848
29. Martin JL, Buenahora A, Bolden TE (1969) Incidence of oral cancer in a general hospital. J Oral Med 24:31–38
30. Mehta FS, Gupta PC, Pindborg JJ (1981) Chewing and smoking habits in relation to precancerous lesions and oral cancer. J Cancer Res Clin Oncol 99:35–39
31. Modéer T, Lavsted S, Ahlund C (1980) Relation between tobacco consumption and oral health in Swedish schoolchildren. Acta Odontol Scand 38:223–227
32. Momma WB, Koch H (1972) Die Rolle in der Genese von Tumoren im Kiefer- und Gesichtsbereich. ZWR 62:868–873
33. Murray JE (1984) Surgical therapy of oral cancer. In: Shklar G (ed) Oral cancer. The diagnosis, therapy, management and rehabilitation of the oral cancer. Saunders, Philadelphia, pp 150–165
34. Nelson JF, Ship II (1971) Intraoral carcinoma: Predisposition factors and their frequency of incidence as related to age at onset. J Am Dent Assoc 82:564–568
35. Perriman A (1973) Oral cancer in Iraq: Analysis of 202 cases. Br J Oral Surg 11:146–151
36. Pfannschmidt N, Krumholz K, Luderschmidt C (1987) Koinzidenz von planer und verruköser Leukoplakie mit Übergang in ein invasives Plattenepithelkarzinom. Z Hautkr 62:993–997
37. Pindborg JJ (1980) Oral cancer and precancer. John Wright, Bristol
38. Plies G, Bornemann G (1957) Untersuchungen über Prothesenreize und atypisches Epithelwachstum. Fortschr Kiefer Gesichtschir 3:41–48
39. Sankaranarayanan R (1990) Oral cancer in India: An epidemiologic and clinical review. Oral Surg 69:325–330

40. Smith EM (1979) Epidemiology of oral and pharyngeal cancers in the United States: review of recent literature. JNCI 63:1189–1198
41. Spiessl B (1967) Die Bedeutung des Alters bei malignen Tumoren des Kiefer-Gesichts-Bereiches. Schweiz Monatsschr Zahnheilkd 77:32
42. Spreng M, Gasser F, Oppikofer E (1949) Zahnärztliche Prothese und Mundhöhlen-Carcinom. Birkhäuser, Basel
43. Trell E, Björlin G, Andreasson L, Korksgaard R, Mattiasson I (1981) Carcinoma of the oral cavity in relation to aryl hydrocarbon hydroxylase inducibility, smoking and dental status. Int J Oral Surg 10:93–99
44. Verbin RS, Bouquot JE, Guggenheimer J, Barnes L, Peel RL (1985) Cancer of the oral cavity and oropharynx. Surg Pathol Head Neck 1:333–401
45. Voss R (1958) Schleimhautschädigungen durch Prothesen und Carcinom. Dtsch Zahnärztl Z 13:599–603
46. Wahi PN, Kehar U, Lahiri B (1966) Factors influencing oral and oropharyngeal cancers in India. Br J Cancer 19:642–660
47. Watanabe Y (1970) Oral cancer and its dental aetiological factors. In: Walker RV (ed) Oral surgery. Transactions of the 3rd International Conference on Oral Surgery. Churchill Livingstone, Edinburgh, pp 283–293
48. Wynder EL, Bross IJ, Feldmann RM (1957) A study of the etiologic factors in cancer of the mouth. Cancer 10:1300–1323
49. Wynder EL, Bross ID (1957) Aetiological factors in mouth cancer. An approach to its prevention. Br Med J 5028:1137–1142

Zweittumoren bei Patienten mit Plattenepithelkarzinomen im Kopf-Hals-Bereich

G. B. Snow, N. de Vries

Einleitung

Zweittumoren oder multiple Primärtumoren stellen ein schwerwiegendes Problem bei Patienten mit Plattenepithelkarzinomen im Kopf-Hals-Bereich dar. Nach Angaben in der Literatur variiert die Inzidenz zwischen 15% und 30% [3, 11, 15, 22]. Die überwiegende Mehrzahl dieser Zweittumoren tritt im selben Organ oder Organsystem auf, d. h. im Bereich des Respirationstraktes bzw. des oberen Verdauungstraktes einschl. der Speiseröhre. Bei einer relativ kleinen Zahl dieser Patienten kommt es gleichzeitig mit dem Primärtumor, der auch *Indextumor* genannt wird, oder im Verlauf eines ½ Jahres nach Diagnose dieses ersten Tumors zur Manifestation von Zweittumoren. Man spricht dann von *synchronen* Tumoren. Die Mehrzahl der Zweittumoren tritt allerdings erst später als 6 Monate nach Diagnose des Primärtumors auf. Dann spricht man von *metachronen* Tumoren.

Zweittumoren haben eine schlechte Prognose. Dies liegt nicht zuletzt daran, daß sie häufig in therapeutisch schwer zugänglichen Regionen – wie z. B. Lunge und der Speiseröhre – auftreten. Ferner findet man sie nicht selten in bereits vorbehandelten Regionen im Kopf-Hals-Bereich, wodurch eine effektive Behandlung erschwert oder gar unmöglich wird. Für bestimmte Patienten mit Plattenepithelkarzinomen im Kopf-Hals-Bereich, die sich bereits frühzeitig in ärztliche Behandung begeben, z. B. mit einem T_1N_0-Glottiskarzinom, ist das Risiko, an einem nicht rechtzeitig entdeckten Zweittumor in der Lunge zu sterben, sogar größer als das Risiko, durch den Indextumor zu Tode zu kommen.

Dieses Problem ist seit langem bekannt, jedoch gerade in den letzten Jahren in den Brennpunkt des Interesses gerückt. So erlauben erhebliche Verbesserungen der rekonstruktiven Operationstechniken ausgedehntere Tumorresektionen mit großem Sicherheitsabstand und führen durch die Kombination mit einer postoperativen Strahlentherapie zu einer zunehmend besseren lokalen und regionalen Beherrschung des Tumorleidens. Dies gilt auch für Patienten mit fortgeschrittenen Kopf-Hals-Karzinomen.

Bedauerlicherweise resultiert aus diesem Fortschritt keine Verbesserung der Überlebensraten. Was ist der Grund hierfür?

Je weniger Patienten an den Folgen eines nichtbeherrschten Primärtumors sterben, desto mehr werden dem Risiko, an einem Zweittumor und/ oder einer diffusen Metastasierung zu erkranken, ausgesetzt [4, 6, 20]. Zur Verringerung sowohl der Morbidität als auch der Mortalität, verursacht durch multiple Primärtumoren, bieten sich derzeit zwei Vorgehensweisen an: die *Prävention* und die *Frühdiagnose*. Grundsätzlich lassen sich drei Formen der Krebsprävention unterscheiden: Die *primäre Prävention* hat eine Reduktion oder Elimination bekannter Karzinogene, die für die Entstehung einer bestimmten Krebsart eine Rolle spielen, zum Ziel. Die *sekundäre und die tertiäre Prävention* beruhen auf dem Einsatz von Medikamenten, die in die frühen Phasen und auch in die späteren Abschnitte der Karzinogenese hemmend eingreifen.

Von besonderer Bedeutung ist die Reduktion von Risikofaktoren: So konnte gezeigt werden, daß Patienten, die nach der Diagnose des Primärtumors weiterrauchen, ein weitaus höheres Risiko haben, ein Zweitkarzinom zu entwickeln, als Patienten, die das Rauchen aufgeben [2, 10]. Man muß allerdings betonen, daß – nachdem das Rauchen aufgegeben wurde – das Risiko, an einem Zweittumor zu erkranken, nur langsam, und zwar über den Verlauf von Jahren hin, abnimmt. Aus diesem Grund ist es von besonderer Bedeutung, zusätzliche Therapiemaßnahmen zu etablieren, die das Risiko für Zweittumoren bei diesen Patienten reduzieren.

Einen wichtigen Aspekt stellt dabei die Chemoprävention dar. Sie beinhaltet sowohl sekundäre als auch tertiäre Formen der Krebsprävention. In einer vorangegangenen Arbeit in diesem Buch (s. S. 52–66) wurde bereits auf das Konzept der Chemoprävention und die zugrundeliegenden Modellvorstellungen hinsichtlich der Tumorentstehung eingegangen. Sowohl epidemiologische Untersuchungen als auch Laboruntersuchungen haben Hinweise darauf geliefert, daß insbesondere Nahrunsbestandteile wie Vitamin A und Karotinoide ebenso wie verschiedene Antioxidantien die Entstehung von epithelialen Krebsen in verschiedenen Stadien der Karzinogenese hemmen können. Zur Zeit werden mehrere Chemopräventionsstudien mit dem Ziel, Zweittumoren zu verhindern, mit derartigen Substanzen an Patienten mit Plattenepithelkarzinomen im Kopf-Hals-Bereich durchgeführt. Die zum jetzigen Zeitpunkt vorliegenden Ergebnisse dieser Studien lassen zwar noch keine definitiven Aussagen zu, sind jedoch vielversprechend.

Es ist von besonderer Bedeutung, multiple Primärtumoren so früh wie möglich zu erkennen, um dann eine effektive, den Patienten möglichst wenig belastende Therapie einleiten zu können.

In den meisten Kliniken schließt sich nach der Diagnose des Primärtumors eine umfassende Screening-Untersuchung der Schleimhaut des oberen Aerodigestivtraktes zum Ausschluß von synchronen multiplen Primärtumoren an. Hierzu gehören u. a. die direkte Laryngoskopie, die Bronchoskopie und die Ösophagoskopie. Im Gegensatz zu diesen Screening-Untersuchungen beschränken sich die Nachsorgeuntersuchungen in aller Regel auf eine sorgfältige klinische Untersuchung der hierbei zugänglichen Regionen im Bereich des oberen Atmungs- und Verdauungstraktes sowie auf eine jährliche Röntgen-Thorax-Untersuchung.

Ob diese Vorgehensweise gerechtfertigt ist, erscheint mehr und mehr fragwürdig. So muß man sich vor Augen halten, daß die überwiegende Mehrzahl der Zweitkarzinome im oberen Atmungs- und Verdauungstrakt metachron, d. h. einige Zeit nach Abschluß der Behandlung des Primärtumors, auftritt. Es liegt daher auf der Hand, daß ein intensiveres Tumor-Screening im Rahmen der Nachsorge von entscheidender Bedeutung ist. Entsprechend fordern Gluckman u. Zitsch [5] bereits im ersten Jahr nach Abschluß der Behandlung des Primärtumors die Durchführung von flexiblen Bronchoskopien und Ösophagoskopien in 6 monatigen Intervall, wobei sie allerdings nicht umhin können zuzugeben, daß es bislang unklar ist, inwieweit ein solches Screening wirklich die Mortalität senkt und hinsichtlich der entstehenden Kosten vertretbar ist.

Im ersten Teil dieser Arbeit soll die Gefährdung von Patienten mit Plattenepithelkarzinomen im Kopf-Hals-Bereich durch Zweittumoren detailliert analysiert werden. Der zweite Teil beschäftigt sich mit dem Design und den ersten Ergebnissen der EUROSCAN-Studie – einer europäischen Chemopräventionsstudie mit Vitamin A und N-Acetyl-Cystein –, die das Ziel hat, Morbidität und Mortalität durch Zweittumoren bei Patienten mit Plattenepithelkarzinomen im Kopf-Hals-Bereich zu reduzieren.

Zweittumoren bei Plattenepithelkarzinomen des oberen Atmungs- und Verdauungstraktes

Wann sind die Voraussetzungen gegeben, daß man vom Vorliegen eines Zweitkarzinoms sprechen kann? Zur Zeit werden diesbezüglich allgemein die 1932 von Warren u. Gates [27] vorgeschlagenen Kriterien verwendet:

1. Beide Tumoren müssen sich bei der histologischen Untersuchung als bösartig erweisen.
2. Die Tumoren müssen durch gesunde, nicht neoplastisch veränderte Schleimhaut voneinander getrennt sein.
3. Die Möglichkeit, daß es sich bei einem Zweittumor um eine Metastase des Primärtumors handelt, muß ausgeschlossen werden.

Das erste Kriterium nach Warren u. Gates bereitet in aller Regel keine Probleme. Die pathohistologische Sicherung der Diagnose kann hierbei sowohl über die Aufarbeitung einer Probebiopsie als auch eines Feinnadelbiopsates erfolgen.

Hinsichtlich des zweiten Kriteriums wurde vorgeschlagen, daß zwischen den beiden Tumoren ein klinisch gesund erscheinender Schleimhautstreifen im Durchmesser von mindestens 2 cm vorliegen muß. In einigen Fällen jedoch, insbesondere bei Mundhöhlenkarzinomen, ist die Schleimhaut über weite Flächen dysplastisch oder leukoplakisch verändert, wobei an unterschiedlichen Orten der dysplastischen Mundschleimhaut voneinander unabhängige Veränderungen auftreten. Nach Meinung der Autoren sollte es bereits dann gerechtfertigt sein, von zwei unabhängigen (multizentrischen) Tumoren zu sprechen, wenn die histologische Untersuchung eines Resektates zwei separate maligne Läsionen zeigt, die durch eine klinisch zwar abnormale, histologisch aber nur dysplastisch veränderte Schleimhaut getrennt sind. Weiterhin ist anzumerken, daß dieses zweite Kriterium den Zeitfaktor nicht berücksichtigt: So ist es durchaus möglich, daß ein erneuter Tumor an der gleichen Stelle, an der bereits ein Tumor 5 Jahre zuvor erfolgreich behandelt worden war, wächst. Bei diesem Tumor muß es sich nicht zwangsläufig um ein Rezidiv handeln, sondern es kann sich durchaus um einen vom Primärtumor unabhängigen Zweittumor handeln.

Das dritte Kriterium nach Warren u. Gates bereitet die meisten Probleme. So ist die Unterscheidung zwischen einem Zweittumor und einer Metastase des Primärtumors nicht immer zweifelsfrei möglich. Hierzu werden gewöhnlich die folgenden Faktoren herangezogen:

- Histologie,
- Röntgenuntersuchung (im Falle einer Läsion im Bereich der Lunge),
- die bekannten Daten hinsichtlich des biologischen Verhaltens des Primärtumors.

Finden sich bei der histologischen Untersuchung Unterschiede zwischen beiden Tumoren, so kann man definitiv von einem Zweittumor sprechen. In vielen Fällen allerdings weisen beide Tumoren einen ähnlichen histologischen Befund sowie einen ähnlichen Differenzierungsgrad auf. Wenn die Röntgen-Thorax-Untersuchung einen solitären Lungenherd erbringt, kann es sich sowohl um eine Metastase als auch um einen neu entstandenen Lungentumor handeln. Obwohl es keine sicheren Kriterien hierfür gibt, kann man bei einer raschen Größenzunahme des Befundes, insbesondere wenn noch zusätzliche regionäre Lympknoten vorliegen, i. allg. davon ausgehen, daß es sich um ein Zweitkarzinom im Bereich der Lungen handelt.

Sercarz et al. [14] haben einen recht brauchbaren Vorschlag hinsichtlich der Diagnostik und Behandlung von Patienten mit Kopf-Hals-Tumoren und einer isolierten pulmonalen Läsion vorgeschlagen. In bezug auf das tumorbiologische Verhalten ist es dabei wichtig, sich vor Augen zu halten, daß Fernmetastasen bei Patienten mit Primärtumoren im Kopf-Hals-Bereich (T_1 und T_2), bei denen keine zervikalen Lymphknotenmetastasen vorlagen, nur äußerst selten auftreten. Auch der Zeitpunkt des Auftretens einer pulmonalen Läsion muß berücksichtigt werden: Bis zu 93% aller Fernmetastasen treten während der ersten 2 Jahre nach Diagnose des Primärtumors auf [1, 16]. Solitäre Rundschatten im Bereich der Lunge, die nach 2 Jahren oder später auftreten, sind i. allg. als Zweitkarzinome zu interpretieren.

Die Inzidenz von Zweittumoren bzw. multiplen Primärtumoren ist unterschiedlich in bezug auf die Lokalisation des Ersttumors. Sie ist am höchsten bei Patienten mit Ersttumoren im Bereich der Mundhöhle, des Oropharynx, Hypopharynx und des Larynx. Auf diese vier Tumorlokalisationen soll daher im weiteren ausführlich eingegangen werden.

Die höchste Quote an multiplen Primärtumoren, nämlich bis zu 38,8%, wurde bei Patienten mit Hypopharynxkarzinomen beobachtet [3, 18]. Dies ist um so aufregender, wenn man berücksichtigt, daß die Prognose der Hypopharynxkarzinome die schlechteste unter den vier oben aufgeführten Tumorlokalisationen ist. Dies ist als Hinweis dafür zu werten, daß das Zeitintervall zwischen Primär- und Zweittumor in dieser Patientengruppe i. allg. am kürzesten ist.

Für die beiden häufigsten Tumorlokalisationen im Kopf-Hals-Bereich, nämlich dem Kehlkopf und der Mundhöhle, soll die Problematik Zweittumoren „detaillierter" diskutiert werden. Hier ist besonders bemerkenswert, daß die Häufigkeit von Zweittumoren für verschiedene Lokalisationen innerhalb dieser beiden Regionen unterschiedlich ist: So finden sich z. B. viel häufiger Zweittumoren bei supraglottischen Karzinomen im Vergleich zu glottischen Karzinomen [22, 25, 26]. Betrachtet man die Mundhöhle, so treten Zweitkarzinome häufiger dann auf, wenn der Primärtumor im hinteren Abschnitt der Mundhöhle lokalisiert ist, im Vergleich zu Primärtumoren im vorderen Bereich der Mundhöhle [23]. Es ist gut vorstellbar, daß ersttumorspezifische Unterschiede hinsichtlich der Frequenz des Auftretens multipler Primärtumoren eine unterschiedliche Exposition der Schleimhaut gegenüber karzinogenen und kokarzinogenen Noxen, wie man sie im Tabak und Alkohol findet, widerspiegeln.

Beim Kehlkopfkrebs lokalisieren sich Zweittumoren am häufigsten in der Lunge [7, 12, 19]; dies gilt auch für Patienten, bei denen ein Carcinoma in situ der Kehlkopfschleimhaut diagnostiziert wurde [21]. In Westeuropa kann man derzeit davon ausgehen, daß 8–10% der Patienten, die wegen eines Carcinoma in situ bzw. eines invasiven Karzinoms des Kehlkopfs behandelt wurden, an einem Zweitkarzinom im Bereich der Lunge erkranken werden. Patienten mit Mundhöhlenkarzinomen entwickeln darüber hinaus im Vergleich zu Patienten mit Kehlkopfkrebs häufig auch Zweittumoren im Bereich des proximalen Verdauungstraktes. Dies bedeutet, daß bei dieser Patientengruppe mit dem Auftreten von Tumoren im Bereich des gesamten Respirationstraktes sowie auch des oberen Verdauungstraktes einschl. Speiseröhre gerechnet werden muß. Hierdurch werden Screening-Untersuchungen natürlich wesentlich aufwendiger, als dies beim Kehlkopfkarzinom der Fall ist, bei dem die Nachsorgeuntersuchungen vornehmlich auf die Lunge fokussiert werden können.

Bei welchen Patientengruppen ist nun das Risiko, an einem Zweittumor zu erkranken, besonders hoch?

Es existieren zuverlässige Hinweise dafür, daß das Zweittumorrisiko um so größer ist, je höher der Alkohol- und Tabakkonsum bei dem entsprechenden Patienten war bzw. ist. Man darf diese Konstellation allerdings nicht unkritisch betrachten. So muß festgestellt werden, daß Plattenepithelkarzinome im Kopf-Hals-Bereich mit und ohne Zweittumoren auch bei Nichtrauchern auftreten [8]. Ferner ist zu bemerken, daß unter den vielen starken Rauchern und Trinkern in unserer Gesellschaft nur ein vergleichweise geringer Anteil einen Kopf-Hals-Tumor entwickelt, wobei es nicht bei all diesen Fällen zum Auftreten von Zweitkarzinomen kommt.

Angesichts dieser Situation drängt sich der Gedanke auf, daß möglicherweise genetische Faktoren eine Rolle für die Entstehung dieser Tumoren spielen. Bislang haben sich leider nur wenige Untersuchungen mit dieser Fragestellung auseinandergesetzt. Sie deuten jedoch an, daß genetische Faktoren mit einem Einfluß auf die Immunantwort möglicherweise die Entstehung von Zweittumoren begünstigen. De Vries et al. [24] haben die Immunoglobulinallotypen und HLA-Antigenprofile bei einer begrenzten Zahl von Patienten mit Plattenepithelkarzinomen im oberen Aerodigestivtrakt mit und ohne Zweittumoren und bei gesunden Kontrollpersonen untersucht. Diese Studie lieferte Hinweise dafür, daß Tumorpatienten, bei denen der Immunglobulin Km(1)-Allotyp fehlt, in verstärktem Maße gefährdet sind, an einem erneuten Karzinom zu erkranken. Darüber hinaus fand sich eine schwache Assoziation zwischen dem Auftreten von multiplen Primärtumoren und dem Vorliegen des HLA-B8-, HLA-DR3 und HLA-DQw2-Antigens.

Zweifelsohne sind jedoch weitere wissenschaftliche Untersuchungen erforderlich, bevor man eine definitive Aussage hinsichtlich des Wertes der HLA-Typisierung bzw. der Immunglobulin-Typisierung für die Charakterisierung von Hochrisikogruppen treffen kann.

Ein anderer interessanter Gesichtspunkt hinsichtlich der Vorstellung, daß genetische Faktoren eine Rolle für die Ätiologie von Plattenepithelkarzinomen im Kopf-Hals-Bereich spielen könnten, basiert auf der Vorstellung, daß Personen, bei denen einen Chromosomen-Instabilität vorliegt, bei Exposition gegenüber Umweltkarzinogenen mit einem höheren Risiko behaftet sind, an einem Karzinom im Bereich der Schleimhaut des oberen Aerodigestivtraktes zu erkranken [13]. Spitz et al. [17] konnten erstmals nachweisen, daß eine mutageninduzierte Chromosomenbrüchigkeit als eigenständiger Risikofaktor für die Entstehung von Plattenepithelkarzinomen im Kopf-Hals-Bereich zu bewerten ist.

Ob eine erhöhte Chromosomenfragilität auch eine Rolle für die Expression von Zweittumoren spielt, ist noch offen. Eine derzeit an der HNO-Klinik der Freien Universität Amsterdam laufende Studie beschäftigt sich mit dieser Fragestellung. Ziel dieser Studie ist es, die Voraussetzungen für die Entwicklung eines Screening-Verfahrens zu schaffen, das es in der Zukunft ermöglicht, Patienten mit einem hohen Risiko für das Auftreten von multiplen Zweittumoren frühzeitig zu identifizieren.

Theoretisch ist es auch vorstellbar, daß eine Infektion der Schleimhaut des oberen Atmungs- und Verdauungstraktes mit bestimmten Typen des humanen Papillomvirus ebenfalls von Bedeutung hinsichtlich des Risikos der Entstehung von Zweittumoren ist. Allerdings liegen hierfür bislang keine faßbaren Hinweise vor.

Chemoprävention von Zweittumoren – die EUROSCAN-Studie

Wie bereits weiter oben erwähnt, sind Patienten, bei denen ein Plattenepithelkarzinom des oberen Aerodigestivtraktes kurativ behandelt worden war, einem hohen Risiko für die Entstehung eines Zweittumors ausgesetzt. Aus diesem Grunde stellen sie eine ideale Zielgruppe dar, um die Effektivität einer Chemoprävention zu untersuchen. Darüber hinaus ist es vorteilhaft, daß sich diese Patienten in einer engmaschigen Langzeitnachsorge befinden und in besonderem Maße motiviert sind, die zusätzliche Belastung einer derartigen Studie auf sich zu nehmen. Dies trifft ebenfalls auf Patienten zu, bei denen ein Lungenkarzinom kurativ behandelt wurde, zumal auch diese Gruppe ein hohes Risiko aufweist, ein erneutes Lungenkarzinom zu entwickeln. Aufgrund des hohen Zweittumorrisikos bei diesen Patientengruppen ist es möglich, bereits anhand von Studien mit relativ kleinen Fallzahlen die aus der Behandlung resultierende Risikoverminderung abzuschätzen.

Im Jahre 1988 haben die Head and Neck Cancer Cooperative Group und die Lung Cancer Cooperative Group der European Organization for Research and Treatment of Cancer (EORTC) die EUROSCAN-Studie begonnen. Diese Studie hat zum Ziel, den Stellenwert der Chemoprävention mit Retinolpalmitat, N-Acetyl-Cystein (NAC) oder beiden Substanzen für die Prävention oder die Verzögerung des Auftretens von Zweittumoren bei Patienten mit kurativ behandelten Karzinomen im Bereich des Larynx, der Mundhöhle und der Lunge zu untersuchen.

Auf die Wirkungsmechanismen dieser beiden Substanzen wurde bereits in einer vorausgegangenen Arbeit (s. S. 52–66) eingegangen. Retinolpalmitat wird in der EUROSCAN-Studie in einer Dosierung von 300000 I. E. pro Tag über 1 Jahr gegeben. Im darauffolgenden Jahr werden 150000 I. E./Tag verabreicht. NAC wird in einer Dosierung von 600 mg/Tag über den Zeitraum von 2 Jahren gegeben. Die Kombination von zwei chemopräventiven Substanzen, die in unterschiedlichen Abschnitten der Karzinogenese eingreifen, erscheint besonders vorteilhaft. Man nimmt an, daß NAC seine Wirkung vor und möglicherweise kurz nach einer DNA-Schädigung durch ein Mutagen entwickelt, während Retinolpalmitat direkt während der Promotionsphase und möglicherweise auch während der Progressionsphase wirksam wird. Beide Substanzen werden im Rahmen der Studie kostenlos durch die Verteilungszentrale und durch das Koordinationszentrum der Studie in Holland zur Verfügung gestellt.

In die EUROSCAN-Studie können alle Patienten einbezogen werden, bei denen ein Plattenepithelkarzinom des Larynx, ein Carcinoma in situ des Larynx, ein Plattenepithelkarzinom der Mundhöhle oder ein nichtkleinzelliges Lungenkarzinom kurativ behandelt wurden. Für Larynxkarzinome beschränkt sich dies auf die T-Kategorien T_{im}, T1, T2 und T3, für Mundhöhlenkarzinome auf die T-Kategorien T1 und T2. Hinsichtlich der N-Kategorie gilt sowohl für die Kehlkopf- als auch die Mundhöhlenkarzinome, daß Patienten sowohl in den Kategorien N0 als auch N1 berücksichtigt werden können. Darüber hinaus werden Patienten mit in-sano-operierten nicht-kleinzelligen Lungenkarzinomen der Kategorien pT1-2, N0-1 und T3N0 in die Studie einbezogen. (Alle aufgeführten TNM-Kategorien beziehen sich auf die TNM-Klassifikation der UICC von 1987). Auch Patienten, die in andere Therapiestudien eingegliedert sind, können zusätzlich in die EUROSCAN-Studie miteinbezogen werden. Weitere Therapiemaßnahmen werden dokumentiert und die Patienten entsprechend klassifiziert. Aus diesem Grunde interferiert das Studienprotokoll nicht mit anderen Behandlungsschemata oder Studien. Die Behandlung des Primärtumors unterliegt einzig und allein dem behandelnden Arzt. Dies ist wohl einer der Gründe, daß die Studie bislang hinsichtlich der Zahl der eingebrachten Patienten ungewöhnlich erfolgreich ist. Bislang nehmen 470 Patienten an der EUROSCAN-Studie teil. Bei einer gegenwärtigen Zuwachsrate von 10–15 neuen Patienten pro Woche ist zu erwarten, daß die zum Erreichen des Studienziels erforderlichen 2000 Patienten im Verlauf der nächsten 2–3 Jahre erfaßt sein werden.

Natürlich ist eine weitaus längere Zeit erforderlich, um Aussagen hinsichtlich der Effektivität der Chemoprävention machen zu können, zumal die in der Studie zu erfassenden Zielpunkte folgende sind:

- Inzidenz von Zweittumoren,
- Zeitpunkt bis zum Auftreten von Zweittumoren bzw. Rezidiven,
- Überlebensrate.

Es ist ein allgemein bekanntes Problem, daß derartige Chemopräventionsstudien langfristige Nachbeobachtungsperioden erfordern. Eine aufregende Neuentwicklung hinsichtlich dieser Problematik sind die Untersuchungen bezüglich der Rolle biologischer Marker für intermediäre Endpunkte der Karzinogenese, die es hoffentlich ermöglichen, das Auftreten von Karzinomen als einzigen Endpunkt für Chemopräventionsstudien abzulösen [9]. Im Rahmen der EUROSCAN-Studie wird innerhalb einer Subpopulation gegenwärtig die Wertigkeit dieser Biomarker untersucht.

Literatur

1. Boysen M, Natvig K, Winther FO, Tausjo J (1985) Value of routine follow-up in patients treated for squamous cell carcinoma of the head and neck. J Otolaryngol 14:211-214
2. Brugere J, Guenel P, Leclerc A, Rodriguez J (1986) Differential effects of tobacco and alcohol in cancer of the larynx, pharynx and mouth. Cancer 57:391-395
3. Gluckman JL, Crissman JD, Donegan JO (1980) Multicentric squamous cell carcinoma of the upper aerodigestive tract. Head Neck Surg 3:90-96
4. Gluckman JL, Crissman JD (1983) Survival rates in 548 patients with multiple neoplasms of the upper aerodigestive tract. Laryngoscope 93:71-74
5. Gluckman JL, Zitsch III RP (1990) Screening for multiple primary tumors. In: Vries N de, Gluckman JL (eds) Multiple primary tumors in the head and neck. Thieme, Stuttgart, pp 55-73
6. Goepfert H (1984) Are we making any progress? Arch Otolaryngol 11:562-563
7. Heeringa A, Vries N de, Snow GB, Stam J (1988) Laryngeal cancer and lung cancer in the same patient. Eur J Surg Oncol 14:209-211
8. Hodge KM, Flynn MB, Drury T (1985) Squamous cell carcinoma of the upper aerodigestive tract in non-users of tobacco. Cancer 55:1232-1235
9. Lippman SM, Lee JS, Lotan R, Hitelman W, Wargovich MJ, Hong WK (1990) Biomarkers as intermediate end points in chemoprevention trials. J Natl Cancer Inst 82:555-560
10. Moore C (1971) Cigarette smoking and cancer of the mouth, pharynx and larynx. JAMA 218:553-558
11. Pasche R, Savary M, Monnier PH (1981) Multifocalité du carcinome épidermoide sur les voies distestives supérieure et respiratoire distales: technicité du diagnostic endoscopique. Acta Endoscopica 11:277-291
12. Rodriguez V, Castella J, Puzo C, de Andres L, Cornudella R (1984) Lung cancer in patients with tracheostomy due to cancer of the larynx. Respiration 46:323-327
13. Schantz S, Hsu TC (1989) Mutagen-induced chromosome fragility within peripheral blood lymphocytes of head and neck cancer patients. Head Neck Surg 11:337-342
14. Sercarz J, Ellison D, Holmes EC, Calcaterra TC (1989) Isolated pulmonary nodules in head and neck cancer patients. Ann Otol Rhinol Laryngol 98:113-118
15. Shapsay SM, Hong WK, Fried MP, Sismanis A, Vaughan CW, Strong MS (1980) Simultaneous carcinomas of the esophagus and upper aerodigestive tract. Otolaryngol Head Neck Surg 88:373-377

16. Snow GB, Balm AJM, Arendse AW, Karim ABMF, Bartelink H, Waal I van der, Tiwari RM (1990) Prognostic factors in neck node metastasis. In: Larson DL, Ballantyne AJ, Guillamondegui OM (eds) Cancer in the neck. Macmillan, New York, pp 53–63
17. Spitz RM, Fueger JJ, Beddingfiled NA, Annegers JF, Hsu TC, Newell GR, Schantz SP (1989) Chromosome sensitivity to bleomycin-induced mutagenesis, an independent risk factor for upper aerodigestive tract cancers. Cancer Res 49:4626–4628
18. Stefani S, Bells RW (1971) Carcinoma of the hypopharynx: a study of distant metastasis, treatment failures and multiple primary cancers in 215 male patients. Laryngoscope 81:491–481
19. Strigenz MA, Toohill RT, Grossman TW (1987) Association of laryngeal and pulmonary malignancies; a continuing challenge. Ann Otol Rhinol Laryngol 96:621–624
20. Vikram B, Strong ES, Shah JP, Spiro R (1984) Second malignant neoplasms in patients succesfully treated with multimodality treatment for advanced head and neck cancer. Head Neck Surg 6:734–737
21. Vries N de, Olde Kalter P, Snow GB (1986) Multiple primary tumors in patients with laryngeal squamous cell hyperplasia. Arch Otorhinolaryngol 243:143–145
22. Vries N de, Snow GB (1986) Multiple primary tumors in laryngeal cancer. J Laryngol Otol 100:915–918
23. Vries N de, Waal I van der, Snow GB (1986) Multiple primary tumors in oral cancer. Int J Maxillofac Surg 15:85–87
24. Vries N de, Drexhage HA, Waal LP de, Lange G de, Snow GB (1987) Human leucocyte antigens and immunglobulin allotypes in head and neck cancer patients with and without multiple primary tumors. Cancer 60:957–961
25. Wagenfeld DJH, Harwood AR, Bryce DP, Nostrand P van, Boer G de (1980) Second primary respiratory tract malignancies in glottic carcinoma. Cancer 46:1883–1886
26. Wagenfeld DJH, Harwood AR, Bryce DP, Nostrand P van, Boer G de (1981) Second primary respiratory tract malignant neoplasms in supraglottic carcinoma. Arch Otolaryngol 102:135–137
27. Warren S, Gates O (1932) Multiple primary malignant tumors: a survey of the literature and statistical study. Am J Cancer 51:1358–1403

Lokale Einwirkung ionisierender Strahlen und radiogene Spätkarzinome im Kopf-Hals-Bereich

M. Flentje, M. Wannenmacher

Durch die Einführung der Megavolttherapie sowie durch die Verbesserung der Bestrahlungsplanung sind akute und chronische Strahlenwirkungen bei der Behandlung von Malignomen im Kopf-Hals-Bereich seltener geworden. So hat die gefürchtete Osteoradionekrose mit ihrer hauptsächlichen Lokalisation im Bereich des Unterkiefers an Bedeutung verloren. Während bei Nachbestrahlung im Kopf-Hals-Bereich zur Zeit der Hochvolttherapie ca. 10% der Patienten an einer strahleninduzierten Radioosteomyelitis erkrankten, ist die Häufigkeit heute unter 2% gesunken. Dazu trägt in hohem Maße auch die prätherapeutische Zahnsanierung einerseits und die verbesserte supportive Therapie während der Behandlung bei [13]. Gleichzeitig haben sich jedoch die Therapiemodalitäten durch aufwendigere Operationen und Kombinationsbehandlungen zwischen Chemotherapie und Strahlentherapie gewandelt. Additive Effekte, die im Sinne einer höheren Tumorvernichtungsrate gewünscht sind, belasten auch das normale gesunde Gewebe. Deutlich stärkere Normalgewebseffekte werden z. B. bei der gleichzeitigen Gabe von Anthrazyklinen gesehen. Die Nachbeobachtungszeiten für diese neu eingeführten Therapieschemata sind noch zu kurz, um eine Beurteilung der Spätwirkungen zu erlauben. Aus diesem Grund beschränken sich unsere Erfahrungen hinsichtlich der Induktion von Malignomen im Kopf-Hals-Bereich auf die im wesentlichen alleinige Einwirkung ionisierender Strahlung.

Wie hoch ist das Risiko?

Ionisierende Strahlung erhöht die Häufigkeit des Auftretens bösartiger Tumore. Insgesamt kann jedoch die in der Diagnostik und überwiegend in der Therapie verwendete locker ionisierende Strahlung (Gammastrahlen/Photonenstrahlen) als schwach karzinogen angesehen werden [12]. Der genaue Mechanismus der Tumorinduktion ist bis dato unbekannt. Nach heutigen Vorstellungen handelt es sich allgemein bei der Karzinogenese um einen mehrstufigen Prozeß somatischer Mutationen. Ionisierende Strah-

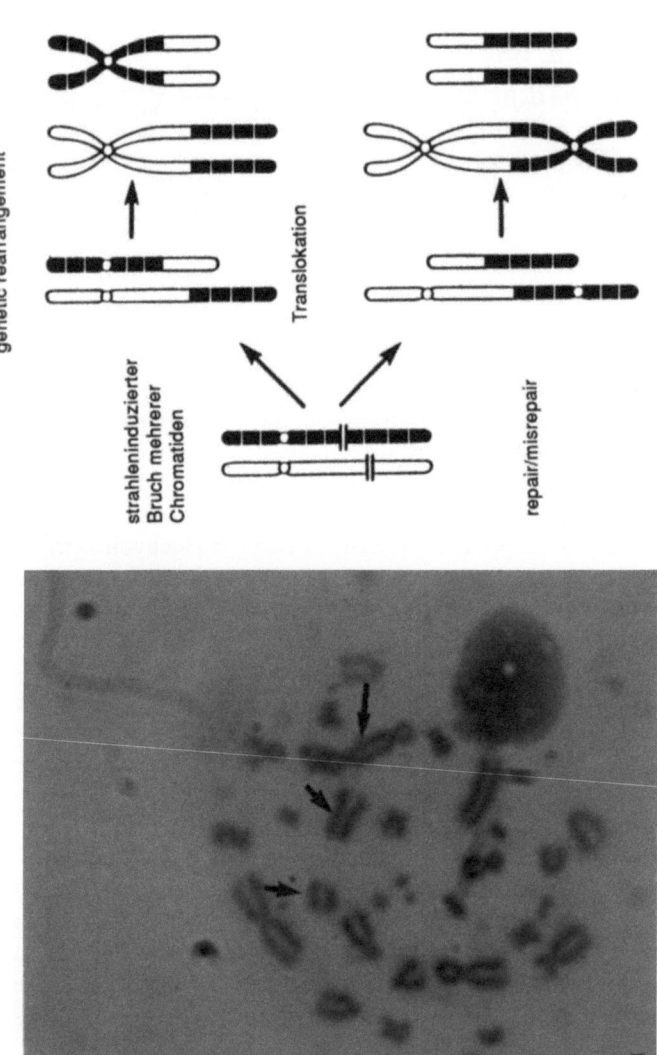

Abb. 1. Strahleninduzierte Chromosomenveränderungen in V-79-Hamsterzellen nach 5 Gy (Colcemid-Arretierung und Metaphasenspreitung). *Pfeile*: dizentrisches Chromosom und azentrische Fragmente

lung kann bei der Auslösung einer oder mehrerer dieser Ereignisse beteiligt sein. Der bedeutsamste Effekt bei Einwirkung ionisierender Strahlung auf biologische Strukturen ist das Auftreten von DNA- und Chromosomenbrüchen. Führen diese zum Verlust wichtiger genetischer Informationen, wird die betroffene Zelle zugrunde gehen und kommt für eine Karzinogenese nicht mehr in Betracht. Ein Großteil der initial induzierten DNA-Brüche wird jedoch von der Zelle repariert, wobei es zu Basenveränderungen (sog. „error prone repair") oder zu Verschiebungen von genetischem Material (sog. Translokationen) kommen kann. Gerade die letzteren scheinen für das Zustandekommen stabiler Mutationen bedeutsam (Abb. 1a, b). Die Entdeckung der Onkogene, bzw. der gestörten Regulation von für die Wachstumskontrolle wichtigen Gene im Prozeß der Karzinogenese, legt einen plausiblen Mechanismus für die strahleninduzierte Transformation von Zellen nahe: Die Fehlverschmelzung von strahleninduzierten Chromosomenbrüchen (sog. Re-Arrangement) führt zur Fehlregulation dieser Gene mit folgender Entartung der Zelle.

Zur Risikoabschätzung stehen die Zahlen der ICRU zur Verfügung. Diese sind im wesentlichen aus der Analyse der Atombombenabwürfe in Hiroshima und Nagasaki abgeleitet. Als Richtwerte für kurzzeitige Expositionen mit hoher Dosisleistung galt bisher: die Induktion eines Tumors auf 10000 exponierte Personen, die jeweils eine Dosis von 1 cGy (bzw. dessen biologisch wirksames Äquivalent) erhalten haben. Eine Fortschreibung der Daten hat aufgrund längerer Nachbeobachtung zu einer Höhereinstufung der Risikos um einen Faktor 2–4 geführt [15]. Bei diesem Richtwert wurde eine lineare Extrapolation aus Daten nach weitaus höherer Exposition angewandt, die wahrscheinlich zu einer Überschätzung des Risikos führt. Trotz weiterhin bestehender Unsicherheiten über die aus den vorhandenen Daten abzuleitende Dosis-Wirkungs-Beziehung können diese Zahlen als obere Werte für die Risikoabschätzung nach Ganzkörperbestrahlung gelten.

Diese Daten sind jedoch nicht ohne weiteres auf die Betrachtung des Karzinomrisikos nach lokalisierter Strahlentherapie anzuwenden.

Strahleninduzierte Malignome in Kopf- und Halsbereich

Bei der Abwägung des Risikos einer Karzinominduktion durch lokale Strahlentherapie im Kopf-Hals-Bereich sind verschiedene Faktoren zu bedenken:

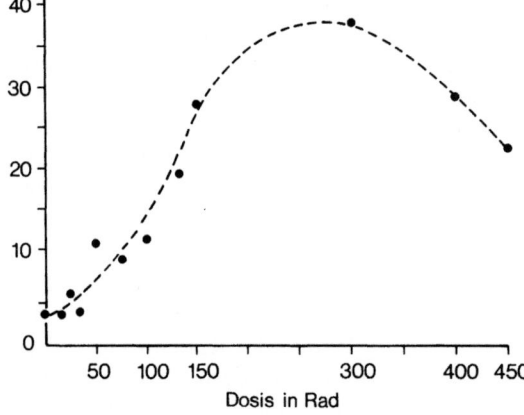

Abb. 2. Dosisabhängigkeit des Auftretens myeloischer Leukämien in männlichen RF-Mäusen nach Ganzkörperbestrahlung. (Nach [16])

Dosis-Wirkungs-Beziehung

Diese ist nicht linear, da aufgrund der Zellinaktivierung bei hohen Dosen Mutationen nicht weitergegeben werden [6, 9, 10]. Die in Abb. 2 gezeigte Dosis-Wirkungs-Beziehung mit Maximum im Bereich mittelhoher Dosen wurde in vielen experimentellen Systemen gesichert und dürfte auch für den Menschen zutreffen. Dies könnte ein Grund für die sehr niedrige Rate an strahleninduzierten Malignomen nach therapeutischer Bestrahlung sein.

Latenzzeit

Für epitheliale Tumoren gelten lange Latenzzeiten zwischen Bestrahlung und Malignomnachweis, die für Kopf-Hals-Tumoren im Bereich von über 20 Jahren liegen (Tabelle 1). Hierbei spielt eine Rolle, daß Jahre zwischen Initiation (d. h. irreversibler Zellveränderung) und Beginn der Tumorzellproliferation vergehen können, zudem ist die Wachstumsgeschwindigkeit der Tumoren von Bedeutung. Dies hat z. B. dazu geführt, daß zunächst nach den Atombombenabwürfen in Japan das Verhältnis zwischen Leukämien und Karzinomen überschätzt wurde, es ist weiterhin eine Verschiebung zu Gunsten epithelialer Tumoren über die Jahre festzustellen. Das gegenwärtige Verhältnis ist 1:4 [15].

Spontanrisiko

Aufgrund der polytopen Wirkung der mit der Entstehung von Plattenepithelkarzinomen des Kopf-Hals-Bereiches eng assoziierten Risikofaktoren

Tabelle 1. Beispiele für lange Latenzzeiten nach therapeutischer Bestrahlung. (Nach [15])

Fallzahl	Tumorlokalisation	mittl. Latenzzeit
20	Schilddrüse	20,3
10	Blase	20,7
10	Brust	22,6
37	Pharynx und Larynx	23,4
113	Kopf und Hals	24,1
38	Haut	24,5
10	Pharynx	25,0
130	Pharynx und Larynx	27,3

(Tabak, Alkohol, Schwermetalle) haben diese Patienten ein sehr hohes Zweittumorrisiko. Dieses wird bei Patienten mit 5-Jahresüberleben mit 10–20% angegeben [7]. Diese Besonderheit muß bedacht werden, bevor ein nach Strahlentherapie entstandener Tumor als strahleninduziert klassifiziert wird. Eine Strahleninduktion wird wahrscheinlich bei langer Latenzzeit und ausgeprägten radiogenen Hautveränderungen in der Region des entstandenen Tumors [8]. Aus den obengenannten Gründen ist es verständlich, daß strahleninduzierte Malignome des Kopf-Hals-Bereiches vorwiegend nach Bestrahlung gutartiger Erkrankungen beobachtet wurden.

Insbesondere die Schilddrüse im Wachstumsalter scheint sehr empfindlich für die Induktion von Tumoren zu sein. Ein erhöhtes Auftreten von Schilddrüsenkarzinomen wurde bei den Überlebenden der Atombombenabwürfe in Hiroshima und Nagasaki [17], bei Kindern und Jugendlichen, die wegen einer Thymushyperplasie [5, 6] bestrahlt worden waren, und bei Kindern und Jugendlichen, die bei Tinea capitis bestrahlt worden waren [11], festgestellt. Die in der Schilddrüse absorbierten Dosen lagen hier zwischen 0,065 und 6 Gy. Das Risiko wurde auf 2,5 Fälle/10^6 exponierte Personen pro Jahr pro cGy eingeschätzt. Bei den induzierten Schilddrüsenkarzinomen handelte es sich vorwiegend um hochdifferenzierte Malignome, deren Prognose günstig ist. Über ein vermehrtes Auftreten von Speicheldrüsentumoren wurde berichtet [1].

Die in den 30er und 40er Jahre in Großbritannien verbreitete Behandlung des Morbus Bechterew durch Bestrahlung ausgedehnter Abschnitte der Wirbelsäule mit Dosen zwischen 3 und 15 Gy hat ebenfalls zu einer vermehrten Malignomsterblichkeit geführt. In der von Court Brown u. Doll ausgewerteten Gruppe von 14554 Patienten war das Risiko an einem Oropharynxkarzinom zu sterben um den Faktor 5,6 erhöht [3]. Diese Daten bilden die Grundlage für den heute sehr beschränkten

Einsatz ionisierender Strahlung bei der Behandlung gutartiger Erkrankungen.

Im Gegensatz dazu ist unter Berücksichtigung des therapeutischen Nutzens der modernen Strahlentherapie bösartiger Tumoren, das Risiko einer Induktion von Zweittumoren zu vernachlässigen und kann i. allg. vom normalen Risiko eines spontanen Zweittumors nicht abgegrenzt werden. Das Risiko eines strahleninduzierten Malignoms im Bereich einer homogen und hochdosiert bestrahlten Region ist, wie oben diskutiert, klein. Das Risiko einer Karzinominduktion durch die im Körper entstehende Streustrahlung wurde auch bei Annahme maximaler Risikovorgaben als unter 1%, bezogen auf das gesamte Lebenszeitrisiko, angegeben [4] und ist ebenfalls vor dem Spontanrisiko der Erkrankung an einem bösartigen Tumor (etwa 20%) nicht eindeutig zu belegen.

Aufgrund der bisher begrenzten Erfahrungen ist das Risiko kombinierter Behandlungsmodalitäten im Kopf-Hals-Bereich jedoch noch nicht abzuschätzen. Die Erfahrungen bei der Behandlung des Morbus Hodgkin weisen auf die Bedeutung intensiver Nachbeobachtung und sorgfältiger Datenanalyse hin. Während das Risiko an einer Leukämie zu erkranken nach alleiniger Strahlen- oder Chemotherapie bis zum 4fachen der Normalpopulation beträgt, stieg dieses in (relativ kleinen) Kollektiven mit kombinierter Therapie auf das 23fache an [2, 14]. Wir beobachteten einen 22jährigen Patienten, der ohne Vorliegen weiterer Risikofaktoren an einem Zungengrundkarzinom erkrankte. Der Patient hatte mit 14 Jahren eine hochdosierte Chemotherapie und Ganzkörperbestrahlung mit 14,4 Gy als Konditionierung zur Knochenmarktransplantation bei akuter lymphatischer Leukämie erhalten.

Schlußfolgerung

Die moderne Strahlentherapie hat die Häufigkeit und Schwere akuter Nebenwirkungen im Kopf-Hals-Bereich reduziert und kalkulierbarer werden lassen.

Lokale Spätschäden sind ebenfalls geringer geworden, allerdings unter Berücksichtigung der Dosiserfordernisse an eine kurativ intendierte Behandlung nicht vollständig zu vermeiden.

Die Induktion von Zweittumoren im Kopf-Hals-Bereich im Rahmen der Strahlentherapie bösartiger Tumoren ist sehr gering und kann vom normalen Risiko eines spontanen Zweittumors nicht abgegrenzt werden.

Literatur

1. Belsky JL, Tachikawa K, Cihak RW, Yamamoto T (1972) Salivary gland tumors in atomic bomb survivors, Hiroshima-Nagasaki, 1957 to 1970. JAMA 219:864–868
2. Coltman CA, Dixon DO (1982) Second malignancies complicating Hodgkin's disease: a SWOG 10 year follow up. Cancer Treat Rep 66:1023–1033
3. Court-Brown WM, Doll R (1956) Mortality from cancer and other causes after radiotherapy for ankylosing spondylitis. Br Med J II:1327–1332
4. Cumberlin RL, Dritschilo A, Mossman KL (1989) Carcinogenic effects of scattered dose associated with radiation therapy. Int J Radiat Oncol Biol Phys 17:623–629
5. Hempelmann LH, Pifer JW, Burke GJ, Terry R, Ames WR (1967) Neoplasms in persons treated with X-rays in infancy for thymic enlargement. A report of the third follow-up survey. J Natl Cancer Inst 38:317–341
6. Holm LE (1990) Cancer occurring after radiotherapy and chemotherapy. Int J Radiat Oncol Biol Phys 19:1303–1308
7. Hordijk GJ, DeJong JMA (1983) Synchronous and metachronous neoplasms in patients with head and neck cancer. J Laryngol Otol 97:619–621
8. Hutchison GB (1972) Late neoplastic changes following medical irradiation. Radiology 105:645–652
9. Kim JH, Chu FC, Woodard HQ, Melamed MR, Huvos A, Cantin J (1978) Radiation induced soft tissue and bone sarcoma. Radiology 129:501–508
10. Maldague P (1969) Comparative study of experimentelly induced cancer of the kidney in mice and rats with X-rays. IAEA-Symposion: Radiation induced cancer. pp 439–458
11. Modan B, Baidatz D, Mart H, Steinitz R (1974) Radiation induced head and neck tumors. Lancet I:277–279
12. Seydel HG (1975) The risk of tumor induction in man following medical irradiation for malignant neoplasm. Cancer 35:1641–1645
13. Sonis ST (1989) Oral complications of cancer therapy. In: deVita VT, Hellman S, Rosenberg SA (eds) Cancer. Lippincott, Philadelphia, pp 2144–2146
14. Tucker MA, Coleman CN, Cox RS, Varghese A, Rosenberg SA (1988) Risk of second cancers after treatment for Hodgkin's disease. N Engl J Med 318:76–81
15. United Nations Scientific Committee on the Effects of Atomic Radiation (1988) Sources, effects and risks of ionizing radiation. 1988 Report to the General Assembly, with Annexes. UNO, New York
16. Upton AC (1961) The dose response relation in radiation induced cancer. Cancer Res 21:717–729
17. Wood JW, Tamagaki H, Neriish S et al. (1969) Thyroid carcinoma in atomic bomb survivors. Hiroshima and Nagasaki. Am J Epidemiol 89:4–14

Endokrine Aspekte beim Larynxkarzinom

T. Deitmer

Daß ein Zusammenhang zwischen Geschlechtszugehörigkeit und Ausbildung von Kehlkopf und Stimme besteht, ist in der Literatur spätestens niedergelegt, seitdem Odysseus sich offensichtlich Vorstellungen von der Schönheit und Attraktivität der Sirenen machte, deren Stimmklang allein er vernahm. Bekannt ist auch seit langem der Zusammenhang zwischen einer Störung der Hodenfunktion und der Stimme z. B. beim Eunuchen. Aber auch phylogenetisch ist ein Zusammenhang zwischen der Ausprägung der Lautäußerung und der Geschlechtszugehörigkeit schon lange verankert. Selbst an Vögeln, die ihre Stimme mit dem Stimmorgan Syrinx erzeugen, lassen sich solche Zusammenhänge gut korreliert studieren.

Beim Menschen weisen das Phänomen des Stimmbruchs und, wenn auch weniger auffällig, der Altersinvolution der vor allem männlichen Stimme auf die enge Verflechtung von Hormonhaushalt und Stimmfunktion hin. Meuser u. Nieschlag [42] konnten bei einem großen Kollektiv von Chorsängern mittels anamnestischer Befragung zum Sexualverhalten und sexualtypischen Ausprägungen wie auch Hormonbestimmungen die Beziehung zwischen androgenen Einwirkungen und der Höhe bzw. Tiefe der Stimme untermauern. Augenfällig wurde die Empfänglichkeit des Stimmorgans für hormonelle Einflüsse durch die Veränderung der Stimme als unerwünschte Nebenwirkung bei der Gabe steroidaler Anabolika. Eher nur dem HNO-Arzt bekannt ist das Krankheitsbild der Laryngopathia gravidarum, der morphologischen und funktionelle Veränderung des Kehlkopfes während der Schwangerschaft, die in der Regel recht abrupt nach der Entbindung verschwindet.

Um das Thema endokriner Aspekte beim Larynxkarzinom nicht allein auf Sexualhormone zu reduzieren, sollen auch kurz andere Aspekte erwähnt sein. So wurden im wesentlichen aus den 50er Jahren Kehlkopfveränderungen sowohl bei Schilddrüsenfunktionsstörungen wie dem Myxödem als auch bei der Akromegalie beschrieben [35]. Speziell bezogen auf das Larynxkarzinom berichtete Rauch [44] über 5 Frauen. Mit den damals verfügbaren Methoden fand er Störungen nicht allein des Sexualhormonhaushaltes, sondern diskutierte anhand seiner Fälle eine übergreifende neurothyreotrope Dysregulation des Hypothalamus. Als endokriner Aspekt beim Larynxkarzinom zwar nicht von pathogenetischer Relevanz, ist die gelegentliche radiogene Hypothyreose bei der Strahlentherapie eines Kopf-Hals-Tumors zu erwähnen. Hormonelle Aspekte auf eher spezialisierter Ebene von genetischen Vorstufen, Wuchsfaktoren und Interferonen wurden auch an Larynxkarzinomzellen untersucht [9, 33, 53]. Auch neuroendokrine Larynxtumoren wurden beschrieben [54].

Wesentlich bleibt jedoch die Frage, inwieweit ein Larynxkarzinom in der Pathogenese mit dem Sexualhormonhaushalt zusammenhängt. Deutlicher Hinweis hierauf ist der auffällige zahlenmäßige Unterschied zwischen männlichen und weiblichen Kehlkopfkarzinomen. Der Anteil von Frauen liegt etwa bei 10%. Als Argument für diesen Sexualdimorphismus wird auch häufig der Unterschied in den Rauchgewohnheiten, wie auch in den beruflichen Expositionen vorgebracht. Kambic et al. [31] berichten jedoch über ein Kollektiv von Männern und Frauen, bei dem sie von gleichen Rauchgewohnheiten und gleicher beruflicher Exposition ausgehen und trotzdem deutliche Geschlechtsunterschiede finden. Ob wir bei den gegebenen onkologischen Latenzzeiten und der Zunahme des Tabakkonsums auch bei Frauen vor einem steilen Anstieg der Zahl weiblicher Larynxkarzinome stehen, muß noch offenbleiben. Auffällig ist jedoch auch bei Betrachtung der Gruppe weiblicher Larynxkarzinome, daß sich im Vergleich zu Männern ein deutlich unterschiedlicher Altersgipfel herausbildet. Auch wird immer wieder über eine günstigere therapeutische Beeinflussung berichtet.

Die Zusammenhangsfrage zwischen Larynxkarzinom und Sexualhormonen dient nicht allein wissenschaftlicher Erbauung. Es sei auf die Möglichkeit therapeutischer Beeinflussung verwiesen, wie sie z. B. für Prostata- und Mammakarzinome gesichert und zum Patientenwohle eingesetzt werden konnte.

Beobachtungen und Beschreibungen von Stimmveränderungen nach Einwirkung anaboler Steroide wurden von Bauer [3] und auch von Heinemann gemacht [25]. Einen interessanten Zusammenhang zwischen dem Ausmaß der Verknöcherung des Kehlkopfskelettes und dem Einfluß androgener Hormone sahen Püschel u. Nowakowski [43] bei 22 Männern mit eunuchoiden Symptomen.

Bezüglich des Larynxkarzinoms finden sich vereinzelte Publikationen über Fälle bei Schwangeren oder außergewöhnlich jungen Frauen [8, 12, 13, 34]. Mehrere Autoren haben Kollektive von weiblichen Kehlkopfkarzinomen mehr oder minder gezielt auch unter hormonellen Aspekten untersucht [7, 10, 14, 18, 19, 34, 39, 48]. Aus all diesen Berichten kristallisiert sich heraus, daß der Altersgipfel des weiblichen Larynxkarzinoms deutlich tiefer liegt als beim männlichen, d. h. der Frauenanteil bei Larynxkarzinomen unterhalb 50 oder 40 Jahren steigt bis auf nahezu 50% an. Bei den Betroffenen war die ansonsten typische exogene Noxe des

Tabakrauchens auffällig selten zu erfragen. Aus einem Kollektiv von 71 weiblichen Larynxkarzinomen [10] ergibt sich ein Hinweis auf möglicherweise zwei pathogenetisch unterschiedliche Typen: das Larynxkarzinom einer jungen Nichtraucherin, die Zeichen der Virilisierung trägt, und das Larynxkarzinom einer älteren rauchenden Patientin ohne Virilisierungszeichen, welche somit dem pathogenetischen Typ des männlichen Larynxkarzinoms ähnelt. In den katamnestischen Beobachtungen werden teilweise Aussagen zu einer günstigeren Therapierbarkeit der weiblichen Karzinome gemacht, teilweise diese Vermutungen jedoch in Zweifel gezogen.

Hormonelle Untersuchungen an Patienten wurden mit der Entwicklung von entsprechenden Methoden häufiger [21, 36, 38, 48]. So wurden zunächst im wesentlichen Harntiter von Sexualsteroidmetaboliten bestimmt. Szymanski u. Janczeroski [48] konnten so bei Männern keine Hinweise erhöhter androgener Einwirkungen finden, während Loewit et al. [38] unter Einbeziehung von Kontrollgruppen herausfanden, daß bei manifesten Karzinomen keine androgenen Einflüsse mehr nachzuweisen waren, während bei Pachydermien als denkbaren Vorstufen zur Karzinomentstehung diese deutlich wurden. Letztere Autoren diskutieren jedoch bereits, daß die Wirkungen von Sexualsteroiden nicht allein von den Blutspiegeln, sondern auch von der Empfindlichkeit des Zielorgans abhängen dürften. Hanson et al. [21] untersuchten 10 weibliche Larynxkarzinome mittels Harntiteruntersuchung und fanden sowohl anamnestisch und klinisch wie auch laborchemisch diskrete Zeichen erhöhten androgenen Einflusses. Hormonuntersuchen im Blut wurden von Kambic et al. [30,31], Haidoutova et al. [20], Filippov et al. [17] und Deitmer u. Knuth [11] durchgeführt. Kambic et al. fanden bei männlichen und weiblichen Larynxkarzinomen bei Vergleich zu alterskorrigierter Kontrollgruppe erhöhte Testosteronwerte im Serum. Bei Patienten und Patientinnen mit hyperplastischen Veränderungen an der Kehlkopfschleimhaut waren Auffälligkeiten in der Höhe des Serumtestosteron- wie auch des Testosteron-Östrogenindexes nicht zu sichern. Auch Haidoutova et al. fanden in einem Kollektiv von 102 Larynxkarzinomen der typischen Geschlechtszusammensetzung eine Tendenz zu höheren Testosteronwerten im Serum, wobei in dieser Studie auch auf die tageszeitliche Abhängigkeit der Blutspiegel geachtet wurde. Etwa 80% der Patienten wurden jedoch bereits nach Therapie des Tumors untersucht. Filippov et al. fanden in 166 Larynxkarzinomen eine Tendenz zu geringeren Testosteronspiegeln. Wir selber fanden bei der Bestimmung von Testosteron Östradiol FSH, LH und Prolaktin aus dem Serum und dem freien Testosteron aus dem Speichel in einer Studie mit Patienten mit Larynxkarzinomen keinen Unterschied zu Patienten mit anderweitigen, nichtmalignen Kehlkopfbefunden.

Tierversuche zur hormonellen Beeinflussung des Kehlkopfes wurden an Mäusen [22, 23, 25, 28, 29], vor allen Dingen jedoch unter phoniatrischen

Aspekten, durchgeführt. Unter der Einwirkung androgen wirkender Steroide wurde vor allem eine Verbreiterung der Muskelfasern im M. vocalis gefunden. Teilweise kam es jedoch zu epithelialen Veränderungen im Sinne von hyperplastischer und hyperämischer Schleimhaut mit erhöhter Mitosenzahl und Keratose sowie Parakeratose. Diese epithelialen Veränderungen waren auch 4 Monate nach Absetzen der Therapie noch zu erheben.

Mit weiterer Verfeinerung entsprechender Techniken häufen sich ab Mitte der 70er Jahre Berichte über Sexualsteroidrezeptorbestimmungen auch in Larynxkarzinomen [1, 6, 16, 40, 41, 45, 46, 49, 50, 51, 52]. Androgenrezeptoren im Zytosol von normaler Mukosa und Tumoren des Larynx wurden bereits 1976 von Saez u. Sakai [45] gefunden. Von Maillot et al. [40] fanden in 20 Larynxkarzinomen eher Rezeptoren für Östradiol und Progesteron, jedoch nicht für Dihydrotestosteron und Kortison. Tuohimaa et al. [49] untersuchten normales Kehlkopfgewebe und Karzinomgewebe und fanden Androgenrezeptoren häufiger im normalen als im neoplastischen Gewebe. Methodisch interessant konnte wahrscheinlich gemacht werden, daß eine Strahlentherapie die Rezeptorfunktionen nicht beeinträchtigt. In 5 von 18 Larynxkarzinomen fanden sie Androgenrezeptoren. Sie untersuchten auch aus Kehlköpfen Exzisate aus Epiglottis, Glottis, Subglottis, alleiniger Mukosa und alleinigen Knorpelfraktionen auf Rezeptordichten und fanden eine insgesamt homogene Verteilung in diesen Fraktionen. Progesteron und Androgenrezeptoren fanden Altissimi et al. [1] in all ihren 11 Laryxkarzinomen, davon 2 weiblichen. Mattox et al. [41] fanden in 23 Larynxkarzinomen ebenfalls Androgenzeptoren, teils auch in den Lymphknotenmetastasen dieser Tumoren. Die Rezeptorkonzentrationen wurden jedoch im Vergleich z. B. zu denen in Prostatakarzinomen als sehr gering beschrieben. In Kopf-Hals-Tumoren allgemein fanden Schuller et al. [46] keine erhöhten Werte von Östrogen- und Progesteronrezeptoren, so daß sie sie als hormonell unabhängig erachteten. Virolainen et al. fanden in Larynxkarzinomen vor allen Dingen Östrogenrezeptoren, was ihres Erachtens für erfolgreiche Therapieansätze spricht [52].

Virolainen et al. [51] untersuchten Östrogen-, Progesteron- und Androgenrezeptoren auch in Zellkulturen aus Kopf-Hals-Tumoren und speziell Larynxtumoren. Nur eine Kultur besaß nachweisbare Androgenrezeptoren, während sich zwischen den Larynxkarzinomen und den übrigen Kopf-Hals-Tumoren ein deutlicher Unterschied dergestalt ergab, daß Östrogen- und Progesteronrezeptoren vor allen Dingen in Larynxkarzinomkulturen zu finden waren.

Vecerina-Volic et al. [50] untersuchten Androgenrezeptoren im Larynxgewebe, wobei sie methodisch zwischen der Lokalisation im Zytosol und im Zellkern unterscheiden konnten. Dieses erscheint von Wichtigkeit, da die hormonelle Wirkung auf die Proteinsynthese im Zellkern angenommen werden muß. So fanden sie Androgenrezeptoren weder im Kern, noch im

Zytosol im normalen männlichen Larynx, während sie diese Befunde in 6 von 16 Karzinomfällen erheben konnten. Normales weibliches Larynxgewebe zeigte lediglich Zytosolrezeptoren. Auch Berg et al. [4] stellten eine Methode vor, mit der sie lediglich die biologisch als aktiv anzunehmenden Rezeptoren bestimmen können. Da der Progesteronrezeptor therapeutisch sinnvoll beeinflußbar erscheint, wurde in 20 Kopf-Hals-Tumoren hierauf untersucht. So ließen sich in 40% der Tumoren Rezeptoren darstellen, wobei sich eine Auffälligkeit bezüglich des Anteils an Larynxkarzinomen in den Kopf-Hals-Tumoren nicht ergab.

Die Frage, in welchen Gewebsanteilen des Larynx welche Rezeptor-Hormon-Konzentrationen aufzufinden sind, ging die Arbeitsgruppe von Aufdermorte et al. [2, 26] am Pavian an. Sie injizierten den Tieren nach Entfernung von Hoden und Nebennieren radioaktiv markiertes Dihydrotestosteron bzw. Östradiol und bestimmten dann autoradiographisch die Rezeptorbelegung in histologischen Schnitten. Sie fanden Rezeptoren im wesentlichen nur im mesenchymalen Gewebe des Bindegewebes, des Muskelgewebes und auch des Knorpels im Kehlkopf. Die epithelialen Gewebe waren auffälligerweise ohne Hinweis für Rezeptoren. Auch mit Hinweis auf Untersuchungen an der Prostata des Pavians schließen die Autoren jedoch nicht aus, daß über die rezeptorvermittelten Veränderungen im mesenchymalen Gewebe Wirkungen auch auf epitheliale Strukturen im Sinne einer Karzinomenstehung gefördert werden können.

Östrogen- und Progesteronrezeptoren konnten Ferguson et al. [16] in immunhistologischen Methoden darstellen. Auch sie fanden die deutlichen Rezeptorkonzentrationen im mesenchymalen Gewebe, fanden keine Rezeptoren im Epithel, im Knorpel und vor allen Dingen auch nicht in Tumoren.

Klinisch wesentlichster Aspekt all dieser Studien muß die Frage bleiben, ob uns mit additiver oder ablativer Hormontherapie eine onkologische Behandlunsmöglichkeit zur Verfügung steht. Ein erster Fallbericht über eine erfolgreiche Antiandrogentherapie bei einer Frau mit Kehlkopfpachydermie wurde von Loewit 1977 [37] vorgelegt. Bereits im Folgejahr legte die gleiche Arbeitsgruppe Ergebnisse über die Therapie mit dem Testosteron-Antagonisten Zyproteronazetat an 11 Patienten mit Kehlkopfpachydermie vor [27]. In 4 Fällen trat eine vollständige Heilung ein, in 6 Fällen eine wesentliche Besserung. Vor allen Dingen bei männlichen Patienten sahen sie jedoch ihre Therapiemöglichkeiten durch die Nebenwirkungen beschränkt. Bobin et al. [6] berichteten 1979 über Zellkulturversuche mit Larynxkarzinomzellen. Erste Ergebnisse wiesen auf eine erhöhte Proliferation unter Dihydrotestosteron hin. Somers et al. [47] transplantierten Kopf- und Halstumoren auf Nacktmäuse und fanden auch unter Plazebokontrolle ein verstärktes Tumorwachstum von Larynxtumoren in diesem Modell.

Eine klinische Studie zur Hormontherapie wurde von Mattox et al. [41] an 11 weitgehend austherapierten Larynx-, Hypopharynx- und Oropharynxtumoren durchgeführt. In 3 von 9 auswertbaren Patienten fand sich eine Remission von mehr als 50% des Tumors, jedoch nur für etwa 1–2 Monate.

Zusammenfassung

Nach klinischen Beobachtungen bleibt es naheliegend, daß Larynxkarzinome einer hormonellen Beeinflussung unterliegen. Inwieweit sich solche Beeinflussungen mit Hormonspiegelbestimmungen im Serum, Urin oder Speichel belegen lassen, muß offenbleiben, da für die biologischee Wirkung auch die Rezeptorkonzentration und Affinität im Zielgewebe wesentlich ist. Die Lokalisation von Steroidhormonrezeptoren im Larynx scheint im wesentlichen nicht im Epithel, sondern in mesenchymalen Gewebsanteilen zu bestehen. Dieses Faktum muß nicht gegen die Relevanz hormoneller Beeinflussung für die Entstehung epithelialer Neoplasien sprechen, da eine Beeinflussung epithelialer Differenzierung auch vom unterliegenden mesenchymalen Gewebsanteilen denkbar ist. Für weitere klinische Studien, auch unter dem Aspekt von Therapieansätzen erscheint es entscheidend, eine Methode zur Rezeptorbestimmung in der Hand zu haben, die biologisch relevante Rezeptoraffinitäten mißt und sich somit als ein Prognostikum für weitere Therapieversuche anböte. Eine nebenwirkungsarme hormonelle Therapiemöglichkeit hätte eine weitreichende klinische Relevanz.

Literatur

1. Altissimi G, Simonelli C, Angelini A (1988) Recettori ormonali nel cancro della laringe. Acta Otorhinolaryngol Ital 8:423–435
2. Aufdermorte TB, Sheridan PJ, Holt GR (1983) Autoradiographic evidence of sex steroid receptors in laryngeal tissue of the baboon (papio cynocephalus). Larnygoscope 93:1607–1611
3. Bauer H (1963) Die Beeinflussung der weiblichen Stimme durch androgene Hormone. Folia Phoniat 15:264–268
4. Berg NJ, Neel III HB, Weiland LH, Spelsberg TC (1987) A new way to assess steroid-hormone responsiveness in head and neck cancer. Laryngoscope 97:286–290
5. Blümlein H, Schmidt H (1961) Die Geschlechtsdifferenz der Kehlkopf- und Lungenkarzinome. Z Laryngol Rhinol Otol 40:639
6. Bobin JY, Mayer M, Saez S (1979) Role of androgenes on larynx tumor growth. Cancer Treat Rep 63:1195
7. Bockmühl F (1966) Erkranken Frauen häufiger in jüngeren Jahren als Männer an einem Kehlkopfkrebs? HNO 14:99–100
8. Brophy JW (1973) Squamous cell carcinoma of the larynx in pregnancy. Arch Otolaryngol 97:480–481
9. DeBold CR, Menefee JK, Nicholson WE, Orth DN (1988) Propiomelanocortin gene is expressed in many normal human tissues and in tumors not associated with ectopic adrenocorticotropin syndrome. Mol Endocrinol 2:862–870

10. Deitmer T (1983) Zur Pathogenese des weiblichen Larynxkarzinoms. Laryngol Rhinol Otol 62:68
11. Deitmer T, Knuth UA (1986) Beeinflußt der Sexualhormonhaushalt die Pathogenese von Larynxcarcinomen? Laryngol Rhinol Otol 65:392–394
12. Donelly JP (1972) Extensive carcinoma of larynx in girl aged 19 at diagnosis. J Laryngol Otol 86:835–855
13. Eckel W (1957) Kehlkopfpapillome und deren karzinomatöse Entartung entstanden jeweils während der Schwangerschaft. Wegweiser HNO 6:197–200
14. Eggemann G, Bruchmüller W (1970) Das Larynxkarzinom bis zum 40. Lebensjahr. Z Laryngol Rhinol Otol 49:312–315
15. Fendel K, Teichert H, Funk G (1963) Das Kehlkopfkarzinom der Frau (statistische Unters. Jena, 1932–55). Wissenschaftliche Zeitschrift der Univ. Jena Math-Nat-Reihe 12:237
16. Ferguson BJ, Hudson WR, McCarty KS jr (1987) Sex steroid receptor distribution in the human larynx and laryngeal carcinoma. Arch Otolaryngol Head Neck Surg 113:1311–1315
17. Fillippov KG, Andreev VG, Sergeeva TN (1988) Tumor markers and hormonal homeostasis in laryngeal cancer (russ). Med Radiol (Moskau) 33:41–45
18. Full-Scharrer G (1966) Der Larynx-Tumor bei der Frau. HNO 14:318–319
19. Guerrier Y, Déjean Y (1965) Cancer du larynx et du pharyngo-larynx chez la femme, considértion therapeutiques à propos de 22 cas. Rev Laryngol (Bordeaux) 86:327–331
20. Haidoutova R, Melamed M, Dimitrova S, Kyossovska R (1985) Investigations of serum testosterone levels in patients with laryngeal cancer. Arch Otorhinolaryngol 241:213–217
21. Hanson J, Eckert L, Mlytz H (1969) Weibliches Larynxkarzinom und Sexualhormone. Arch Nasen-Ohr-Kehlk-Heilk 193:277–86
22. Haubrich J, Schätzle W, Stennert E (1970) Histologische und histochemische Untersuchung zur Frage der Reversibilität von Kehlkopfveränderungen bei der weiblichen Maus nach Androgenbehandlung. Z Laryngol Rhinol Otol 49:168–175
23. Haubrich J, Schätzle W, Stennert E (1971) Histologie und histochemische Untersuchung zur möglichen Beeinflussung des weiblichen Mäusekehlkopfes durch Progesteron und Nortestosteron-acetat. Arch Nasen-Ohr-Kehlk-Heilk 200:338–343
24. Heinemann M (1974) Tierexperimentelle Untersuchungen an der weiblichen Maus zur Frage der durch androgene Hormone ausgelösten Kehlkopfveränderungen. Folia Phoniat 26:461–470
25. Heinemann M (1976) Hormone und Stimme. Barth, Leipzig
26. Holt GR, Aufdemorte TB, Sheridan PJ (1986) Estrogen receptor in the larynx of the aged baboon (papio cynocephalus). Ann Otol Rhinol Laryngol 95:608–617
27. Hussl B, Loewit K, Richter E, Schwarz S (1978) First clinical experiences with hormone therapy of pachydermia laryngis. Arch Otorhinolaryngol 221:221–225
28. Kambic V, Lenart J (1968) Untersuchungen über die Wirkung von Testosteron auf die Kehlkopfschleimhaut des Hundes. HNO 16:327
29. Kambic V, Lenart J, Lenart V (1973) Beitrag zur Frage der Reversibilität bzw. Irreversibilität von Gewebsveränderungen bei Hunden nach der i. m. Verabreichung von Testosteron an der laryngealen Schleimhaut. HNO 21:300–303
30. Kambic V, Radsel Z, Prezelj J, Zargi M (1984) The role of testosterone in laryngeal cancer. Am J Otolaryngol 5:344–349
31. Kambic V, Radsel Z, Prezelj J, Zargi M (1985) Testosteron – ein ätiologischer Faktor bei der Entwicklung des Larynxcarcinoms? HNO 33:115–117
32. Kleinsasser O (1987) Tumoren des Larynx und des Hypopharynx. Thieme, Stuttgart

33. Korbelik M, Skrk J, Suhar A, Turk V (1988) The role of proteinases, interferons, and hormones in proliferative activities of nonmalignant and malignant cells. Neoplasma 35:555–563
34. Lehnhardt E (1956) Kehlkopfkrebs bei Frauen. Z Laryngol Rhinol Otol 35:732
35. Leicher H, Matzker J (1955) Die Einwirkung hormoneller Störungen auf den Kehlkopf. Z Laryngol Rhinol 34:569
36. Loewit (1963) Zum Problem Larynx-Karzinom und Sexualhormone. Monatsschr Ohrenheilkd 97:436
37. Loewit K, Hussl B, Richter E, Schwarz S (1977) Antiandrogen therapy in pachydermia of the female larynx, a new therapeutic possibility. Arch Otorhinol Laryngol 215:75
38. Loewit K, Schwarz S, Hussl B, Richter E (1979) Urinary androgen and estrogen excretion in men with pachydermia laryngis and cancer of the larynx. Endokrinologie 73:151–156
39. Mahn HR, Fikentscher R, Bruchmüller W (1977) Besonderheiten des weiblichen Larynxcarcinoms. Laryngol Rhinol 56:998–1003
40. Maillot K von, Weidenbecher M, Gentsch HH (1979) Advanced larynx cancer, steroid receptor and hormonal treatment. Cancer Treat Rep 63:1195
41. Mattox DE, Hoff DD von, McGuiere WL (1984) Androgen receptors and antiandrogen therapy for laryngeal carcinoma. Arch Otolaryngol 110:721–724
42. Meuser W, Nieschlag E (1977) Sexualhormone und Stimmlage des Mannes. Dtsch Med Wochenschr 102:261
43. Püschel L, Nowakowski H (1954) Über den Einfluß der androgenen Hormone auf die Verknöcherung des Kehlkopfskelettes. Arch Nasen-Ohr-Kehlkopf-Heilk 166:255
44. Rauch S (1956) Pathogenetische Sonderheiten des weiblichen Larynx-Karzinoms. Arch Nasen-Ohr-Kehlk Heilk 170:99
45. Saez S, Sakai F (1976) Androgen receptors in human pharyngo-laryngeal mucosa and pharyngo-laryngeal epithelioma. J Steroid Biochem 7:919
46. Schuller DE, Abou-Issa H, Parrish R (1984) Estrogen and progesterone receptors in head and neck cancer. Arch Otolaryngol 110:725–727
47. Somers KD, Koenig M, Schechter GL (1988) Growth of head and neck squamous cell carcinoma in nude mice: potentiation of laryngeal carcinoma by 17-beta-estradiol. J Natl Cancer Inst 80:688–691
48. Szymanski J, Janczeroski Z (1967) Versuche zur Beurteilung der männlichen Gonadenfunktion bei Kehlkopfkrebs. Pract Otorhinolaryngol 29:17
49. Tuohimaa PT, Kallio S, Heinijoki J, Aitasalo K, Virolainen E, Karma P, Tuohimaa PJ (1981) Androgen receptors in laryngeal carcinoma. Acta Otolaryngol 91:149
50. Vecerina-Volic S, Romic-Stojhkovic, Krajina Z, Gamulin S (1987) Androgen Receptors in normal and neoplastic laryngeal tissue. Arch Otolaryngol Head Neck Surg 113:411–413
51. Virolainen E, Vanharanta R, Carey TE (1984) Steroid hormone receptors in human squamous cell carcinoma lines. Int J Cancer 33:19–25
52. Virolainen E, Tuohimaa P, Aitsalo K, Kyttä J, Vanharanta-Hiltunen R (1986) Steroid hormone receptors in laryngeal carcinoma. Otolaryngol Head Neck Surg 94:512–517
53. Weber RS, Pathak S, Frankenthaler R, Gallick GE, Sacks PG (1988) Effect of epidermal growth factor (EGF) on a newly established head and neck squamous carcinoma cell line. Otolaryngol Head Neck Surg 99:567–573
54. Weidauer H, Blobel GA, Nemetschek-Gansler H, Gould VE, Mall G (1985) Das neuro-endokrine Laryxkarzinom vom kleinzelligen (Oat-Cell) Typ. Laryngol Rhinol Otol 64:121–127

Kontaktallergie und Krebs im oberen Atmungs- und Verdauungstrakt

H. Enzmann

Theoretische Grundlagen

Die Kontaktallergie ist eine zellvermittelte Allergie, d. h. sie ist von einem Tier auf das andere, von einem Probanden auf den anderen nur durch Zellen (Königstein-Urbach-Versuch analog dem Prausnitz-Küstner-Versuch) oder bei einigen Spezies, so auch dem Menschen, durch Zellbestandteile (Transferfaktor) übertragbar. Die hier maßgebliche Zelle ist ein spezifisch sensibilisierter T-Lymphozyt.

Unter Allergeneinwirkung initiieren durch Zytokine sehr wenige sensibilisierte T-Lymphozyten die kontaktallergische Reaktion mit vielen, z. T. transformierten Lymphozyten, Monozyten und variabel, Basophilen.

Welche Möglichkeiten der malignen Entartung sind bei dieser durch Allergenelimination gut steuerbaren, trotzdem zu den lymphoproliferativen Erkrankungen zu zählenden Allergie zu berücksichtigen?

Ist die Kontaktallergie als lymphoproliferative Erkrankung eine Risikogruppe für die Entwicklung eines malignen Lymphoms? Hier ergibt sich ein großes heuristisches Handicap: Nicht Patienten mit bekannter Kontaktallergie, die ihr Allergen meiden, sind die Zielgruppe unserer Überlegungen, sondern Patienten, die unter Allergeneinwirkung stehen, diese jedoch nicht kennen und an eine Allergie gar nicht denken. Eine solche Zielgruppe entzieht sich aufgrund dieser Eigenschaften – bis jetzt – einer einfachen statistischen Kontrolle.

Zurück zu den möglichen Pathogenesen eines malignen Prozesses aufgrund einer langandauernden zellvermittelten Allergie:

1. Durch die allergisch bedingte Transformation der Zellen kommt es zur Aktivierung latenter onkogener Viren.
2. Das immunologische Überwachungssystem ist gestört, das Immunsystem gebunden. Diese Annahme ist besonders für kontaktallergische Schleimhautreaktionen sehr wahrscheinlich, da diese allergisch bedingten Krankheitsherde fast immer sekundär mit Keimen besiedelt sind,

sehr oft mit Candida albicans [5]. Letzteres muß als Hinweis auf eine gestörte T-Zellabwehr gedeutet werden.
3. Viele Kontaktallergene sind gleichzeitig Karzinogene (z. B. Chromat, Nickel). Das liegt daran, daß Kontaktallergene in der Regel Haptene sind, die sich erst mit Eiweißstrukturen des Körpers verbinden und dann das Allergen bilden. Hierdurch sind fast alle Haptene bei entsprechender Dosierung und Einwirkungsmodus fähig, in die Regulation des Wachstums einzugreifen.
4. Andauernd veränderte Eiweißstrukturen – auch durch Chemikalien wie hier die Haptene – sind fähig eine chronische Graft-versus-Host-Reaktion auszulösen.
5. Unter Allergeneinwirkung kommt es zur unbalancierten Immunantwort – bei der Kontaktallergie auf zellulärer Basis (dysregulative Immunantwort). Um nur eine der möglichen Regulationssubstanzen herauszugreifen: Die entgleiste, unkontrollierte Produktion von „Transforming Growth Factor" muß z. B. zwangsläufig zur Tumorentstehung führen, denn dieser und andere Wachstumsfaktoren (sie werden zwischenzeitlich synthetisch hergestellt und sind käuflich) sind hormonähnliche Substanzen (einfache Polypeptide), die in normalen Zellen vorübergehend neoplastisches Wachstum und Differenzierung verursachen können [8].

Zur Klinik

Im Gegensatz zur Haut kann über die Schleimhaut mit einem Hapten nicht nur eine Sensibilisierung, sondern auch eine Toleranz erzeugt werden (Sulzberger-Chase-Phänomen). Solche Reaktionen sind beim Meerschweinchen bei oraler Verfütterung des Haptens bekannt. Weniger ausgeprägt ist gleiches bei der Wangenschleimhaut des Menschen nachweisbar [6]. Auch liegt die Konzentrationsschwelle für eine Sekundärantwort für die Mundschleimhaut um den Faktor 7–12 über jener der Haut. Aus immunologischer Sicht ist (nicht nur) deshalb zwischen Kontaktallergien der Mundschleimhaut, Nasenschleimhaut und epidermaler Haut zu unterscheiden. Trotzdem sollen Erfahrungen der Dermatologen erwähnt werden: Wie Schubert [7] vor Dermatologen und Allergologen in einem Übersichtsreferat resümierend feststellte, ist eine allgemeine Bestätigung der Beobachtung, daß bei malignen Lymphomen gehäuft Kontaktallergien nachweisbar sind, nicht von späteren Autoren erfolgt. Nun sind jedoch nicht die Patienten mit nachgewiesener Kontaktallergie die maßgebende Zielgruppe, sondern eher Patienten ohne nachgewiesene Kontaktallergie, bei denen trotzdem allergische Reaktionen ablaufen.

Deshalb besteht gerade für die zellvermittelte Schleimhautallergie der Nase weiterhin der Verdacht, daß hieraus dysregulative maligne Lymphome entstehen können: Es ist dies z. B. das T-Zell-Lymphom auf dem Boden eines Mittelliniengranuloms (Granuloma gangraenescens) [4].

Bei einer hochaktiven Kontaktallergie der Nasenschleimhaut müssen wir mit einer Hochzonentoleranz rechnen. Das heißt, daß die Allergie im akuten Stadium nicht nachweisbar ist, sondern erst, wenn wir das Allergen entfernt haben, sich damit auch bereits eine spontane Besserung der Krankheit eingestellt hat. Sehr hilfreich werden sich hier in Zukunft die Bestimmung der mononukleären Zellpopulationen im Blut zeigen: Hiermit können wir bereits jetzt – auch nach unseren eigenen Untersuchungen – die systemisch ablaufenden zellvermittelten Allergien – auch wenn sie ohne Hautbeteiligung sind – erkennen [4].

Nosologie der Schleimhautkontaktallergie

Auch schwere ulzeröse Läsionen an der Schleimhaut, z. B. im Rahmen eines Provokationstests, machen kaum bis keine Beschwerden. Tropft die Nase, handelt es sich oft um eine glukosepositive, eiweißreiche Flüssigkeit (Transsudat oder Exsudat). Eine sekundäre Keimbesiedlung ist deshalb fast obligat.

Entsprechend der Spongiose der Haut ist das Schleimhautepithel desquamiert: Nasenbluten kann bei der akuten Exazerbation auftreten. Die Latenz von Stunden bis Tagen zwischen Allergenkontakt und auftretender Symptomatik läßt die Ursache oft nicht erkennen.

Bei starken allergischen Reaktionen kommt es, ähnlich wie bei der überschießenden Tuberkulinreaktion, zur Gewebsdestruktion. Damit unterscheidet sich die unerkannte Kontaktallergie nicht mehr vom Mittelliniengranulom.

Kasuistik

Spontan auftretende, nichtiatrogene Allergien dieser Art können wir erst seit 1–2 Jahren durch Eliminationsdiät und Provokationstests mit den auslösenden Nahrungsmitteln oder Chemikalien und vor allem Bestimmung der mononukleären Zellen im Blut in der Durchflußzytometrie mit monoklonalen Antikörpern erfassen. Einfacher gestaltete sich die Diagnose bei den nichterkannten iatrogenen Kontaktallergien auf z. B. Oberflächenanästhetika und z. B. in die Kieferhöhle eingebrachte Medikamente. Und über einen solchen Fall, bei dem man in einer destruierenden, allergischen Entzündung histologisch den Übergang in ein malignes Lymphom beobachten konnte, soll abschließend berichtet werden.

Ein 46jähriger Patient wurde vom niedergelassenen Kollegen wegen therapieresistenter Sinusitis vorgestellt. Intraoperativ fand sich ein zerfallender Tumor der Kieferhöhle und des Siebbeins. Anschließende computertomographische Untersuchungen zeigten einen Tumor, der in die Orbita eingebrochen war. Außerdem fand sich eine Verschattung des Nasopharynxdaches, also des lymphatischen Gewebes am Rachendach.

Bei der Zweitoperation ergab sich ein mit einer Schleimhautkontaktallergie vereinbarer Befund: Lymphomonozytäre Stromainfiltration mit ektatischen Gefäßen (Abb. 1). Im Epikutantest gefundene Allergene waren: Perubalsam (Kosmetikum des Patienten und seiner Frau), Pantocain (Lokalanästhetika während der Spülbehandlung der therapieresistenten Sinusitis), Aminoglykosidantibiotika (Inhalt der Kieferhöhlenplombe).

Durch Elimination der Allergene bildete sich die Gewebsinfiltration, auch klinisch, merklich zurück. Zu diesem Zeitpunkt gelang es uns endlich, verzögert durch falsche Addressen und Fehlzustellungen der Post, die auswärts durchgeführte erste histologische Untersuchung zu bekommen: Es waren damals neben den typischen lymphomonozytär infiltrierten Gewebe dicht gelagerte atypische lymphoide Zellen zu finden. (Abb. 2). Der eingangs postulierte Übergang in ein Malignom – hier klinisch ein Lymphom – hat offensichtlich in diesem Fall gerade stattgefunden, war eben noch durch Allergenelimination (und Operation?) rückgängig zu machen.

Erwähnenswert ist die Nonchalance, mit der solche Erkrankungen behandelt werden: 5 Jahre später suchte der Patient einen Augenarzt wegen einer Bindehaut-

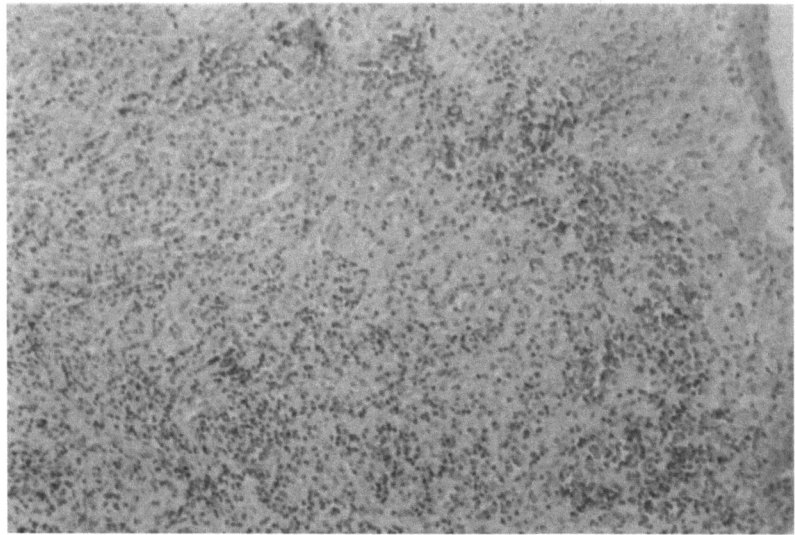

Abb. 1. Lymphomonozytäre Infiltration bei kontaktallergischer Reaktion der Schleimhaut (Operationspräparat zur Kasuistik)

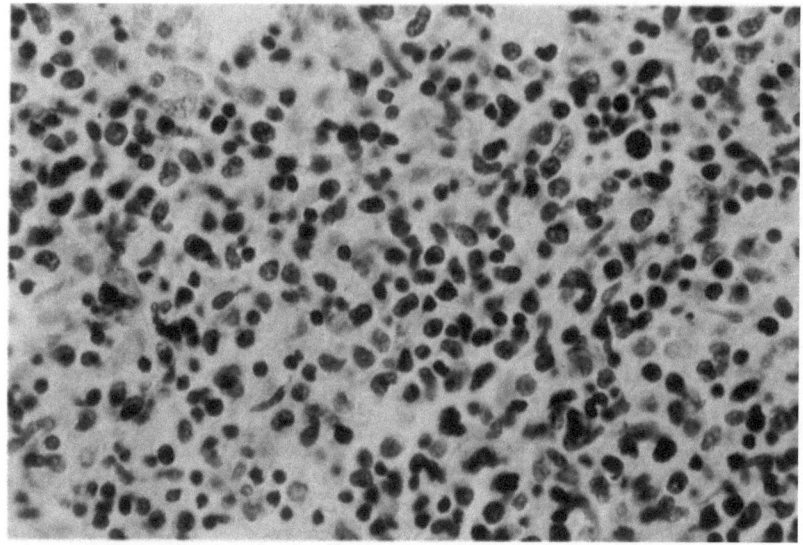

Abb. 2. Dichtgelagerte, atypische lymphoide Zellen mit Mitosen (Operationspräparat zur Kasuistik)

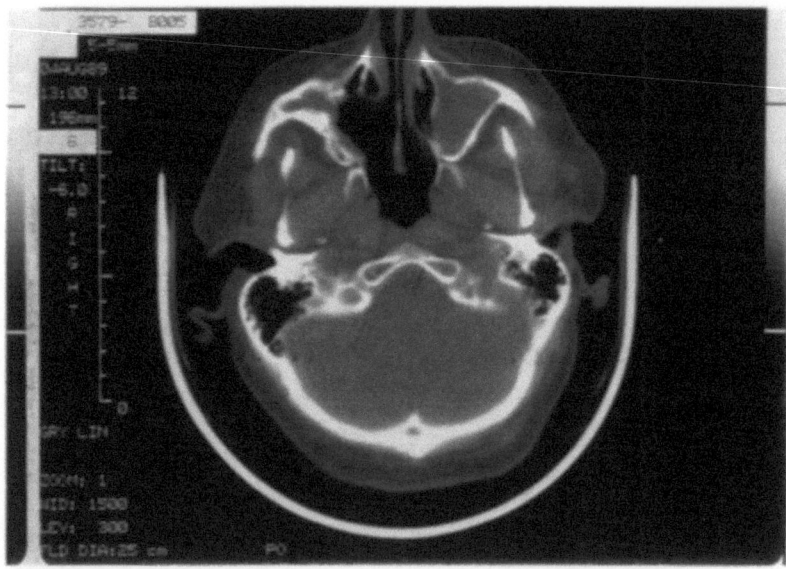

Abb. 3. Computertomographisches Bild: Auch nach 5jähriger Beobachtung noch rezidivfreie rechte Nasennebenhöhlen. Große Zyste links als Folge einer starken allergischen Reaktion vor ca. ¼ Jahr

entzündung (bereits allergisch bedingt?) auf. Eine aminoglykosid-kortikoidhaltige Augensalbe wurde verschrieben. Wegen der nach Stunden einsetzenden Exazerbation erfolgte eine orale hochdosierte Kortikoidtherapie. Wegen trotzdem anhaltenden Druckes in der rechten Gesichtshälfte suchte uns der Patient auf, und wir fanden eine totalverschattete rechte Kieferhöhle (Abb. 3). Glücklicherweise fand sich bei der anschließenden Kieferhöhlenendoskopie mit Fensterung als Restzustand des erneuten allergischen Schubes nur eine große Kieferhöhlenzyste.

Schlußbemerkung

Obwohl wir wissen, daß starke, kontaktallergische Reaktionen der Schleimhäute an sich aufgrund des klinischen Krankheitsbildes (Hyperkeratose, Zerstörung der Basalmembran [1], Mitosen und Gewebsdestruktion) mit einem Malignom verwechselt werden könnten, muß man damit rechnen, daß in einem geringen Prozentsatz trotz sicherer allergologischer Diagnose auf dem Boden der Kontaktallergie ein echtes Malignom entsteht. Nicht eben beruhigend mag es sein, daß die Dermatologen ein photokontaktallergisches aktinisches Retikuloid der Haut, ausgelöst durch Chrysanthemen und verwandte Pflanzen, kennen. Dieses läßt sich histologisch nach deren Aussagen [3] nur schwer vom malignem Hautlymphom differenzieren.

Literatur

1. Cronin E (1980) Contact dermatitis. Churchill Livingstone, Edinburgh
2. Enzmann H (1991) Die Diagnose des Excited-Skin-Syndromes aus dem Blut. Laryngol Rhinol Otol 70:184–186
3. Ive FA, Magnus IA, Warin RP, Wilson Jones E (1969) Actinic reticuloid; chronic dermatosis associated with severe photosensitivity and the histological resemblance to lymphoma. Br J Dermatol 81:469
4. Krueger GRF (1985) Immuntoleranz S 268–271. Dysregulative Lymphomtheorie In: Krueger GRF (Hrsg) Klinische Immunpathologie. S 379–380. Kohlhammer, Stuttgart
5. Lamminger C, Leckel M, Goldann G, Frosch PJ (1989) Unverträglichkeitsreaktionen von Zahnprothesen. Vortrag auf dem „Symposium der Universitäts-Hautklinik Heidelberg in Zusammenarbeit mit der Arbeitsgemeinschaft für Berufsdermatologie und der Kontaktallergie-Gruppe der Deutschen Dermatologischen Gesellschaft: Dermatosen durch Beruf und Umwelt", Heidelberg, 20.–22. Oktober 1989
6. Lowney ED (1974) Attenuation of contact sensitization by prior exposure to antigen in man. In: Monogr. Allergy 8. Karger, Basel, S 146–153
7. Schubert H (1989) Allergien und Lymphome. Symposium der Universitäts-Hautklinik Heidelberg in Zusammenarbeit mit der Arbeitsgemeinschaft für Berufsdermatologie und der Kontaktallergie-Gruppe der Deutschen Dermatologischen Gesellschaft, Heidelberg, 20.–22. Oktober 1989
8. Serva News 2/90 (Katalogheft)

Krebsrisiko und zentralnervöse Stimulation – Epidemiologische Evidenz

R. Frentzel-Beyme

Eine Verbindung des Kehlkopfes mit dem Unbewußten spiegelt sich erkennbar in solchen emotional begründeten Erscheinungen wider, wie dem oft vernehmlichen Hüsteln in peinlichen Augenblicken der Verlegenheit eines Auditoriums, wenn der Redner ins Stocken gerät, oder auch der Heiserkeit vor Aufregung, beispielsweise im Examen.

Die Beteiligung unbewußter Vorgänge und der autonomen Innervation bei der Schleimsekretion im Bereich der Glottis und des Larynx lassen sich als Stimmungsbarometer betrachten, doch können langandauernde, wiederholte Schwankungen zwischen physiologischen und „unphysiologischen" Zuständen im Zusammenhang mit der Abwehr Einfluß gewinnen? Die Suche nach bedeutsamen individuellen Einflußfaktoren auf das Krankheitsrisiko (sog. Wirtsfaktoren oder endogene Risikofaktoren) veranlaßte Dr. A. Upton, Experte für Strahlenrisikoforschung der New York University, in einem Workshop über Strahlenschutz und Strahlenrisiko im Oktober 1989 an die Bedeutung des „Make-up der Wirtsorganismen" zu erinnern, wobei er die Notwendigkeit von Forschung unter Berücksichtigung der Empfänglichkeit des Wirtsorganismus in einer interessanten Analyse der Gründe für überschießende Krebsraten in Tierversuchsanordnungen betonte [37]. Während der „3rd International Conference on Anti-Carcinogenesis and Radiation Protection" im November 1989 in Dubrovnik wurde das Thema: Epidemiologische Evidenz für die Rolle des Zentralnervensystems beim individuellen Krebsrisiko ausführlich behandelt[1].

In den letzten Jahren wurden häufiger Studienergebnisse der epidemiologischen Forschung präsentiert, in denen Hinweise auf die wesentliche Rolle einer unterschiedlichen Reaktion von Individuen auf definierte Krebsrisikofaktoren beschrieben wurden. Um nur ein Beispiel zu geben, fanden sich in der retrospektiven Fallkontrollstudie zu Risikofaktoren für

---

[1] Ausführliche Darstellung in: Epidemiological Evidence for the Role of the Central Nervous System in Cancer Causation. In: Nygaard O, Upton AC (Hrsg.), Anticarcinogenesis and Radiation Protection, Vol. III. Plenum Press, New York 1990

kolorektale Krebsformen im Rahmen des Third National Cancer Survey (TNCS) zur Überraschung der Autoren die höchsten Risikoraten für Faktoren, die sozusagen mit dem Krebsrisiko assoziiert waren, in der Gruppe beruflicher Streß [36]. Hierzu gehörten Arbeitsplatzunsicherheit („job insecurity"), aber vor allem hohe Anforderungen an das Individuum mit geringer Bestimmungsmöglichkeit bzw. Einflußnahme („high demand-low control"), mit einer statistisch gesicherten Risikorate von 2,5. Einen Schönheitsfehler hatte das Ergebnis: Die *Kontrollgruppe* bei allen Studien auf der Basis des TNCS sind ebenfalls Krebsfälle, die mittels der gleichen Methode befragt wurden. Ausgeschlossen als Kontrolle waren allerdings Tumoren des Harntraktes und des Respirationstraktes (also auch Kehlkopfkrebsfälle). Die Studie von Ernster et al. betrifft u. a. das Larynxkarzinom und beruht auf Daten des TNCS. Die Autoren stellen allerdings ausdrücklich fest, daß die starke Assoziation der niedrigen Einkommensschichten mit Kopf-Hals-Karzinomen nicht dem Tabak- oder Alkoholkonsum zugeschrieben werden könnte [11].

Eine eigene prospektive Untersuchung an Männern über 55 Jahre, deren Mortalität nach Ablauf von 15 Jahren analysiert wurde, zeigte, daß ein besonders hohes Lungenkrebsrisiko bei Männern bestand, die sich als: „im Beruf nicht erfolgreich" betrachteten [13]. Auch hier überraschte die Höhe der Risikorate von 3,1 (statistisch gesichert), zumal die Risikorate für die Aussage: „Zufrieden mit der Wahl des Berufes" ein herabgesenktes Risiko anzeigt, ebenso wie bereits bestehende Erwerbsminderung. Zu Herz-Kreislauf-Krankheiten als Todesursache bestand übrigens eine inverse Beziehung (Tabelle 1).

In den genannten Fällen gibt es die Möglichkeit, daß chronische Resignation zur langdauernden Unterstimulierung des Zentralnervensystems (ZNS) führen könnte. Diese Art der Reaktion als Folge andauernder Enttäuschungen ist vermutlich aber nur bei einem bestimmten Verhaltenstyp zu beobachten [16]. Dennoch kann man solche noch sporadischen Befunde erst dann als überzeugend für eine Rolle des ZNS ansehen, wenn einerseits weitere einschlägige Ergebnisse berichtet werden, andererseits eine sinnvolle Grundlage, d. h. ein Modell für einen plausiblen biologischen Zusammenhang, existiert. Wichtig ist, daß es sich dabei um Resultate *prospektiver* Forschung handeln sollte, die mit den bisher gefundenen Ergebnissen konsistente Befunde zeigen.

Der prospektive Ansatz ist immer dann gegeben, wenn eine Situation definiert wird, die als Risikoexposition gilt (so auch z. B. ständige Unterstimulierung des Zentralnervensystems, beispielsweise durch narkotisch wirkende Gase) und woran anschließend unter den bis zum Untersuchungsbeginn bzw. bis zur Definition der Risikoexposition gesunden Probanden die Krebshäufigkeit ermittelt wird. Diese beobachtete Krebsfrequenz wird mit der erwarteten Krebshäufigkeit in einer nichtexpo-

Tabelle 1. Explorative Analyse der Sterblichkeit 1966–1981 in der Kohorte Rheinland-Pfalz. Risikoraten (RR) für ausgewählte Todesursachen und Variablen

Variable	Herzkreislaufkrankheiten						Krebs		
	Herzinfarkt u. a. (ICD 390–429)			Gehirnschlag u. a. (ICD 430–459)			Lungenkrebs (ICD 162)		
	n	RR	p	n	RR	p	n	RR	p
Familienstand verwitwet	3	0,95		1	0,73		2	2,94	0,06[+]
Beruf:									
beruflich erfolglos	13	0,91		7	1,18		8	3,10	0,002*
mit Berufswahl zufrieden	110	1,09		42	0,53	0,028*	24	0,83	
Krankheit:									
„Krankgeschrieben" für 4 Wochen (i. d. letzten 3 Jahren)	45	0,87	0,23	35	2,97	0,000*	12	1,14	0,36
im Krankenhaus gewesen	13	1,03		11	2,30	0,006*	0	0,15	0,066[+]
häufig für kurze Zeit arbeitsunfähig	17	1,28	0,17	8	1,44	0,174	1	0,30	0,10[+]
Erwerbsminderung	20	0,91		9	0,97		4	0,79	

* = <0,95; [+] = <0,10

nierten Vergleichspopulation verglichen, die per definitionem ebensolange und gleich intensiv auf das Auftreten von Krebs nachverfolgt werden muß. Es zeigt sich, daß in prospektiven Studien zum Thema „emotionale Unterstimulation" auffallend oft erhöhte Krebshäufigkeiten beobachtet werden [16].

Seitens der Tierversuchsevidenz waren schon seit 15 Jahren erste Hinweise auf die Bedeutung des ZNS berichtet worden, und zwar von Riley und seiner Schule [35] und unabhängig davon aus Deutschland von v. Metzler [24].

Im Hinblick auf harte Evidenz von menschlichen Bevölkerungen bieten sich neuere Ergebnisse aus psychiatrisch-neurologischen Langzeitstudien an. Um einen zentralnervösen Einfluß auf Krebshäufigkeit zu untersuchen, kann man Personen mit zentralnervösen Stigmata, wie Schizophrene oder Morbus Parkinson-Patienten in prospektiver Manier beobachten. Oder man kann die gesundheitlichen Langzeitfolgen von Personen untersuchen, die gegenüber Substanzen mit einem deutlichen Effekt auf das ZNS exponiert waren, z. B. Lösungsmittel, aber auch Äthanol, narkotische Gase und nicht zuletzt sedative Medikation von langer Dauer [14].

Die Evidenz von schizophrenen Patientengruppen kann unterschieden werden nach sporadischen Berichten, anekdotischen Darstellungen sowie gezielten, epidemiologisch konzipierten Studien.

Bemerkenswerte erste Befunde waren 1934 von Warren über Krebs bei Wahnsinnigen (nach der Diktion des Autors) mit einem wesentlich niedrigeren Krebsrisiko berichtet worden [38]. Unter der Annahme akkurater Information in den 30er Jahren (Tabelle 2) zeigt sich eine Risikorate von 0.33 für die Gruppe, die Warren als „insane" bezeichnet, im Vergleich zu Autopsien bei sonstigen Krankenhauspatienten. Da der Vergleich altersspezifisch erfolgte, die Gesamtzahlen altersstandardisiert sind, kann

Tabelle 2. Verteilung maligner Neoplasien in Autopsien – Vergleich der psychiatrischen mit anderen Todesfällen (General Hospital, Boston). (Nach [38])

Geschl.	„Insane" Series			„Control" Series			RR
	Krebs	ohne Krebs	Total	Krebs	ohne Krebs	Total	
Männer	49	1383	1441	174	1267	1441	0.28
Frauen	65	1113	1182	170	1012	1182	0.38
Total	114	2496	2623	344	2279	2623	0.33

die geringe Lebenserwartung Schizophrener hier nicht als Erklärung dienen.

Das Statement von Warren: „We must at least consider the hypothesis that the soil best suited for the development of cancer differs from that in which insanity develops" ist als weitsichtig zu bezeichnen.

Jeder Vergleich von Inzidenzen – der typische Ansatz prospektiver epidemiologischer Studien – kann Morbidität oder Mortalität betreffen. Baldwin kategorisierte Studien zur Zusammenhangsfrage Schizophrenie und Krebs in

- solche, die reduzierte Krebsmorbidität zeigten;
- solche mit höheren Raten an Krebs, mit möglichen Einflüssen durch bestimmte Therapien;
- solche ohne signifikante Abweichungen vom Erwartungswert [3].

Aufgrund der Beobachtungen von Baldwin, daß trotz des Mangels an Evidenz die Vorstellung eines reduzierten Krebsrisikos bei Schizophrenen attraktiv sei, wegen der potentiellen ätiologischen Bedeutung, hatte die WHO ein Programm aufgelegt, das im Idealfall die Langzeitbeobachtung von Schizophreniefällen auf Krebsinzidenz betraf. Hierzu sind sowohl Patientenregister für Schizophrene als auch Krebsregister erforderlich. Nur in wenigen Ländern sind diese Idealbedingungen für eine Linkage erfüllt worden. Studien, in denen auf das meist deutlich niedrigere Krebsrisiko bei Schizophrenen hingewiesen wird, finden sich in Tabelle 3. Die Tabelle ist die gekürzte Zusammenfassung einer ausführlichen Darstellung, (s. Fußnote S. 216).

Je nach der Bezugsbasis für die Berechnung der Erwartungswerte, die die Grundlage für die Raten bilden, kommen deutlich unterschiedliche Raten zustande, die allerdings auch relativ zueinander betrachtet, d. h. Krebsraten in Relation zur Gesamtmortalitätsrate, sehr informativ sind.

Beginnend 1934 ergeben sich in den meisten Studien entweder niedrigere Krebsraten als erwartet oder zumindest im Vergleich zur Gesamtmortalität an allen Todesursachen niedrigere Raten für die Todesursache Krebs.

Studien mit relativ zur Gesamtmortalität niedriger Krebsmortalität sind die von Malzberg, Kendler, Allebeck, Casadebaig, Mortensen, Newman und schließlich von Zilber, wobei auffällt, daß in den Studien der letzten 25 Jahre die Krebsmortalität seltener deutlich unter dem Erwartungswert liegt [1, 7, 10, 15, 17, 23, 28, 31, 32, 39].

Nur zwei Studien betrafen die Linkage von Daten eines Schizophrenieregisters, das zuvor und unabhängig betrieben wurde, und Daten von entsprechenden lokalen bzw. regionalen Krebsregistern [9, 26, 31, 33].

In Nagasaki (Tabelle 4) war die Inzidenz an malignen Neoplasien bei Schizophrenen im Zeitraum 1960–1978 erfaßt worden, wobei sich eine auffallende Veränderung des Verhältnisses der beobachteten zu erwarteten

Tabelle 3. Übersicht über Krebsraten und -risiken in Bevölkerungen mit mentalen Krankheiten

Autoren, Jahr	Risikorate(n) bzw. SMR	
Malzberg (1934)	Krebsmortalität:	0,9 Männer: 0,8 Frauen: 1,0
Warren u. Canavan (1934)	RR für Krebs:	Männer: 0,28 Frauen: 0,38 total: 0,33
Eckmann et al (1975)	Krebsmortalität:	0,45 Männer: 0,651 (ca. 1/3 mit Neuroleptikabehandl.) Frauen: 0,507 (ca. 2/3 mit Neuroleptikabehandl.)
Giel et al. (1978)	Krebsmortalität:	Männer: 0,69–0,40* Frauen: 0,56–0,69* Altersgruppe 40–64, und >65*
Herrman et al. (1983)	Gesamtkrebsmortalität: 2,0 Krebsmortalität:	Männer: 4/3,9 Frauen: 2/3,0
Kendler (1986)	Krebsmortalität:	1,45 (<0,05)
Nakane u. Ohta (1986)	Krebsmortalität:	0,9 vor (1909 geboren) 1,0 vor (1910–1924 geboren) 3,9 (ab 1925 geboren)
Allebeck u. Wistedt (1986)	Gesamtmortalität: 2,4 Krebsmortalität: 1,4	
Dupont et al. (1986)	Krebsmortalität:	Männer: 0,67 (0,60–0,75) Frauen: 0,92 (0,84–1,01)
Casadebaig u. Quemada (1989)	Gesamtmortalität: Krebsmortalität:	Männer: 3,0 Frauen: 3,1 Männer: 0,9 Frauen: 1,1
Mortensen (1989)	Krebsmortalität:	0,9 (p <0,01) Männer: 0,76 Frauen: 1,06
Murphy et al. (1989)	Krebsmortalität:	0,7 (psych. Krankh.) 0,9 (ohne psych. Krankh.)
Newman u. Bland (1989)	Gesamtmortalität: Krebsmortalität:	2,6 Männer: 2,8 Frauen: 2,3 1,1 Männer: 0,8 Frauen: 1,4

Tabelle 3 (Fortsetzung)

Autoren, Jahr	Risikorate(n) bzw. SMR		
Zilber et al. (1989)	Gesamtmortalität:	2,29 (p<0,001)	
		Männer:	2,45 (p<0,001)
		Frauen:	2,17 (p<0,001)
	Krebsmortalität:	1,04	
		Männer:	1,35 (p<0,001)
		Frauen:	0,79 (p<0,05)

Tabelle 4. Inzidenz maligner Neoplasien in der Schizophrenenkohorte von Nagasaki 1960–1978 (nach Geburtsjahren). (Nach [33])

Geburtsjahr	Anzahl der schizophrenen Patienten	beob.	erw.	RR (χ^2)
<=1909	140	9	9,8	0,92 (0,009)
1910–1924	494	13	13,0	1,0 (0,017)
>=1925	2473	22	5,7	3,86 (44,4)

Krebsfälle mit der Verschiebung der Geburtskohorten ergab. Vor 1910 geborene Personen hatten ein Risiko, das leicht unter dem Erwartungswert lag, während nach 1925 Geborene ein fast 4faches Erkrankungsrisiko zeigten [33].

Die Daten der beiden Register in Dänemark zeigen ganz andere Verhältnisse, indem für alle malignen Tumoren (Tabelle 5) sowohl bei Männern als auch bei Frauen die Risikorate unter 1 liegt, wenn auch nur für Männer statistisch gesichert. Für die häufigen Krebsformen wie Lungen-, Blasen- und Uteruskarzinom sind z. T. noch weit unter dem Erwartungswert liegende beobachtete Zahlen gefunden worden [9].

Die in der Studienpopulation von über 6000 dänischen Schizophrenen aufgetretenen 120 Brustkrebsfälle zeigten interessanterweise eine Untergruppe, die mit Reserpin behandelt worden war (Tabelle 6), die ein 4,4faches Risiko hatte, während eine Behandlung mit Haloperidol oder anderen hochdosierten Neuroleptika in einer Risikoabsenkung auf 0,3–0,5 resultierte [9].

Während man in Nagasaki die Befunde mit einer möglichen Strahlendosis nach dem Abwurf der Atombombe zu korrelieren hatte und daher auch die unterschiedlichen Geburtskohorten betrachtete, fehlte in Dänemark eine derartige eindeutig definierte Risikosituation. Ohne auf die dosis-

Tabelle 5. Krebsinzidenz in der dänischen Schizophreniekohorte (n = 6,168) (Nach [9])

	beob.	erw.	beob./erw.	95% Vertrauensgrenzen
Lunge, männl.	35	92,60	0,38	(0,26–0,53)
Blase, männl.	27	38,93	0,69	(0,46–1,01)
Uterushals	17	28,65	0,59	(0,35–0,59)
Larynx, männl.	2		0,25	
Larynx, weibl.	2		1,76	
Alle malignen Tumoren				
Männer	338	504,49	0,67	(0,60–0,75)
Frauen	454	494,64	0,92	(0,84–1,01)

Tabelle 6. Brustkrebs (n = 120). (Nach [26])

	Exp. (b)	p
Reserpin (>0,5 mg tägl./<0,5 mg tgl.)	4,4	0,0002
Hilfsarbeiter/andere	4,3	0,0004
Haloperidol (jemals behand./niemals behand.)	0,3	0,03
Hochdosierte Neuroleptika (jemals behand./niemals behand.)	0,5	0,09
Neuroleptika außer Reserpin (jemals/niemals)	0,4	0,09

Exp. (b) = Krebsinzidenz-Ratio von jemals Exponierten zu niemals Behandelten

abhängigen, spezifischen Risiken nach der Strahlenexposition näher eingehen zu wollen, ist hier lediglich festzustellen, daß das Brustkrebsrisiko der japanischen strahlenexponierten Frauen zwar höher war als bei nichtexponierten, jedoch nicht von der Strahlendosis abhing. In der Schizophreniekohorte war für die Strahlenexponierten und die Nichtexponierten kein Unterschied des Aufenthaltes in den psychiatrischen Anstalten gefunden worden. Was sich jedoch wesentlich verändert hatte im Laufe der Jahrzehnte, war die spezifische Therapie mit Neuroleptika, die ab 1955 weltweit eingeführt wurden. Frauen, die nach 1925 geboren waren, und 1955 um 30 Jahre oder jünger waren, wurden ausschließlich mit der neuen Therapie behandelt. Brustkrebs war besonders deutlich bei Frauen angestiegen, die nach 1925 geboren waren, womit sich auch ein Risikoanstieg verbindet.

Ein Modell des zentralnervösen Effekts der antipsychotischen Therapie ist aufschlußreich, das auf die Bedeutung des Dopamins im limbischen System eingeht. Bereits 1973 hatte Ettigi et al. in der Zeitschrift *Lancet* die Beobachtung publiziert, daß mit Phenothiazinen behandelte Frauen, eine höhere Brustkrebsrate aufwiesen, Männer entsprechend eine erhöhte Pankreaskrebsrate [12]. Die Vermutung wurde geäußert, daß angestiegene Prolaktinspiegel ein günstiges Milieu für die Entwicklung von Brustkrebs bewirkten. Konsistente Beobachtungen in Tierversuchen und bei Menschen, daß Phenothiazine einen Anstieg der Serumprolaktinspiegel bewirkten, sind auch im Zusammenhang mit dem Ergebnis von Mortensen interessant, daß nur Reserpinbehandlung mit einem erhöhtem Risiko für Brustkrebs, auch bei Männern (allerdings auch für Zervixkarzinom bei Frauen) einherging [26]. Die Neuroleptikabehandlung ergab auf der anderen Seite reduzierte Krebsrisiken für Tumoren der Lunge, der Blase, der Brust und der Gebärmutter. Ebenso waren Prostata- und Larynxtumoren bei Männern deutlich seltener als erwartet.

Reserpin verlor seine Popularität als ein Neuroleptikum bereits um 1970, infolge seiner Tendenz, Depressionen zu induzieren. Welcher mögliche Mechanismus könnte für den denkbaren krebsinduzierenden Effekt von Reserpin verantwortlich gemacht werden? Da hypertensive Patienten, die hohe Dosen von Reserpin erhielten, auch gelegentlich depressiv wurden, wird Reserpin mit dem Dopaminstoffwechsel in Verbindung gebracht, besonders mit der Leerung von Gewebespeichern für Dopamin.

Langdauernde Depressionen wurden in verschiedenen prospektiven Studien als ein starker Indikator für ein erhöhtes Krebsrisiko gefunden. Medikamente, die einen günstigeren Effekt als Antidepressiva entwickeln, wie Imipramin, scheinen gegen Krebs zu schützen. So ist die Frage, nach welchem Prinzip die Interaktion mit dem Dopaminsystem vor sich geht. Neuroleptika scheinen die Rezeptoren für Dopamin zu blockieren, wodurch ein günstiger Effekt auf die klinische Schizophrenie bewirkt wird, bei der bekanntlich vermehrt Dopaminrezeptoren vorkommen. Die Blockierung der Rezeptoren hemmt weitere Wirkungen von Dopamin auf das limbische System, aber auch das Neostriatum. Das limbische System ist bei emotionalen Reaktionen beteiligt (z. B. Wut, Angst, Enttäuschung), die Kernregionen an der unwillkürlichen Regulation der Körperbewegungen. Der medikamentöse Effekt ist nicht notwendigerweise als erhöhter Dopaminspiegel im Gehirn nachweisbar. Die Blockade der Rezeptoren verringert psychiatrische Symptome, gleichzeitig wird die Stimulation von Hormonen, wie Prolaktin, beobachtet.

Dieser Befund, daß eine der Auswirkungen von Reserpin der Anstieg von Serumprolaktin (PRL) ist, wird ergänzt durch den Effekt von Lösungsmitteln, beispielsweise als PRL-Anstieg nach TSH-Stimulation bei Frauen, die beruflich gegenüber Styrol exponiert waren [2, 29]. Ein besonders wichtiger Aspekt der beruflichen Styrolexposition war die mentale Depression bei diesen Frauen mit sekundären gynäkologischen Störungen, wie Menstruationsstörungen oder Verhaltensveränderungen im Sexualleben. Das Risiko, das mit den Lösungsmitteln verbunden ist, beruht wahrscheinlich auf der narkotischen Wirkung auf das Dienzephalon. Da adäquate Langzeitstudien von chronisch exponierten Bevölkerungsgruppen fehlen, werden diese Zusammenhänge noch nicht ausreichend verstanden, zumal eine Reihe individueller Risikofaktoren im Sinne multipler, also auch sich gegenseitig verstärkender Wirkungen agieren. Weitere Evidenz stammt von den bisher bekanntgewordenen Mortalitätsstudien, die Mitarbeiter von chemischen Reinigungen betrafen, wo sich Hinweise auf erhöhte Krebsrisiken oft verschiedener, also nichtspezifischer Lokalisationen finden [5, 6, 8, 19].

Im Zusammenhang mit dem Dopaminsystem ist noch eine andere Krankheitsgruppe von Interesse, und zwar die Gruppe der Patienten mit Parkinsonscher Krankheit.

Eine reduzierte Prävalenz und Krebssterblichkeit (Tabelle 7) unter Parkinson-Patienten wurde von Kessler beschrieben, dessen Untersuchung allerdings schwierig zu bewerten ist [20]. Die Tatsache, daß in den USA 20% der Parkinson-Fälle hospitalisiert werden, könnte doch ein Selektionsfaktor sein, der sich auf das Ergebnis auswirken könnte, da die Kontrollgruppe aus Patienten bestand, die eine größere Chance der Hospitalisierung wegen Krebs hatten. In den anderen 80% Parkinson-Patienten, die wegen anderer Gründe hospitalisiert wurden als wegen ihrer spezifischen Erkrankung, sollte dann keine reduzierte Tumorprävalenz mehr nachweisbar sein. Das Gegenteil war der Fall, indem die Häufigkeit verschiedener Krebsformen in der Gruppe der Parkinson-Patienten viel geringer war, besonders bezüglich Lungenkrebs bei Männern, aber auch Prostatakrebs, und für Leukämie- und Lymphosarkom bei beiden Geschlechtern (Tabelle 8). Bei der Parkinsonschen Krankheit wird eine Unterfunktion des zentralen dopaminergen Systems angenommen.

Eine epidemiologische Studie, die von kanadischen Autoren im Jahre 1963 erfolgte [21, 22], fand eine niedrige Häufigkeit von Krebs unter 502 Parkinson-Patienten, die für 12 Jahren beobachtet wurden (Tabelle 8). Eine andere, weniger gut dokumentierte Studie in Houston, Texas (Tabelle 8) zeigte ebenfalls, daß in einer Gruppe von 406 Patienten die Krebsinzidenz deutlich auf etwa 1/3 im Vergleich zu den erwarteten Krebsfällen reduziert war. Hingegen waren benigne und maligne Schilddrüsentumoren häufiger als erwartet.

In diesem Zusammenhang scheint es, als ob der Beginn einer spezifischen Behandlung des Parkinsonismus mit Levodopa (L-Dopa) die Empfänglichkeit für Krebs, insbesondere für malignes Melanom, erhöht hat [4, 18]. Weitere einschlägige Befunde betreffen kutane Melanome und eine

Tabelle 7. Krebssterblichkeit in einer krankenhausbasierten Reihenuntersuchung an Parkinson-Patienten (= Fälle)

	Männer		Frauen		Gesamt	
	Fälle	Kontrolle	Fälle	Kontrolle	Fälle	Kontrolle
Zahl oder Interviews	243	243	225	225	468	468
Todesfälle (gesamt)	103	78	83	64	168	142
	(100%)	(100%)	(100%)	(100%)		
Todesursache:						
bösartige Tumoren	7	19	10	22	17	41
	(6,8%)	(24,4%)	(12,0%)	(34,4%)		
Tumortyp						
Magenkrebs	1			1		
Kolonkrebs	2	2	2	2		
Rektumkrebs				1		
Magen-Darmkrebs						
(allgemein)				1		
Pankreaskrebs						2
Lungenkrebs		8	2	1		
Blasenkrebs	2	2	1	1		
Nierenkrebs						1
Prostatakrebs	1	3				
Brustkrebs			1	2		
Cervix-uteri-Ca.			1	2		
Corpus-uteri-Ca.				1		
Overialkrebs			1	3		
Leukämie	1	4		1		
Lymhosarkom				2		
nicht klassifiziert			1	2		

ophthalmologische Neoplasie, nämlich ein malignes Melanom der Uvea, nach Levodopatherapie. Melatonin hat sowohl eine biochemische Wirkung auf die dopaminergen Funktionen als auch eine Beziehung zur Substantia nigra, deren Bedeutung für die Parkinsonsche Krankheit bekannt ist [25].

Leider werden Kopf- und Halstumoren in fast keiner der einschlägigen Studien erwähnt. Im Fall der Mortalitätsstudien ist das damit zu erklären, daß beispielsweise ein Larynxkarzinom selten zu einer direkten Todesursache wird, somit also in der Mortalitätsstatistik völlig unterschätzt wird. Aber auch in Morbiditätsstudien sind diese Tumorformen vergleichsweise so selten gewesen, daß sie zumeist in Publikationen als „andere Tumoren" zusammengefaßt werden.

Nur in der dänischen Studie wurde auf das Larynxkarzinom Bezug genommen. Unter 6152 Schizophreniepatienten war die Inzidenz zwischen

Tabelle 8. Parkinsonsche Krankheit und Krebs – Resultate epidemiologischer Studien

Autoren, Jahr	Untersuchungs-gruppe/ Kohortengröße	Dauer der Beobachtung (Jahre)	Berichtetes Ergebnis
Barbeau u. Joly (1963)	502, Montreal	12	9 Krebsfälle beobachtet, zwischen 29 unds 80 erwartet
Kessler (1972)	468*, Boston		I. Prävalenzen unter Patienten und Kontrollen (in %) und Risikoraten (RR)
			Krebs Tumor Leukämie
			männl.: 6,2/11,1 (0,53) 14,4/16,0 (0,88) 0,4/1,6 (0,25)
			weibl.: 8,0/13,3 (0,57) 23,1/30,7 (0,68) 0,4/0,9 (0,44)
			II. Mortalität: Krebs als Todesursache (Todesfälle absolut)
	468 Kontroll-patienten		männl.: 7/19 (0,37)
	* nicht mit L-Dopa behandelt	3	weibl.: 10/22 (0,45)
Jansson u. Jankovic (1985)	406, Houston	6	Gesamt-Krebsrate (RR) ~ 0,3, mit Ausnahme gutartiger und bösartiger Schilddrüsentumoren, mit signifikant häufigerem Auftreten als erwartet.

Tabelle 9. Vergleich der Mortalität schizophrener Patienten nach Behandlung mit Neuroleptika (Phenothiazine) und ohne Behandlung. (Nach [16])

Persön-lichkeits-typ	behandelt/gestorben					unbehandelt/gestorben an				
	Zahl	Krebs	Infarkt/Apoplex	Andere Ursachen	lebend	Zahl	Krebs	Infarkt/Apoplex	Andere Ursachen	lebend
Typ 1	23	10 (43,4%)	1 (4,3%)	3 (13%)	9 (39,1%)	24	1 (4,1%)	2 (8,3%)	7 (29,1%)	14 (58,3%)
Typ 2	27	1 (3,7)	3 (11,1%)	10 (37,0%)	13 (48,1%)	26	0	4 (15,3%)	5 (19,2%)	17 (65,3%)
Typ 3	40	0	1 (2,5%)	4 (10%)	35 (87,5%)	39	0	1 (2,5%)	7 (17,9%)	31 (79,4%)
Typ 4	5	0	1 (20)	1 (20%)	3 (60%)	6	0	0	1 (16,6%)	5 (83,3%)
Typ 5	10	6 (60%)	1 (10%)	1 (10%)	2 (20%)	12	0	0	3 (25%)	9 (75%)
Typ 6	16	0	1 (6,2%)	4 (25%)	11 (68,7%)	14	0	0	4 (28,5%)	10 (71,4%)
Total	121	17 14%	8 6,6%	23 19%	73 60,3%	121	1 0,8%	7 5,7%	27 22,3%	86 71,0
Mortalitätsrate		48 39,6%					35 28,9%			

Durchschnittsalter (1973): Unbehandelt 57 Jahre, behandelt 56 Jahre; Paare die wegen Altersdifferenz nicht berücksichtigt wurden: 11. Bei behandelten Patienten, insbesondere der Persönlichkeitstypen 1 und 5 ist die Krebssterblichkeit signifikant erhöht

1957 und 1984 insgesamt 4 Kehlkopfkrebsfälle [27]. Das entspricht einer niedrigen Rate von 0,43. Für Männer war die Inzidenz mit 0,25 statistisch gesichert sehr niedrig, für Frauen ergab sich eine erstaunlich hohe Risikorate von 1,76, allerdings nicht statistisch gesichert. Die Therapie der Frauen erfolgte mit Reserpin. Lungenkrebs war bei beiden Geschlechtern deutlich gesichert seltener als erwartet (RR 0,33). Sowohl die Datenquellen als auch die Methoden der dänischen Linkage-Studien waren adäquat.

Die Rauchgewohnheiten werden folgendermaßen berücksichtigt: Im heutigen Dänemark sind die Schizophrenen als starke Raucher bekannt. In den für die Ergebnisse relevanten 50er und 60er Jahren sprachen sowohl Rauchverbot in den Anstalten als auch zu hohe Preise (für die Patienten) gegen ausgeprägten Zigarettenkonsum [27].

Abschließend ist noch auf neue Ergebnisse der prospektiven Studie von Grossarth-Maticek et al. hinzuweisen, deren Kohortenmitglieder mit der Diagnose Schizophrenie, mit und ohne Phenothiazintherapie, identifiziert und über 10 Jahren nachverfolgt wurden [16]. Die Krebsmortalität der behandelten Gruppe war deutlich höher, aber nur in den als Krebsrisikopersönlichkeit festgelegten Verhaltenstypen fanden sich Krebstodesfälle, was in Übereinstimmung mit vorangehenden Befunden der psychosozialen Forschungsrichtung dieses Autors steht (Tabelle 9). Der für Krebs besonders suszeptible Personenkreis wird mit dieser Methodik als abhängiger, nicht selbstbestimmter Verhaltenstyp definiert, der wegen Enttäuschungen langfristig hoffnungslos und latent depressiv ist; dieser wird prospektiv auf die Krebsinzidenz nachverfolgt. Die Bedeutung des psychomentalen Verhaltenstyps für die Krankheitsprädiktion gehört zu den Forschungsaufgaben, die bisher noch nicht adäquat berücksichtigt werden. Besonders die Rolle des Alkohols sollte nicht nur in Form direkter Einwirkungen, sondern auch bezüglich der sicherlich je nach dem Verhaltenstyp unterschiedlichen zentralnervösen, oft nachhaltig narkotischen Wirkung gesehen werden.

Italienische Psychoneuroendokrinologen fanden die Verhaltensforschung mit standardisierter Testung als ein herausragendes Instrumentarium für die Messung endokriner Effekte auf die Stimmungslage [30]. Da sich der Larynx als ein von langdauernden Stimmungslagen nicht unwesentlich beeinflußtes Organ zu erweisen scheint, ist die Einbeziehung entsprechender Erhebungen in die klinische und epidemiologische Forschung zu empfehlen. Nicht zuletzt ist auch auf dem Gebiet der Psychotherapie wahrscheinlich erst der Anfang gemacht worden, die einschlägigen Erkenntnisse in praktisches Handeln für eine verbesserte zentralnervöse Stimulation umzusetzen.

Literatur

1. Allebeck P, Wistedt B (1986) Mortality in schizophrenia. Arch Gen Psychiatry 43:650-653
2. Arfini G, Mutti A, Vescovi P et al. (1987) Impaired dopaminergic modulation of pituitary secretion in workers occupationally exposed to styrene: Further evidence from PRL response to TRH stimulation. J Occup Med 29:826-830
3. Baldwin JA (1979) Schizophrenia and physical disease. Psychol Med 9:611-618
4. Barbeau A, Roy M, Cloutier T (1986) Smoking, cancer and Parkinson's disease (letter). Ann Neurol 20:105-106
5. Blair A, Decoufle P, Graumann D (1979) Causes of death among laundry and dry cleaning workers. Am J Pub Health 69:508-511
6. Brown DP, Kaplan SD (1987) Retrospective cohort mortality study of dry cleaning workers using perchlorethylene J Occup Med 29:535-541
7. Casadebaig F, Quemada N (1989) Mortality in psychiatric patients. Acta Psychiatr Scand 79:257-264
8. Duh. RW, Asal NR (1984) Mortality among laundry and dry cleaning workers in Oklahoma. Am J Publ Health 74:1278-1280
9. Dupont A, Jensen OM, Strömgren E, Jablensky H (1986) Incidence of cancer in patients diagnosed as schizophrenic in Denmark. In: ten Horn GKMM, Giel R, Gulbinot WH, Henderson JH (eds) Psychiatric Case Registers in Public Health 1986. Elsevier, Amsterdam, pp 229-239
10. Eckmann F, Immich H, Scheurlen HR (1975) Können Neuroleptika Krebs verhüten? Pharmacopsychiatry 8:357-365
11. Ernster VL, Selvin S, Sacks S, Meril DW, Holly EA (1982) Major histologic types of cancers of the gum and mouth, esophagus, larynx, and lung by sex and by income level. J Natl Cancer Inst 69:773-776
12. Ettigi P, Lal S, Friesen HG (1973) Prolactin phenothiazine, admission to mental hospitals and carcinoma of the breast. Lancet II:226-267
13. Frentzel-Beyme R (1989) Attitudes to early retirement and the possible connection with subsequent mortality from cardiovascular diseases after 15 years of follow-up. J Univ Occup Environm Health 11 (Suppl):44-60
14. Frentzel-Beyme R (1990) The role of the central nervous involvement in occupational cancer risk of persons exposed to organic solvents. In: Sakurai H, Okazaki I, Omae K (eds) Excerpta Medica, Amsterdam, pp 83-88 (Intl Congress Series 889)
15. Giel R, Dijk S, Weerden-Dijkstra JR van (1978) Mortality in the long-stay population of all Dutch mental hospitals. Acta Psychiatr Scand 57:361-368
16. Grossarth-Maticek R, Eysenck MJ, Rakic L (1991) Central nervous system and cancer. In: Nygaard O, Upton AC (eds) Anticarcinogenesis and radiation protection. Plenum Press New York
17. Herman HE, Baldwin JA, Christie D (1983) A record linkage study of mortality and general hospital discharge in patients diagnosed as schizophrenic. Psychol Med 13:581-593
18. Jansson B, Jankovic J (1985) Low cancer rates among patients with Parkinson's disease. Ann Neurol 17:505-509
19. Katz RM, Jowett D (1981) Female laundry and dry cleaning workers in Wisconsin: A mortality analysis. Am J Publ Hlth 71:305-307
20. Kessler II (1972) Epidemiologic studies of Parkinson's disease. II. A hospital-based survey. Am J Epidemiol 95:308-318
21. Leenders KL, Findley LJ, Cleeves L (1986) PET before and after surgery for tumor-induced parkinsonism. Neurology 36:1074-1978

22. Lhermitte F, Agid Y (1984) Syndrome parkinsonien, tumeur frontale et L-dpo (Parkinson syndrome, frontal tumor and L-dopa). Rev Neurol (Paris) 140:138-139
23. Malzberg B (1934) Mortality among patients with mental disease. State Hospital Press, Utica, NY
24. Metzler A von, Nitsch C (1986) Carcinogenesis and the central nervous system. Cancer Detect Prev 9:259-277
25. Miles A, Philbrick DRS (1988) Melatonin and psychiatry. Biol Psychiatry 23:405-425
26. Mortensen PB (1987) Neuroleptic treatment and other factors modifying cancer risk in schizophrenic patients. Acta Psychiatr Scand 7595:585-590
27. Mortensen PB (1989) The incidence of cancer in schizophrenic patients. J Epidemiol Community Health 43:43-47
28. Murphy JM, Monson RR, Olivier DC, Sobol AM, Pratt LA, Leighton AH (1989) Mortality risk and psychiatric disorders. Results of a general physician survey. Soc Psychiatr Epidemiol 24:134-142
29. Mutti A (1988) Styrene exposure and serum prolactin. J Occup Med 30:481-482
30. Mutti A, Ferroni C, Vescovi PP, Botazzi R, Selis L, Gerra G, Franchini I (1989) Endocrine effects of psychological stress associated with neurobehavioural performance testing. Life Sci 44:183-186
31. Nakane Y, Ohta Y (1986) The example of linkage with a cancer register. In: ten Horn GMMM, Giel R, Guebinat WH, Henderson JH (eds) Psychiatric Case Registers in Public Health. Elsevier, Amsterdam, pp 240-245
32. Newman SC, Bland R (1989) Schizophrenia and mortality risk. Am J Epidemiol 128:928
33. Ohta Y, Nakane Y, Takahashi R (1981) Physical morbidity pattern of schizophrenic patients: 1. Association between schizophrenia and incidence of malignant neoplasms. Psychol Med 23:875-884
34. Ohta Y (1982) The epidemiological study on association between schizophrenics and incidence of malignant neoplasms. Kyushu Neuropsychiatry 28:221-242
35. Riley V (1975) Mouse mammary tumours: Alteration of incidence as apparent function of stress. Science 189:465-467
36. Spiegelman D, Wegman DH (1985) Occupation-related risks for colorectal cancer. J Natl Cancer Inst 75:813-821
37. Upton AC (1989) Other interferences from animal studies. In: Risk estimates for radiation carcinogenesis. Proceedings of the International Workshop 28.-29. September 1989, Bad Münstereifel; Institut für Strahlenschutz der BG der Feinmechanik und Elektrotechnik und der GB der chemischen Industrie. Ritterbach Frechen, 1989, pp 59-60
38. Warren S, Canavan MM (1934) Frequency of cancer in the insane. N Engl J Med 210:739-742
39. Zilber N, Schufman N, Lerner Y (1989) Mortality among psychiatric patients - the groups at risk. Acta Psychiatr Scand 79:248-256

Immunsuppression als Risikofaktor für Malignome im Kopf-Hals-Bereich

H.-P. Zenner

Das Thema geht von einer Voraussetzung aus, nämlich der Existenz der sog. Immunüberwachung, die in sich bereits umstritten ist. Schlußfolgerungen, die von der Existenz einer Immunsurveillance ausgehen, sind notwendigerweise gleichermaßen umstritten. Immunsurveillance ist ein Begriff welcher zunächst auf Vorschlägen von Paul Ehrlich [5] basierte, der 1908 im Rahmen seiner Rezeptortheorie sagte, daß Tumorzellen an ihrer Oberfläche Antigene besitzen könnten (Tabelle 1). Louis Thomas [12] faßte diese Aussage 50 Jahre später auf und schlug vor, daß Tumoroberflächenantigene vom Immunsystem erkannt werden und daher im Rahmen einer Allotransplantatabstoßung der Tumor durch das Immunsystem abgestoßen werden könnte. Burnet, der Beschreiber der Klontheorie, schlug sogar vor, daß es, vereinfacht dargestellt, unter den Milliarden von Zellen, die wir Tag für Tag in unserem Körper herstellen, zu einzelnen kleinen Produktionsfehlern kommen kann. Regelmäßig sollen dadurch von uns Tumorzellen erzeugt werden, die aufgrund ihrer Oberflächenantigene jedoch vom Immunsystem erkannt und sofort eliminiert werden. Das Konzept der Immunsurveillance umfaßt damit zwei Aspekte:

1. das Immunsystem muß Tumorzellen als fremd erkennen können und
2. es muß sie töten können.

Welche Mechanismen transformieren eine Tumorzelle, damit sie Antigene exprimiert, die vom Immunsystem erkannt werden können? Klein u. Klein [7] schlugen drei Prinzipien vor (Tabelle 2):

Tabelle 1. Grundlegende Hypothesen zur Existenz der Immunsurveilance (*AG* Antigen)

Ehrlich [5]	Tumoroberflächen-AG
Thomas [12]	Tumorabstoßung und Überleben durch Allotransplantatabstoßung
Burnet [2]	Elimination AG-tragender Tumorzellen

Tabelle 2. Immunerkennung von Tumoren in Abhängigkeit vom Entstehungsmechanismus (*EBV* Epstein-Barr-Virus). (Zit. nach [7])

1. Onkogene *Fremd*-DNA: gute Immunogene (z. B. EBV)
2. *Zelleigenes* Onkogen, viral aktiviert: Immunerkennung fraglich (z. B. Retrovirus)
3. *Zelleigenes* Onkogen, non-viral aktiviert: nicht vorhersehbar (z. B.chemisch)
   • Niederimmunogen → kaum Immunantwort
   • immunogen → Tumorsurveillance
   • Jahrelanger Verlauf: Niederimmunogene Zellen → Tumorprogression

Tabelle 3. Karzinomlokalisationen, bei welchen in überwiegenden Fällen (Zervixkarzinome) sowie in Einzelfällen (Larynx-, Hypopharynx-, Mundbodenkarzinome) Genom humaner Papillomviren (HPV) in den Tumorzellen gefunden wurde. (Nach [11, 13, 15])

1. Zervixkarzinom
   • 74% HPV 6, 11, 16, 18
   • 15% weitere HPV
2. Larynxkarzinom (HPV)
3. Hypopharynxkarzinom (HPV 16)
4. Mundbodenkarzinom (HPV 2, 16)

1. Ein zelleigenes Onkogen, welches ein Antigen als Produkt herstellt. Das Produkt kann zum einen niederimmunogen sein, so daß kaum eine Immunantwort und damit ein Tumor auftritt. Es kann auch ein gutes Immunogen sein, so daß es von der Immunsurveillance erkannt wird, so daß kein Tumor entsteht. Als weitere Möglichkeit könnte eine zunächst jahrelang hochimmunogene Zelle niederimmunogen werden, was schließlich zu einer Tumorprogression führt.
2. In der zweiten Gruppe schlugen die Autoren vor, daß zelleigene Onkogene fremdaktiviert werden. Dies könnte beispielsweise durch Retroviren geschehen. Daher ist nur eine fragliche Immunerkennung zu erwarten.
3. Schließlich kann eine onkogene Fremd-DNA, also beispielsweise eine Virus-DNA aktiviert werden. In diesem Fall ist zu erwarten, daß ein Fremdprotein exprimiert wird. Findet sich das Fremdeiweiß an der Oberfläche der Zelle, wird es von Immunsystem erkannt. Hierfür gibt es Beispiele in der Hals-Nasen-Ohren-Heilkunde: Ein gut dokumentiertes Beispiel ist die EBV-Virusassoziation beim Nasopharynxkarzinom, bei dem EBV-Antigene in der Tumorzellmembran exprimiert werden. Auch humane Papillomaviren (HPV (Tabelle 3)) scheinen zunehmend eine Rolle zu spielen. Erste Untersuchungen an Kopf- und Halstumoren

Tabelle 4. Beispiele spezifischer Immunantwortern bei Kopf- und Halstumoren (↑: erhöht; ↓: erniedrigt)

	Kopf-Hals (Nowakt et al. [10])	Nasopharynx (Told et al. [6])	Larynx (Zenner u. Herrmann [14])	Tonsille (Mang et al. [9])	Kopf-Hals (Krause et al. [8])
Makrophagen-Inhibition (MIT)	↓				
Anti-Tumor-Antikörper					
Antivirus		↑			
Autoantikörper			↑	↑	
Kreuzreagierend			↑		
Suppressorzellen			↑	↑	
Zytotoxische Zellen					
Kutantest					↑

Tabelle 5. Beschränkung der Immunabwehr von Tumoren auf DNA-Virus-induzierte Malignome (↑: erhöht, →: anschließend, ↓: erniedrigt). (Zit. nach [7])

Weitgehend auf DNA-Virus-induzierte Tumoren beschränkt
(a) Sensibilisierte T-Zellen (MHC-Restriktion)[1]
(b) NK-Zellen (bei HLA-Verlust besonders sensibel)[2]

Beispiele Maus:

[1] MHC↑ (Transfektion, IFN, H-2K ↓→↑) → Metastasen ↓ (Hämmerling)
[2] MHC↑ (Moloney-Virus, H-2 ↑) →NK-Erkennung ↓→ Metastasen ↑ (Kärre)

---

zeigen, daß bei wenigen Larynxkarzinomen, Hyypopharynxkarzinomen und Mundbodenkarzinomen HPV-16- und HPV-2-Virusgenom in Zellen inkoporiert zu finden war.

Einzelne Voraussetzungen, wie sie von Klein u. Klein [7] postuliert wurden, um eine Zelle für das Immunsystem erkennbar zu machen, werden damit von einigen Tumoren erfüllt. In anderen Untersuchungen wurden Hinweise auf spezifische Immunantworten bei Kopf- und Halstumoren gefunden. Beispielsweise sind Antikörper, Inhibition von Surpressorzellen, Aktivierung von zytoxischen Zellen oder positive Kutanteste (Tabelle 4). Die Ergebnisse sind Hinweise dafür, daß bei einem Teil der Patienten mit Kopf-Hals-Tumoren das Immunsystem Tumorzellen erkennt.

Eine Immunerkennung alleine reicht für eine Immunsurveillance, die ja an sich die Tumorzellen eliminieren soll, nicht aus. Vielmehr ist ebenfalls eine Immunabwehr erforderlich. Eine von Klein u. Klein (Tabelle 5) vorgeschlagene Hypothese besagt, daß sie weitgehend auf DNA-Virus induzierte Tumoren beschränkt ist. Sie bedient sich dabei zum einen der MHC-Restriktion unterliegenden, sensibilisierten T-Zellen (Tabelle 5a). Im Mausmodell hat Hämmerling (Zit. nach Hämmerling [7]) die Zahl reduzierter H2K-Rezeptoren erhöhen können, welches mit einem Rückgang der Metastasenhäufigkeit verbunden war.

Zum anderen sollen natürliche Killerzellen (NK) wirksam sein, welche insbesondere bei einem HLA-Verlust besonders sensibel sind (Tabelle 5b). Kärre (Zit. nach [7]) zeigte, daß eine Zunahme von H2-Antigenen zur Reduktion der NK-Erkennung mit anschließender Erhöhung der Metastasenhäufigkeit führte.

Eigene Daten von Patienten mit Mund- und Orophynxkarzinomen lassen darauf schließen, daß es eine kleine Untergruppe von Kranken gibt, welche zytoxische Lymphozyten besitzt, die bis zu 82% der Tumorzellen in einer Zellkultur zerstören können. Es war nur eine Minorität unter der Gesamtzahl der Tumorpatienten, aber die Untersuchung zeigte, daß

Immunsurveillance offensichtlich möglich ist. Die Ergebnisse reichen aber nicht aus, eine Immunsurveillance als ein generelles Konzept anzunehmen.

Wie ist es möglich, daß Tumorzellen, wenn eine Immunsurveillance tatsächlich existieren sollte, dem Immunsystem entkommen können? Möglichkeiten können in der Tumorzelle selbst sowie in der Tumorlokalisation liegen. Darüber hinaus kann die Ursache im Immunsystem zu suchen sein.

Bei manchen Tumorzellen lassen sich z. B. MHC-Wechsel (HLA-Wechsel) finden. Vorwiegend in Tiermodellen, jedoch auch bei Menschen, sind Zytokin- und Beta-Interferoninduzierte Up-Regulationen, aber auch Down-Regulationen mit HLA-Verlust beschrieben.

Die Tabelle 6 zeigt Untersuchungen mit Hilfe eines Zytotoxititätsinhibitionstestes, welcher den Verlust des HLA-Oberflächenantigens B5 bei Kehlkopfkarzinomzellen zeigt. Daneben sind Verluste von tumorassoziierten Antigenen, die Produktion von Analoga individualeigener Antigene, z. B. durch Virusantigene, beschrieben. Außerdem kommt der Tumorgröße eine Rolle zu.

Störungen des Immunsystems, die bei einzelnen Patienten zu einer erhöhten Tumorrate führen, sind Immundefizienz und Immunsuppression. Bei kongenital immundefizienten Kindern sowie bei beispielsweise durch Malaria immunkompromittierten Kindern finden sich vermehrt Burkitt-Lymphome. Auch beim Erwachsenen ist das Burkitt-Lymphom mit dem X-chromosomal-lymphoproliferativen Syndrom assoziiert. Kaposi-Syndrome finden sich bei abnormalen T-Zellen, wie etwa als Folge einer HIV-

Tabelle 6. Ergebnisse einer HLA-Bestimmung an Zellmembranen von Larynxkarzinomzellen (HLaC 79) mit Hilfe eines Zytotoxizitätshemmungstestes. Bei HLA-5 trat Zytotoxizität auf, welches aufgrund des experimentellen Ansatzes auf einen Verlust von B-5-Antigenen auf den Tumorzellen im Vergleich zu den Lymphozyten desselben Patienten schließen läßt

Zielzellen	HLA-Antiserum gegen		
	A 25	B 5	Bw 21
Lymphozyten (2×10^3)	+	+	+
Lymphozyten (2×10^3) + HLaC 79 – Zellmembranen aus 1×10^4 Zelllen	−	+	−
Lymphozyten (2×10^3) + HLaC 79 – Zellmembranen hitzedenaturiert, aus 1×10^4 Zellen	+	+	+

+: Zytolyse über 80%; −: Zytolyse unter 30%

Infektion. Auch eine reduzierte Thymusdurchlässigkeit für T-Lymphozyten kann zu einer Immundefizienz beitragen. Bei einzelnen HNO-Tumorkranken wurde ein T-Helferinduktorzellmangel beschrieben [3]. Dinehardt et al. [4] fanden unter Kranken mit Haut- und Lippenkarzinomen eine erhöhte Zahl von Kranken mit lymphoproliferativen Erkrankungen, darunter 10% Patienten mit Pemphigoiden. Dem stehen die Beobachtungen an thymusaplastischen Mäusen gegenüber, welche keine erhöhte Spontantumorrate haben.

Auch die Immunosuppression ist, wenn man die bisher diskutierten Hypothesen akzeptiert, eine Möglichkeit der Immunescape. So wurden in mehreren großen Studien, in denen Patientenzahlen mit n = 6297 zusammengefaßt wurden, eine 35mal höhere Inzidenz von Lymphomen und eine 4mal höhere Inzidenz von Lippenkarzinomen gefunden. Dinehardt et al. [4] fanden, daß 8 unter 70 Patienten mit Haut- und Lippenkarzinomen Nierentransplantatempfänger mit immunsupprimierender und Kortisontherapie waren. Von Ballhaus u. Grevers [1] wurde ein Fall eines Kehlkopfkarzinoms unter Cyclosporin A beschrieben. Die Tabelle 7 faßt zwei eigene Fälle von immunsuppressiv behandelten Patienten zusammen. Beide Patienten bildeten Malignome in zeitlichem Zusammenhang mit der Immunsuppression, ohne daß eine kausale Beziehung herzustellen war.

Schließlich muß noch bedacht werden, daß es auch eine experimentelle

Tabelle 7. Kurze Fallbeschreibung von zwei Patienten, die in zeitlichem Zusammenhang mit einer Immunsuppression Malignome entwickelten

H. K., 55 J.

ab 2/89	Zyklosporintherapie wegen Herztransplantation (Kardiomyopathie)
2/90	Plattenepithelkarzinom Aryepiglottische Falte. Vallecula $T_2 N_3 M_0$ Laserchirurgische Resektion und Nachradiatio
5/90	Lokal o. B., ausgedehnte Halsmetastasierung

S. P., 40 J.

ab 1982	Endoxan, Decortin H wegen Nierentransplantation
5/86	Malignes, fibröses Histiozytom (Vimentin +, Desmin −) Oropharynxhinterwand, NRR Laserchirurgische, transorale Resektion
1990	o. B.

Evidenz für eine Immunverstärkung von Tumoren gibt. In derartigen Situationen würde man von einer Immunsuppression eine Verbesserung der onkologischen Situation erwarten.

Literatur

1. Ballhaus S, Grevers G (1988) Larynxkarzinom unter immunsuppressiver Therapie mit Cyclosporin A. Laryngol Rhinol Otol 67:396-372
2. Burnet FM (1959) The clonal selection theory of acquired immunity. Cambridge Univ. Press, Cambridge
3. Dawson DE, Everts EC, Vetto RM, Burger DR (1985) Assessment of immunocompetent cells in patients with head and neck squamous cell carcinoma. Ann Otol Rhinol Laryngol 93:342-345
4. Dinehart SM, Pollack SV (1989) Metastases from squamous cell carcinoma of the skin and lip. an analysis of twenty-seven cases. J Am Acad Dermatol 21:241-248
5. Ehrlich P (1909) Über die Partialfunktionen der Zelle (Nobelvortrag, 11.12.1908, Stockholm). Münch Med Wochenschr 56:218
6. Gold P, Freedman SO (1965) Demonstration of tumour specific antigen in human colonic carcinoma techniques. J Exp Med 122:467-472
7. Klein G, Klein E (1985) Evolution of tumors and the impact of molecular oncology. Nature 315:190-195
8. Krause CJ, Nysather J, McCabe BF (1975) Characterization of tumor antigen in epidermoid carcinoma. Ann Otol (St. Louis) 84:787-790
9. Mang WL, Hammer C, Gruber F (1980) Immunologische Untersuchungen an Patienten mit Karzinomen des Mundbodens und der Tonsillen. Laryngol Rhinol Otol (Stuttg) 59:227-231
10. Nowak R, Günther M, Jensen HL, Seyfarth M, Werner H, Putzke HP (1979) Determination of cell-mediated immunity against tumour associated antigens in patients of ENT. Acta Otolaryngol (Stockh) 87:400-403
11. Stremlau A, Zenner HP, Gissmann L, zur Hausen H (1987) Nachweis und Organisationsstruktur der DNS menschlicher Papillomviren beim Kehlkopf- und Hypopharynxkarzinom. Laryngol Rhinol Otol (Stuttg) 66:311-315
12. Thomas L (1959) Reactions to homologous tissue antigens in relationship to hypersensitivity. In: Lawrence HS (ed) Cellular and humoral aspects of the hypersensitivity states. Hoeber & Harber, New York315:190-195
13. Villiers de EM, Weidauer H, Le J-Y, Neumann C, zur Hausen H (1986) Papillomviren in benignen und malignen Tumoren des Mundes und des oberen Respirationstraktes. Laryngol Rhinol Otol (Stuttg) 65:177-179
14. Zenner HP, Herrmann IF (1979) Tumorantigene induzieren humorale und zelluläre Immunantworten bei Larynxkarzinomen. Laryngol Rhinol Otol (Stuttg) 58:865-870
15. Hausen zur H (1989) Papillomviruses as carcinomaviruses. In: Advances in viral oncology, Vol 8, Raven Press, New York, pp 1-26

Was wissen wir heute über die Bedeutung genetischer Faktoren für die Entstehung maligner Tumoren?

F. X. Bosch

Zur Genetik der Tumorentstehung und Tumorprogression

Wir wissen heute, daß Krebs eine genetische Erkrankung ist. Ausgangspunkt in der Entstehung eines jeden Tumors ist eine irreversible Änderung, d. h. eine Mutation irgendwo im Erbgut (Genom). Die betroffene Zelle im Organismus ist „initiiert", sie kann sich, durch Tumorpromotoren stimuliert, einen Wachstumsvorsprung gegenüber den Nachbarzellen verschaffen. Sie ist aber noch nicht in der Lage, zu einem Tumor auszuwachsen. Zur Entstehung eines gutartigen Tumors und hieraus zu einem soliden Tumor kann jeweils eine weitere genetische Änderung (Mutation) notwendig sein. Da Tumorzellen genetisch zunehmend instabil werden, ist auch die Wahrscheinlichkeit der Ausprägung von Tumorzellheterogenitäten und der Tumorprogression unter Bildung von metastasierenden Subklonen in erhöhtem Maße gegeben. Dieser, in Abb. 1 schematisch dargestellte, mehrstufige Ablauf der Karzinogenese dürfte für die meisten soliden Tumoren (mit Ausnahme des Retinoblastoms, s. unten) zutreffen. Welche Gene sind betroffen und welcher Natur sind die genetischen Änderungen?

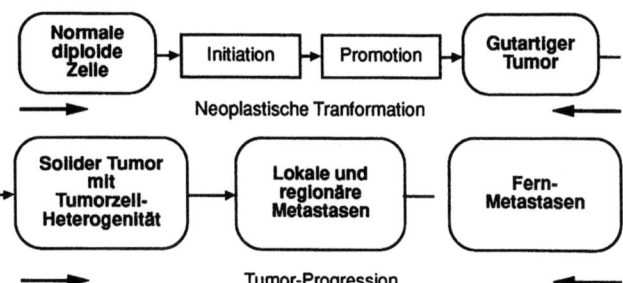

Abb. 1. Schema der Tumorentstehung und Tumorprogression von der normalen diploiden Zelle zur höchstmalignen Metastasenzelle

Alle experimentellen Hinweise deuten darauf hin, daß nur Veränderungen in solchen Genen Krebs auslösen, die regulatorische Funktionen für Wachstum, Adhäsion und Differenzierung haben.

Man kann verschiedene Arten von Mutationen vorfinden:

1. Eine Deletion oder Punktmutation führt zu einem weiterhin in normalen Mengen produzierten Protein, das jedoch aufgrund der geänderten Aminosäuresequenz in seiner Funktion abnormal oder hyperaktiv geworden ist.
2. Zu einer für die Zelle schädlichen Überproduktion eines Proteins kann es kommen, wenn das Gen amplifiziert oder in die unmittelbare Nachbarschaft eines sogenannten Verstärkers geraten ist, das Protein selbst wird dabei nicht verändert.
3. Die Integration einer von außen eingeschleusten DNA ins zelluläre Genom stellt ebenfalls eine genetische Änderung einer Zelle dar, die zur Krebsentstehung beitragen kann. Dieser Mechanismus liegt der durch humane Retroviren und DNA-Tumorviren verursachten Karzinogenese zugrunde.
4. Ein Gen kann funktionell inaktiviert werden, ohne daß es durch eine abnormale Funktion ersetzt wird.

Die Rolle der Onkogene

Die drei erstgenannten genetischen Veränderungen sind in einer Vielzahl biologisch und biochemisch unterschiedlicher Proteine nachgewiesen worden (Abb. 2a), etwa bei Wachstumsfaktoren, deren Rezeptoren (z. B. des epidermalen Wachstumsfaktors, EGF), bei membrangebundenen Enzymen wie den Proteinkinasen, bei der Familie der Ras-Proteine, die eine wichtige Rolle bei der Signalübermittlung in der Zelle spielen und dadurch im Zellkern Änderungen in der Gen-Aktivität auslösen, oder aber bei Proteinen, die direkt im Zellkern wirken (z. B. die myc-Proteine).

Die zellulären Gene all dieser Proteine werden auch als Proto-Onkogene bezeichnet, weil aus ihnen durch Mutation die zellulären Onkogene bzw. durch Transduktion und Mutation die viralen Onkogene entstehen oder entstanden sind. Deren Genprodukte, die Onkoproteine, sind an der Krebsentstehung beteiligt. Die Abb. 2b zeigt, daß sich durch die Mutation der Wirkungsort der Onkoproteine innerhalb der Zelle nicht geändert hat, wohl aber die Wirkungsweise. Für neuere Übersichtsartikel zu den Onkogenen: s. Referenzen [25, 35].

Bis vor kurzem hat man geglaubt, daß jedes dieser Onkogene für sich allein in der Lage sei, Krebs auszulösen. Dies ist jedoch nicht richtig! Ein einzelnes Onkoprotein kann eine Zelle nur dann in eine Krebszelle

Was wissen wir heute über die Bedeutung genetischer Faktoren   241

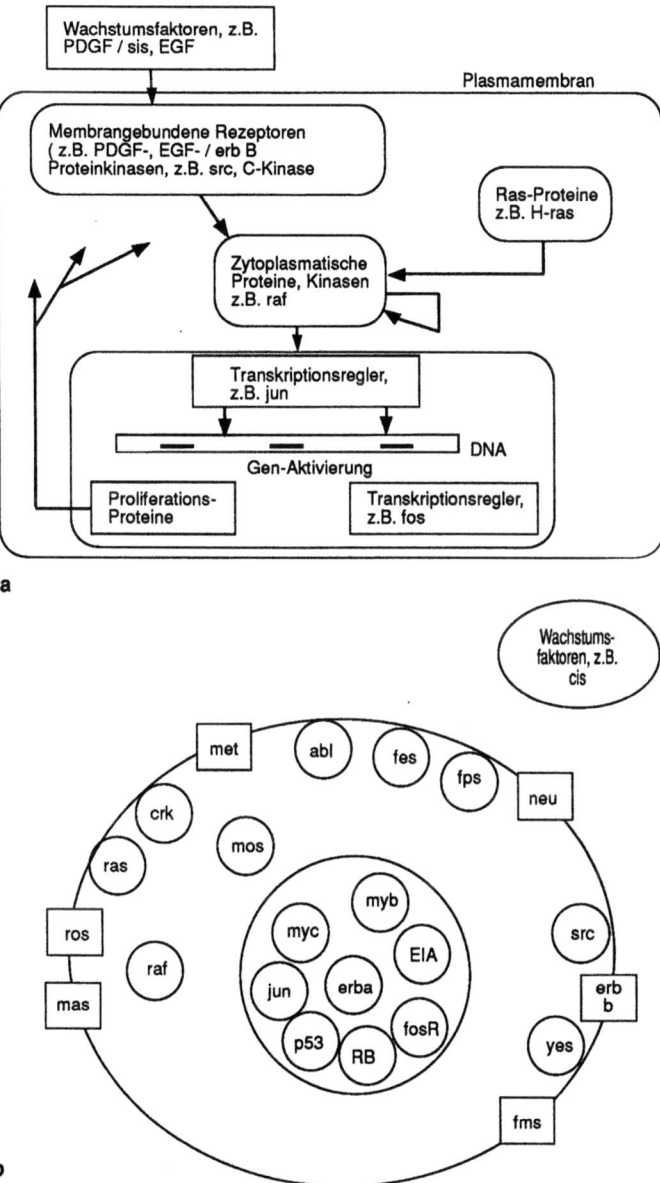

Abb. 2 a. b. Proto-Onkogene: biochemische Charakteristika und zelluläre Lokalisation ihrer Genprodukte. Die Normal-Allele einer Vielzahl von zellulären Proteinen sind in **a** schematisch an ihrem Wirkungsort in der Zelle dargestellt. Die durch Mutation entstandenen entsprechenden Onkogen-Proteine sind in ihrem Wirkungsort nicht verändert, aber in ihrer Wirkungsweise (**b**)

umwandeln, wenn diese Zelle bereits bis zu einem gewissen Stadium transformiert ist, also schon genetische Veränderungen aufweist. Wenn man das gleiche Onkogen in eine normale Zelle einschleust, wird diese Zelle das Stadium der Tumorprogression nicht erreichen, sie kann aber eine unbegrenzte Lebensdauer unter Zellkulturbedingungen erwerben.

Mindestens ein weiteres Onkogen muß eingeschleust werden, um aus einer normalen Zelle einen soliden oder gar invasiven Tumor entstehen zu lassen [11]. Diese Erkenntnisse haben einen Aspekt in den Vordergrund gerückt, der bereits sehr früh (mehr als 10 Jahre vor der Entdeckung der zellulären Onkogene!) als ein wichtiger Teil im Konzept der Krebsentstehung formuliert [12, 13], aber lange vernachlässigt wurde: das Vorhandensein von genetischen Barrieren oder Kontrollgenen in der Zelle und im Organismus, deren eigene Funktion inaktiviert werden muß (s. oben, Möglichkeit 4), damit ein Krebs sich zum nächsten Stadium entwickeln kann. Die Gene, deren Produkte diese außerordentlich wichtige Überwachungsfunktion erfüllen, werden als Tumor-Suppressorgene (TS-Gene) bezeichnet.

Die Rolle der Tumor-Suppressorgene

Ihre Wirkung im normalen und im mutierten Zustand läßt sich am klassischen Beispiel eines TS-Gens erklären, dem Retinoblastomgen (Rb1; s. Abb. 3): Wenn im erwachsenen, gesunden Körper gelegentlich in einer somatischen Zelle eine Mutation in einer der beiden Retinoblastom-Genkopien passiert, so bedeutet das nur ein sehr geringes Krebsrisiko, denn erstens ist das normale Allel dominant über das mutierte und zweitens ist die Wahrscheinlichkeit, daß dieselbe Zelle von derselben Mutation auf der zweiten Kopie desselben Gens betroffen wird, sehr gering. Wenn jedoch eine derartige Mutation bereits in der Keimbahn manifestiert ist, ist die Wahrscheinlichkeit für das Auftreten eines Retinoblastoms (und anderer Tumoren in dessen Gefolge) extrem hoch, denn alle Zellen im Körper sind für eine zweite Mutation im noch verbliebenen, normalen Gen prädestiniert.

Wenn die erste Mutation zwar auch eine somatische ist, aber in frühem Kindesalter auftritt, bleibt ein geringes, aber signifikantes Krebsrisiko bestehen [14, 15].

Tabelle 1 zeigt eine Liste von Chromosomenorten, an denen Mutationen in beiden Genkopien in auffallender Häufigkeit mit bestimmten Typen von Tumoren korrelieren. Dies weist die Normal-Allele dieser Gene als Tumor-Suppressorgene aus.

Was wissen wir heute über die Bedeutung genetischer Faktoren 243

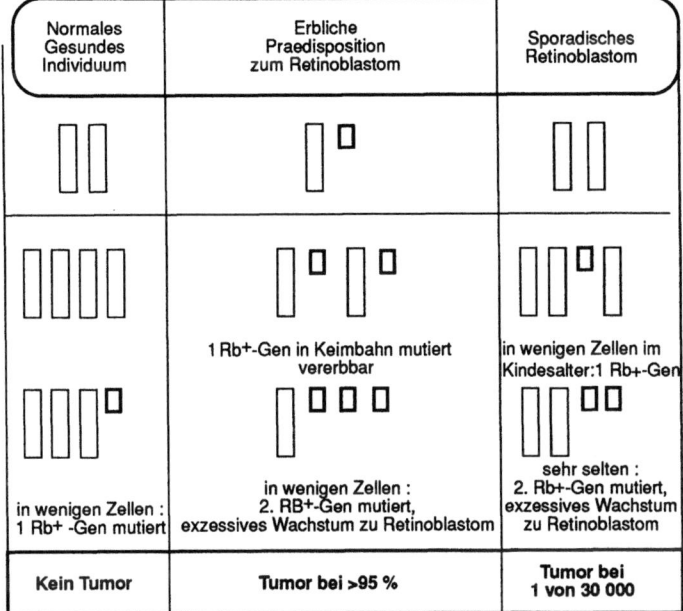

Abb. 3. Schema der Entstehung des bilateralen und sporadischen Retinoblastoms. Die großen Zeichen stellen jeweils ein Normal-Allel des Retinoblastomgens dar, die kleinen Zeichen Mutanten-Allele, deren Produkte funktionell inaktiv sind

Zweierlei ist auffallend:

1. Viele dieser Tumor-Suppressorgene sind offensichtlich bei der Entstehung verschiedener Tumoren beteiligt; um beim Retinoblastom-Suppressor zu bleiben, seine Inaktivierung findet man auch in Osteosarkomen, in kleinzelligen Lungenkarzinomen, in duktalen Mammakarzinomen und in Magenkarzinomen.
2. Der Verlust mehrerer verschiedener TS-Gene scheint die Entstehung und Progression bestimmter Tumoren zu begünstigen, in Mammakarzinomen findet man nicht nur eine Inaktivierung des Retinoblastomgens, sondern auch von zwei TS-Genen auf Chromosom 1; weitere Suppressorgene auf Chromosom 11 und auf Chromosom 17 können ebenfalls inaktiviert sein.

Der Nachweis der TS-Inaktivierung wird anhand des sog. Restriktionsfragment-Polymorphismus (ausgelöst durch die sukzessiven Mutationen in den beiden Kopien eines TS-Gens) geführt (Abb. 4). Die prognostische Bedeutung socher Chromosomen-Abnormalitäten ist für lymphatische Tumoren

Tabelle 1. Verlust der Heterozygosität in menschlichen Tumoren

Chromosom	Tumortyp
1p	Melanome, Neuroblastome, Brustgangkrebs, Phäochromozytom, medulläres Schilddrüsenkarzinom
1q	Brustkrebs
2	Uvealmelanom
3p	kleinzelliges Lungenkarzinom, Nierenzellkarzinom, Zervixkarzinom, von Hippel-Lindau-Syndrom
4	hepatozelluläres Karzinom
5q	FAP, sporadischer Darmkrebs
10q	Prostatakarzinom
11p	familiärer, sporadischer Wilms-Tumor, Rhabdomyosarkom, Brustkrebs, Hepatoblastom, Überganszell-Blasenkarzinom
11q	multiple endokrine Neoplasie I
13q	Retinoblastom, Osteosarkom, kleinzelliges Lungenkarzinom, duktales Mammakarzinom, Magenkarzinom
14q	Neuroblastom
16	hepatozelluläres Karzinom
17p	kleinzelliges Lungenkarzinom, kolorektales Karzinom, Mammakarzinom, Osteosarkom
18q	kolorektales Karzinom
22	Meningiom, Akusticusneurinom, Phäochromozytom

schon seit längerem bekannt (3rd International Workshop on Chromosomes in Leukemia, 1981), für solide Tumoren jedoch erst im Ansatz erkennbar, z. B. bei metastatischen Melanomen [30].

Diese Ergebnisse sollen nicht vortäuschen, als ob nur die TS-Gene über den Tumorstatus entscheiden würden. Bei den meisten Tumorarten dürfte die sequentielle Abfolge von Onkogenaktivierung und Verlust von Tumor-Suppressorfunktionen entscheiden, ob und wieweit sich der Tumor entwickeln kann. Im experimentellen Tiersystem, an Nacktmaustumoren ist eindrucksvoll gezeigt worden, daß eine durch chemische Karzinogene verursachte Ras-Mutation den Initiationsschritt der Tumorigenese darstellt, die unter dem Einfluß von Tumorpromotoren zu benignen Läsionen führt. Weitere genetische Änderungen auf mehreren Chromosomen führen dann zu einer sequenziell fortschreitenden Tumorprogression [2].

Als ein Beispiel einer humanen Tumorigenese zeigt Abb. 5 schematisch die Entwicklung kolorektaler Karzinome. Zur Ausprägung des voll malignen Phänotyps eines Kolokarzinoms scheint die Inaktivierung mehrerer TS-Gene, jeweils in einem ganz bestimmten Stadium, ebenso eine Voraussetzung zu sein, wie die spezifische Aktivierung eines der Ras-Onkogene [9].

Was wissen wir heute über die Bedeutung genetischer Faktoren 245

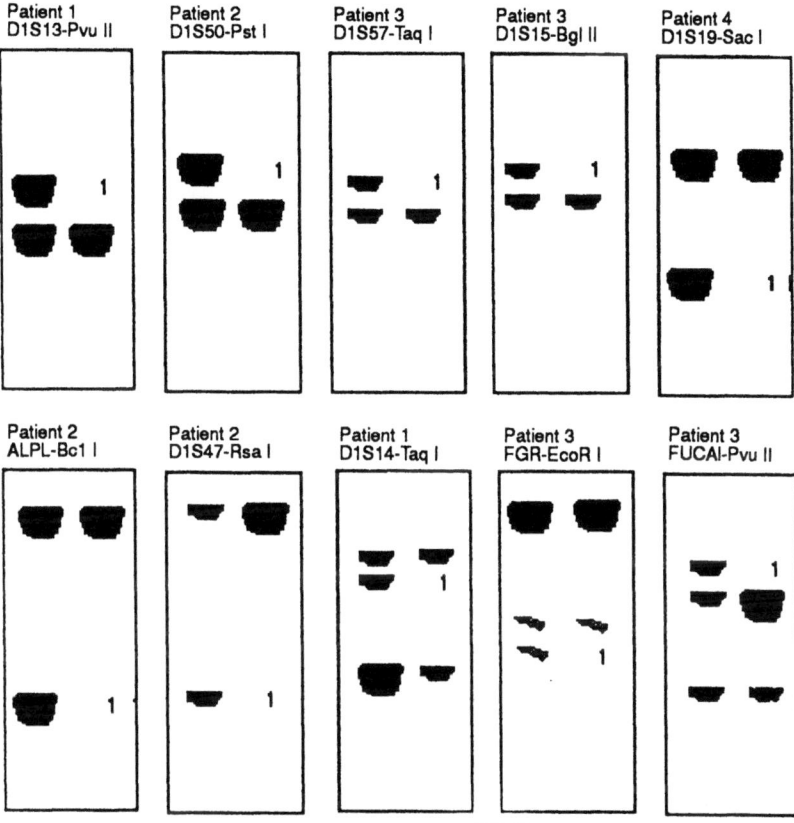

Abb. 4. Nachweis des Verlusts der Heterozygosität Inaktivierung beider TS-Allele schematisch dargestellt am Beispiel von Patienten mit vererbbarem metastatischem Melanom. Restriktionsfragment-Polymorphismus von DNA, die aus phänotypisch normalen Gewebe (jeweils links) bzw. aus Tumorbiopsien desselben Patienten (jeweils *rechts*) isoliert wurde. Bande 1 repräsentiert jeweils den normalen Chromosomenort. In der DNA aus den Tumoren ist auch das zweite Normal-Allel (*1*) verlorengegangen, nur noch der mutierte Chromosomenort ist vertreten. Das TS-Normal-Allel ist also dominant über Mutanten-Allele

Biochemische Wirkungsweise der Tumor-Suppressorproteine in der normalen Zelle

Im Vergleich zu den Onkoproteinen ist über die biochemische Funktion der Tumor-Suppressorproteine bislang sehr wenig bekannt. Am weitesten fortgeschritten sind unsere Kenntnisse beim Protein des Retinoblastomgens: Das Rb1-Protein ist ein Zellkernprotein, das in den verschiedenen

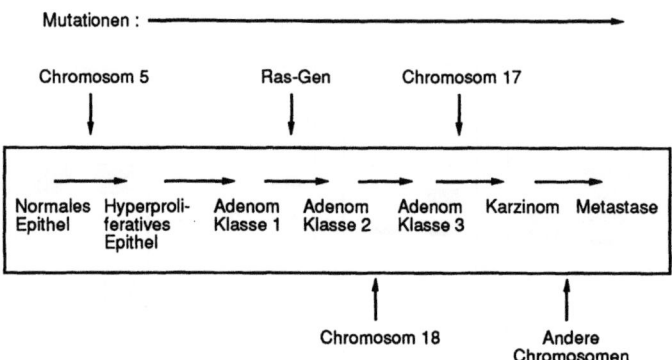

Abb. 5. Sukzessive genetische Änderungen in der Pathogenese von Kolonkarzinomen. (Aus [29])

Stadien des Zellzyklus in unterschiedlichem Ausmaß phosphoryliert wird: Die hoch phosphorylierte Form treibt die Zellen zur Zellteilung und Proliferation, die unterphosphorylierte Form blockiert die Zellteilung und regt die Zellen zur Differenzierung an. Bestimmt virale Onkoproteine sind nun in der Lage, unterphosphoryliertes Rb1 spezifisch zu komplexieren und dadurch ein Ungleichgewicht zwischen den beiden Formen von Rb zu verursachen. Die Zelle wird hierdurch in die Proliferation getrieben [6, 17; für eine Übersicht: 33]. Neueste experimentelle Daten [19, 21, 23] deuten darauf hin, daß das p53-Protein, dessen Gen auf Chromosom 17 gelegen ist und eindeutig eine wesentliche Rolle in der Pathogenese von kolorektalen Karzinomen spielt [1] (Abb. 5), ebenfalls im Zellkern wirkt und ähnliche biochemische Mechanismen in Gang setzt. Es ist ebenfalls an der Kontrolle des Zellzyklus beteiligt, es geht ebenfalls auf Proteinebene Interaktionen mit anderen Proteinen ein und wird von Onkogenprodukten komplexiert [16].

Die „Geschichte" dieses Proteins ist ohnehin interessant: Das p53-Gen ist ursprünglich als Onkogen beschrieben worden, denn eine Kopie p53 war in der Lage, in Kooperation mit einem zweiten Onkogen auch primäre, d. h. gesunde Zellen zu transformieren. Später stellte sich heraus, daß das Gen eine Punktmutation auswies. Die Charakterisierung des nochfolgend klonierten Wildtyp-p53 zeigte, daß es genau umgekehrte Eigenschaften aufwies, die eines Tumor-Suppressorgens. Seit neuestem existiert sogar eine temperatursensitive Mutante des p53-Gens, die bei 32°C Zellproliferation blockiert, nach Anheben der Temperatur auf 37°C Zellproliferation stimuliert und so zwischen diesen beiden Extremen hin und her oszillieren kann [20]! Auch das auf Nr. 18 gelegene Gen DCC („deleted in colorectal carcinoma") ist erwähnenswert: sein Protein ist strukturell mit Zell-

Adhäsionsproteinen verwandt [8]! Dies kann als ein Beleg dafür gelten, daß Strukturproteine – insbesondere Oberflächenantigene, die ja an der Entwicklung und Differenzierung von Geweben ebenso beteiligt sind wie an der Immunerkennung, auch bei der Tumorprogression eine Rolle spielen. Das Protein des Wilms-Tumor-Suppressorgens wiederum dürfte ein im Zellkern agierender, die Genaktivität regulierender Faktor sein, denn es teilt bestimmte Strukturmerkmale mit anderen, bekannten Transkriptionsfaktoren und DNA bindenden Proteinen [5].

Mechanismus der Tumorsuppression in Hybridzellen

Fusionen zwischen Tumorzellen und normalen, diploiden Zellen stellen die klassischen Experimente dar, in denen das Phänomen der Tumorsuppression zuerst beobachtet wurde [12, 25, Übersicht: 28]. Die Suppression der Tumorigenität wurde z. B. nach Fusion zwischen normalen menschlichen Fibroblasten und hochmalignen Tumorzellen wie den zervikalen Karzinomzellen HeLa oder Zellen aus Wilms-Tumoren gezeigt [26]. HeLa-Zellen enthalten ein Genomfragment des humanen Papillomvirus vom Typ 18 (HPV 18) integriert, das beide viralen Onkogene E6 und E7 (die „frühen Gene") beherbergt. Darüber hinaus haben die HeLa-Zellen beide intakten Chromosomen Nr. 11 verloren. Andere zervikalen Karzinome, z. B. die Caski-Zellen, enthalten ähnliche Fragmente des HPV 16-Genoms und haben ebenfalls die auf Chromosom 11 gelegenen zellulären Kontrollgene, d. h. Tumorsuppressorgene verloren (in einigen Fällen zusätzlich noch andere). In Transfektionsexperimenten ist nachgewiesen und bestätigt worden, daß die E6/E7-Gene der HPV-Typen 16 und 18 transformierende Eigenschaften besitzen [22], daß jedoch zur Ausprägung des tumorigenen Phänotyps weitere genetische Änderungen notwendig sind [18]. In Abb. 6 ist ein sehr informatives Experiment dargestellt, das die klassischen Untersuchungen von Stanbridge [25, 26] bestätigt. Anstelle normaler diploider Fibroblasten sind hier phänotypisch normale (heterozygotische) Zellen eines Wilms-Tumor-Patienten als Fusionspartner von HeLa-Zellen eingesetzt worden, d. h. diese Zellen enthielten nur noch ein intaktes Chromosom 11. Die aus der Fusion entstandenen Hybridzellen waren nichttumorigen. Wenn dagegen Wilms-Tumor-Zellen (mit Mutationen auf beiden Chromosomen 11) verwendet wurden, blieben alle Hybridzellen tumorigen.

Eine Verfeinerung dieses experimentellen Ansatzes ist in den letzten Jahren insofern gelungen, als einzelne Chromosomen in Tumorzellen eingeschleust wurden. Die Zuordnung von Tumor-Suppressorgenen zu bestimmten Chromosomen konnte so bestätigt und weitergeführt werden. In einigen Fällen konnte in solchen Transferexperimenten sogar gezeigt

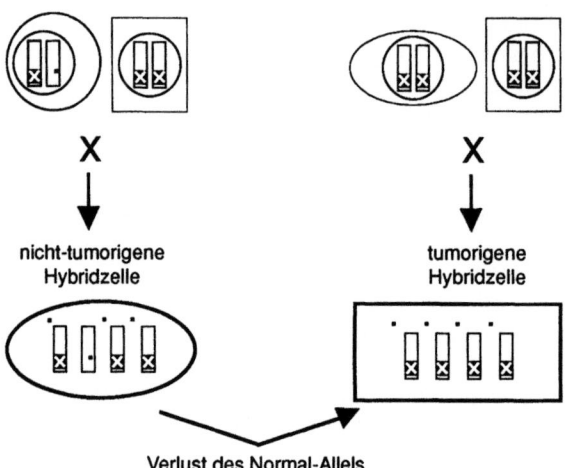

Abb. 6. Demonstration der Suppression der Tumorigenität durch Fusion somatischer Zellen. Das offene Rechteck kennzeichnet ein intaktes Chromosom, die schraffierte Fläche im Rechteck zeigt eine Mutation in einem TS-Gen an. (Für weitere Beschreibung des dargestellten Experiments s. Text)

werden, daß die Suppression auch bei fortwährender Expression von aktivierten Onkogenen wirksam war [10, Übersicht in 24].

In Zellkultur (in vitro) verhielten sich die nichttumorigenen Hybridzellen wie die tumorigenen Zellen, d. h. sie behielten ihre unbegrenzte Lebensdauer. Dies bedeutete, daß der immortalisierte und der tumorigene Phänotyp unter separater Kontrolle stehen. In Übereinstimmung hiermit zeigte sich, daß die E6/E7-Gene in Zellkultur weiterhin exprimiert werden. Es drängte sich nun die Frage auf, ob der nichttumorigene Phänotyp der Hybridzellen unter in vivo-Wachstumsbedingungen auf der spezifischen Unterdrückung der Expression der transformierenden HPV-Gene E6/E7 beruht. Dieser Mechanismus, der auch alle epidemiologischen Daten zur HPV-Ätiologie urogenitaler Karzinome erklären würde, ist im sog. CIF-Modell („cellular interfering factor") von H. zur Hausen [35] als Arbeitshypothese postuliert worden. Die Gültigkeit dieses Modells konnte nun durch die Analyse der Expression der E6/E7-Gene in den nichttumorigenen Hybridzellen unter in ivo-Wachstumsbedingungen mit Hilfe der Technik der in situ-Hybridisierung wesentlich gestützt werden [3] (Abb. 7). In diesen Untersuchungen wurden nichttumorigene Hybridzellen und tumorigene Segreganten, die sich in seltenen Fällen aus den nichttumorigenen Hybridzellen aufgrund des erneuten Verlusts des normalen Chromosoms 11 entwickeln, auf einer Kollagenschicht zu einem Zellrasen angezüchtet. Unter den in vitro-Wachstumsbedingungen exprimieren beide Zelltypen die E6/E7-Gene in ähnlich hohem Ausmaß [3]. Mit Hilfe einer Transplantationskammer wurden die Zellen dann auf die Dermis von Nacktmäusen transplantiert. Nach 2, 3, 6 und 14 Tagen Wachstum unter in vivo-Bedingungen (s. entsprechende Zahlen in Abb. 7a,b) wurden die Kammern wieder geerntet. An Gefrier- und Paraffinschnitten wurden Wachstum und histologischer Status der Transplantate geprüft. Die Expression der HPV 18 E6/E7-Gene (Abb. 7b; linke Reihe in Abb. 7a) und von zellulären Genen (Zytoskelett-Komponenten Vimentin und β-Actin; s. rechte Reihe in Abb. 7a) wurde durch in situ-Hybridisierung mit den entsprechenden, radioaktiv markierten Gen-Sonden untersucht. Autoradiographische Entwicklung läßt bei einem positiven Hybridisierungssignal Silberkörner entstehen, die sich im Dunkelfeld als hell leuchtende Punkte und im Hellfeld als dunkle Punkte (s. Tag 6, Abb. 7a rechts) darstellen lassen.

Zwischen Tag 2 und 3 nach der Transplantation, d. h. parallel zum oder sogar vor dem Proliferationsstopp dieser Zellen erfolgte eine dramatische Reduktion in der Expression der E6/E7-Gene (s. Abb. 7a, linke Spalte), die zellulären Gene dagegen blieben für mindestens weitere 10 Tage im Ausmaß ihrer Expression unbeeinflußt (rechte Reihe in Abb. 7a). Die tumorigenen Segreganten dagegen zeigten, ähnlich den He-La-Zellen selbst, ein rapides malignes Wachstum und an allen getesteten Zeitpunkten ein entsprechend hohes Expressionsniveau der E6/E7-Gene (Abb. 7b).

Die Frage nach dem Mechanismus der Suppression der durch HPV induzierten Tumorigenität ist in einem zweiten experimentellen Ansatz erneut gestellt worden, jedoch unter dem erweiterten Gesichtspunkt der möglichen Beteiligung von Differenzierungsfaktoren, wie sie von Stanbridge anhand morphologischer Parameter postuliert wurde [27]. Menschliche Keratinozyten wurden durch Transfektion von HPV 16-DNA immortalisiert (HPK's), ihr tumoriger Phänotyp – analysiert nach subkutaner Injektion in Nacktmäuse – blieb jedoch auf die Bildung gutartiger, regressierender Läsionen beschränkt. Die histologische und immunhistochemische Inspektion mittels monoklonaler Antikörper gegen Zytokeratine zeigte, daß die Zellen ihr Differenzierungspotential behalten hatten. Die Analyse der Genexpression in diesen Zellen bestätigte die Suppression der Expression der HPV kodierten E6/E7-Gene. Bis auf ganz wenige, basal lokalisierte Zellen, war die E6/E7-Genexpression unterdrückt. Besonders frappierend war jedoch, daß in allen Zellen, die den Weg zur terminalen Differenzierung eingeschlagen hatten, überhaupt keine E6/E7-Expression nachweisbar war.

Superinfektion dieser Keratinozyten mit einem Ras-tragenden Virus resultierte in der Konversion der Zellen zum tumorigenen Phänotyp. In diesen tumorigenen Zellen war die Fähigkeit zur terminalen Differenzierung eindeutig verzögert und auf innere Zellschichten beschränkt, die Expression der transformierenden E6/E7-Gene entsprechend auf mehrere

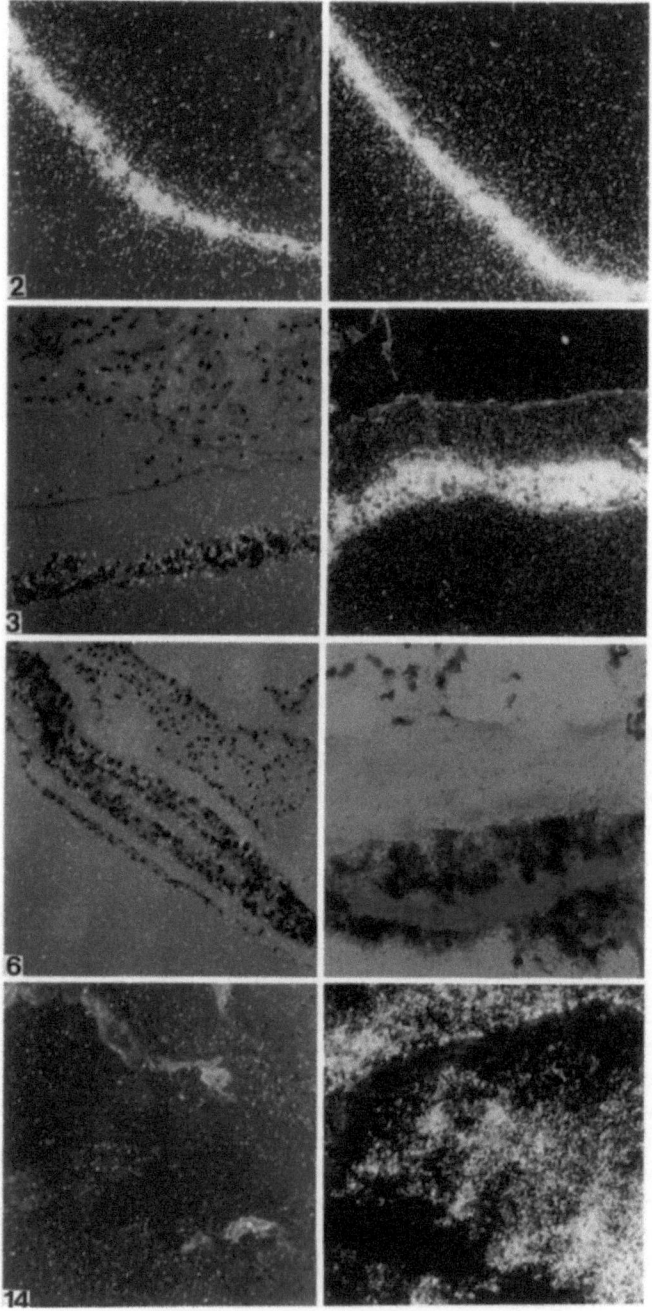

b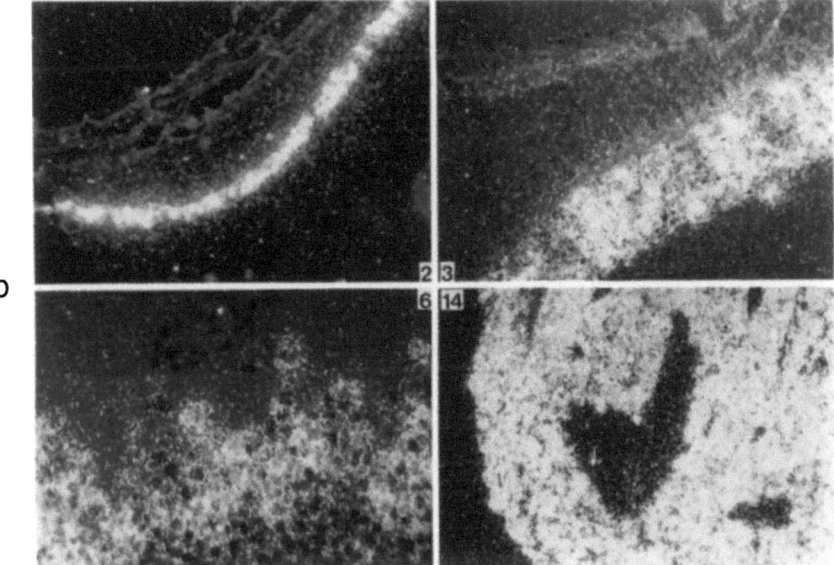

Abb. 7a.b. Suppression der HPV 18 E6/E7 Gen-Expression in nichttumorigenen HeLa-Fibroblast-Hybridzellen. In-Situ-Hybridisierung an nichttumorigenen (a) und tumorigenen (b) Hybridzellen zwischen HeLa-Zellen und normalen humanen Fibroblasten mit ^{32}P-markierten „antisense" RNA-Proben, spezifisch für die HPV 18 E6/E7-Region (linke Reihe in a, b) sowie für das humane β-Actin-Gen (rechte Reihe in a). Die Transplantate wurden 2, 3, 6 und 14 Tage nach Wachstum in vivo geerntet und analysiert (s. Text; für weitere experimentelle Details, vgl. [3])

basale und parabasale Schichten ausgedehnt. Diese Untersuchungen, exemplarisch in Abb. 8 dargestellt, zeigten damit eine inverse Korrelation von terminaler Differenzierung und der Expression von transformierenden Genen, in diesem Fall der E6/E7-Gene von HPV 16 [17]. Es erscheint daher sehr wohl möglich, daß regulatorische Gene, die Differenzierungsprozesse steuern, eine substantielle Rolle bei der Suppression der Karzinogenese dieser Keratinozyten spielen.

Diese Ergebnisse stellen zwar keinen direkten Beweis für den Mechanismus der Suppression der durch HPV induzierten Tumorgenität dar, hierzu ist die nun in Angriff zu nehmende Isolierung und Charakterisierung des Suppressors notwendig. Trotzdem läßt sich die attraktive Hypothese ableiten, daß die den Zellzyklus mitkontrollierenden Proteine Rb+ und p53 schlicht deswegen nicht ausgeschaltet werden, weil (ein) andere(s) TS-Genprodukt(e) die Expression der HPV-Onkogene unterdrückt. Diese Ergebnisse belegen also den hohen Stellenwert von solchen molekularbiologischen Untersuchungen für unser weiteres Verständnis der Bedeutung

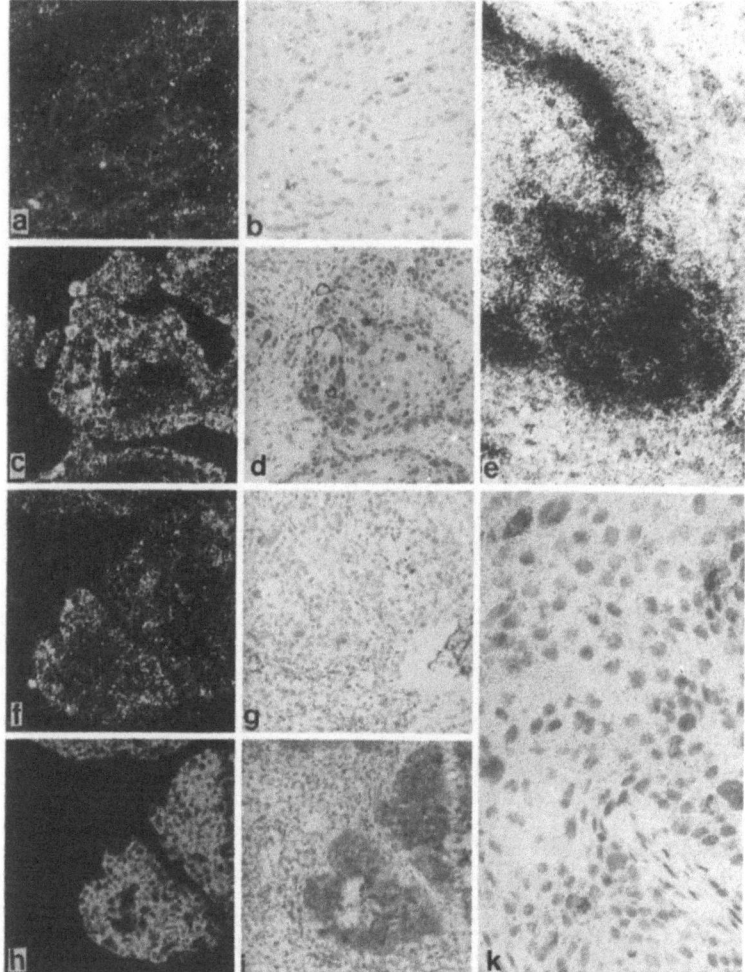

Abb. 8. Expression von HPV 16 E6/E7 und von Zytokeratinen (Differenzierungsmarkern) in benignen und malignen Nacktmaus-Tumoren nach subkutaner Injektion von HPK-Zellen bzw. von HPK-Ras-Zellen. Je 10^7 Zellen HPK- und HPK-ras-Zellen wurden in Balb/c nu/nu-Mäuse injiziert und 36 Tage danach wieder geerntet. In-situ-Hybridisierung an HPK-Zysten (a-e) und HPK-Ras-Tumoren (f-k) mit HPV 16 E6/E7- bzw. Zytokeratin-spezifischen, ^{32}P-markierten „antisense" RNA-Proben. a, c, f, h: Dunkelfeld-; b, d, e, g, k: Hellfeld-Aufnahmen. Drastische Reduktion der E6/E7-Expression in den HPK-Zysten (a, b) im Vergleich zu den tumoren (c, d); gleichmäßige Zytokeratin 19-Expression. Dagegen sehr hohe ck1-Expression in den HPK-Zysten (e), und stark zurückgegangene ck1-Expression in den Tumoren (auf wenige suprabasal lokalisierte Zellgruppen oder Einzelzellen beschränkt) (k). (Für weitere Details vgl. [7])

und Wirkungsweise genetischer Faktoren in der Tumorkontrolle und in der Karzinogenese. Es erscheint nicht mehr verwegen, den Tumor-Suppressorgenen dabei eine zentrale Rolle zu geben. Diese Gene könnten auch eine wertvolle, noch unerschlossene Quelle für eine genetische Krebstherapie darstellen.

Die Suche nach Tumor-Suppressorgenen und die Aufklärung ihrer Rolle gerade auch bei Kopf-Hals-Tumoren scheint daher dringend angezeigt und von großem potentiellen Nutzen. Derartige Studien, die auf diesem Sektor bislang fehlen, könnten auch eine wertvolle Ergänzung darstellen zu den epidemiologischen Studien, die wichtige Erkenntnisse zu Krebsrisiko und Prognostik zutage gefördert haben, wie aus den anderen Beiträgen dieses Buchs zu entnehmen ist.

Literatur

1. Baker SJ, Markowitz S, Fearon ER, Willson JKV, Vogelstein B (1990) Science 249:912-915
2. Bremner R, Balmain A (1990) Genetic changes in skin tumor progression: Correlation between presence of a mutant ras gene and loss of heterozygosity on mouse chromosome 7. Cell 61:407-417
3. Bosch FX, Schwarz E, Boukamp P, Bartsch D, zur Hausen H (1990) Suppression in vivo of human papillomavirus type 18 E6-E7 gene expression in nontumorigenic HeLa × fibroblast hybrid cells. J Virol 64:4734-4754
4. Buetow KH, Murray JC, Israel JL et al. (1989) Loss of heterozygosity suggests tumor suppressor gene responsible for primary hepatocellular carcinoma. Proc Natl Acad Sci USA 86:8852-8856
5. Call KM, Glaser T, Ito CY et al. (1990) Isolation and characterization of a zinc finger polypeptide gene at the human chromosome 11 Wilms' tumor locus. Cell 60:509-520
6. DeCaprio JA, Ludlow JW, Figge J et al. (1988) Sv40 large tumor antigen forms a specific complex with the product of the retinoblastoma susceptibility gene. Cell 54:275-283
7. Dürst M, Bosch FX, Glitz D, Schneider A, zur Hausen H (1991) Inverse relationship between HPV 16 early gene expression and cell differentiation in nude mouse epithelial cysts and tumors induced by HPV positive human cell lines J Virol 65:796-804
8. Fearon ER, Cho KR, Nidro JM (1990) Identification of a chromosome 18q gene that is altered in colorectal cancers. Science 247:49-56
9. Fearon ER, Vogelstein B (1990) A genetic model for colorectal tumorigenesis. Review. Cell 61:759-767
10. Geiser AG, Der CJ, Mashall CJ, Stanbridge EJ (1986) Suppression of tumorigenicity with continued expression of the c-Ha-ras oncogene in EJ bladder carcinoma-human fibroblast hybrid cells. Proc Natl Acad Sci USA 83:5209-5213
11. Hansen MF, Cavanee WK (1987) Genetics of cancer predisposition. Cancer Res 47:5518-5527
12. Harris H, Miller OJ, Klein G, Worst P, Tachibana T (1969) Suppression of malignancy by cell fusion. Nature 223:363-368

13. Knudson AG (1971) Matation and cancer: Statistical study of retinoblastoma. Proc Natl Acad Sci USA 68:820–823
14. Knudson AG (1985) Hereditary cancer, oncogenes and antioncogenes. Cancer Res 45:1437–1443
15. Knudson AG (1989) Hereditary cancers: clues to mechanisms of carcinogeneis. The Ninth Gordon Hamilton-Fairley Memorial Lecture. Br J Cancer 59:661–666
16. Levine AJ (1990) Minireview: The p53 protein and its interactions with the oncogene products of the small DNA tumor viruses. Virology 177:419–426
17. Ludlow JW, DeCaprio JA, Huang C-M, Lee W-H, Paucha E, Livingston DM (1989) SV40 large T antigen binds preferentially to an underphosphorylated member of the retinoblastoma susceptability gene product family. Cell 56:57–65
18. Matlashewski G, Schneider J, Banks L, Jones N, Murray A, Crawford L (1987) Human papillomavirus type 16 DNA cooperates with activated RAS in transforming primary cells. EMBO J 6:1741–1746
19. Mercer WE, Shields MT, Amin M, Sauve GJ, Appella E, Romano JW, Ullrich SJ (1990) Negative growth regulation in a glioblastoma tumor cell line that conditionally expresses human wildtype p53. Proc Natl Acad Sci USA 87:6166–6170
20. Michalovitz D, Halevy O, Oren M (1990) Conditional inhibition of transformation and of cell proliferation by a temperature-sensitive mutant of p53. Cell 62:671–680
21. Milner J, Cook A, Mason J (1990) p53 is associated with p34^{cdc2} in transformed cells. EMBO J 9:2885–2889
22. Münger K, Phelps WC, Bubb V, Howley PM, Schlegel R (1989) The E6 and E7 genes of the human papillomavirus type 16 together are necessary and sufficient for transformation of primary human keratinocytes. J Virol 63:4417–4421
23. Raycroft L, Wu H, Lozano G (1990) Transcriptional activation by wild-type but not transforming mutants of the p53 antioncogene. Science 249:1049–1051
24. Sager R (1989) Tumor suppressor genes: The buzzle and the promise. Science 246:1406–1412
25. Spandidos DA, Anderson MLM (1989) Review article: Oncogenes and oncosuppressor genes: Their involvement in cancer. J Pathol 157:1–10
26. Stanbridge EJ (1976) Suppression of malignancy in human cells. Nature 260:17–20
27. Stanbridge EJ, Flandermayer RR, Daniels DW, Nelson-Rees WA (1981) Specific chromosome loss associated with the expression of tumorigenicity in human cell hybrids. Somatic Cell Mol Genet 7:699–712
28. Stanbridge EJ, Der CJ, Doersen CJ, Nishimi RY, Peehl DM, Weissma BE, Wilkinson JE (1982) Human cell hybrids: Analysis of transformation and tumorigenicity. Science 215:252–259
29. Stanbridge EJ (1989) A genetic basis for tumor suppression. In: Genetic analysis of tumour suppression. Wiley, Chichester (Ciba Foundation Symposium 142) pp 149–165
30. Stanbridge EJ (1990) Identifying tumor suppressor genes in human colorectal cancer. Science 247:12–13
31. Suzuki T, Yokota J, Mugishima H, Okabe I, Ookuni M, Sugimura T, Terada M (1989) Frequent loss of heterogeneity on chromosome 14q in neuroblastoma. Cancer Res 49:1095–1098
32. Trent JM, Meyskens FL, Salmon SE, Ryschon K, Leong SPL, Davis JR, McGee DL (1990) Relation of cytogenetic abnormalities and clinical outcome in metastatic melanoma. N Engl J Med 322:1508–1511

33. Tsuda H, Zhang W, Shimosato Y et al. (1990) Allele loss on chromosome 16 associated with progression of human hepatocellular carcinoma. Proc Natl Acad Sci USA 87:6791–6794
34. Weinberg RA (1990) The retinoblastoma gene and cell growth control. TIBS 15:199–202
35. Weinberg RA (1989) Oncogenes, antioncogenes, and the molecular bases of multistep carcinogenesis. Perspectives in cancer research. Cancer Res 49:3713–3721
36. Weissmann BE, Saxon PJ, Pasquale SR, Jones GR, Geiser AG, Stanbridge EJ (1987) Introduction of a normal chromosome 11 into a Wilms' tumor cell line controls its tumorigenic expression. Science 236:175–180
37. Zur Hausen H (1986) Intracellular surveillance of persisting viral infections. Lancet II:489–491

Die Rolle von Virusinfektionen in der Tumorentstehung im Kopf-Hals-Bereich

E.-M. de Villiers

Bestimmte Typen humanpathogener Papillomviren (HPV) und das Epstein-Barr-Virus (EBV) sind gegenwärtig als ätiologische Faktoren an der Entstehung von Tumoren im Hals-Kopf-Bereich erkannt.

Obwohl EBV-DNA in nahezu 100% aller nasopharyngealen Tumoren nachgewiesen wurde, versteht man die genaue Rolle dieser Viren in der malignen Entartung einer Zelle noch nicht. Das Fehlen von Zellinien aus solchen Tumoren erschwert molekularbiologische Studien, die zur Aufklärung führen könnten.

Papillomvirusinfektion wurde 1976 [56] als kausaler Faktor in der Entstehung von Gebärmutterhalskrebs postuliert. Seitdem wurde nicht nur die Anwesenheit dieser Viren in benignen und malignen genitalen Tumoren nachgewiesen, sondern auch der Mechanismus, über den sie eine ätiologische Rolle spielen könnten, genauer analysiert [61]. Die Mehrzahl der Tumoren des Kopf-Hals-Bereiches zeigen eine Analogie zu den Tumoren des Genitaltraktes, in dem sie beide eine Entartung der epthelialen Mukosa voraussetzen. Daher könnte man von der Hypothese ausgehen, daß die Tumorenstehung nicht nur von plattenepithelialen Karzinomen, sondern auch möglicherweise von Adenokarzinomen, ähnlich sein könnte wie die des zervikalen Karzinoms.

Fast die Hälfte aller 66 identifizierten humanpathogenen Papillomvirustypen wurde in genitalen Tumoren nachgewiesen. Die DNA mancher dieser HPV-Typen, wie zum Beispiel HPV 6, 11, 42, 43, 44, 51 und 55 wurden häufiger in benignen Läsionen gefunden, wogegen mehr als 90% aller Gebärmutterhalskarzinome DNA der HPV-Typen 16, 18, 33 und einige andere beinhaltete [10, 60]. HPV-18-DNA wird häufig in Adenokarzinom nachgewiesen [51].

Bis heute besteht kein geeignetes System für die Zellkulturvermehrung von Papillomviruspartikeln. Daß aber bestimmte Typen dieser Papillomviren per se für die Entstehung von gutartigen Tumoren verantwortlich sind, konnten Kreider et al. [32] zeigen. Durch die Heterotransplantation von HPV-11-transfizierten menschlichen Vorhautzellen unter die Nierenkapsel von Nacktmäusen, entstanden gutartige Tumoren, die histologisch sich nicht von Condylomata acuminata unterscheiden ließen.

Die DNA von Papillomviren weist verschiedene offene Leseraster aus, die jeweils für sich eine spezifische Funktion ausüben. Die Produkte der späten Gene (L1, L2 und evtl. auch E4) [17] sind die Proteine, die das Viruskapsid bilden, während die Produkte der frühen Gene, wie z. B. E6, E7 und E2, nur in der infizierten Wirtszelle aktiv sind. Es konnte gezeigt werden, daß die DNA der E6- und E7-Gene nach Transfektion Nagetierzellen transformieren können [2, 37, 54] und zur Immortalisierung von Keratinozyten der menschlichen Vorhaut und des Gebärmutterhalses führen [18, 28, 45]. Wenn solche HPV-16-DNA-transfizierten primären Keratinozyten auf eine sog. „Raft"-Zellkultur gebracht werden, können diese Zellen differenzieren, wobei Veränderungen entstehen, deren Histologie einer Bowenoiden Läsion entspricht [39].

Die DNA der HPV kommt als ringförmiges Molekül im Viruskapsid und auch in der infizierten Zelle vor. In malignen genitalen Tumoren sind die vorhandenen HPV-DNA-Moleküle dagegen hauptsächlich in die zelluläre DNA integriert [4, 19, 43, 48], obwohl vereinzelt Fälle, in denen die DNA-Moleküle als Oligomere vorkommen [38], ebenfalls beschrieben wurden. Bei Integration wurden die HPV-DNA-Moleküle in der Mehrzahl der Fälle in einer bestimmten Stelle des Ringmoleküls geöffnet, wobei das E2-Gen zerstört wurde. Dieses übt in intakter Form eine Kontrolle auf die Aktivität der anderen HPV-DNA-Gene aus [33, 50, 52]. Unter bestimmten Bedingungen führt dies zu deren Unterdrückung, in anderen zu ihrer Aktivierung. Bei mangelnder Kontrolle durch das E2-Gen können die transformierenden Eigenschaften der Proteine der E6- und E7-Gene zur Geltung kommen.

Eine Infektion mit HPV allein führt offensichtlich nicht direkt zur Entstehung von malignen Zellen [40, 57]. Verschiedene Studien zeigten, daß genitale HPV-Infektionen sehr weit verbreitet sind [15, 60]. Über die Untersuchung von Abstrichen des Gebärmutterhalses mit normaler Zytologie konnte in einer Gruppe von fast 12000 Frauen in Deutschland festgestellt werden, daß bei einer einmaligen Untersuchung ca. 12% der Frauen mit HPV infiziert sind, wobei diese Zahl bei wiederholten Untersuchungen der gleichen Frauen auf ca. 35% HPV-DNA-Positivität anstieg [15; de Villiers et al., im Druck]. Während der 5 Jahre dieser Studie haben nur 0,65% der Frauen ein Karzinom entwickelt. Diese und andere Ergebnisse [31], unterstützen die Hypothese daß eine HPV-Infektion ein notwendiges, aber nicht ausreichendes Ereignis in der Entstehung maligner Tumoren ist [58].

Die Wechselwirkung von HPV-Infektionen mit anderen, sowohl genetischen als auch exogenen Faktoren, wird zunehmend besser verstanden [61]. In einer normal replizierenden Zelle unterdrücken, allem Anschein nach, zelluläre Gene die transformierenden E6- und E7-Gene der persistierenden HPV-Genome. In einer malignen Zelle ist dagegen diese Wirtszellkontrolle unterbrochen [46]. In-vitro-Daten zeigen, daß die HPV-E6- und -E7-Gene eine Rolle in der Proliferation und in der Aufrechterhaltung des malignen Phenotyps spielen [53]. Versuche in der Nacktmaus deuten auf eine Aktivierung der normalen suppressiven Wirtszellkontrolle durch humorale Faktoren hin [3]. Ähnlich könnten vermutlich diese Wirtszellkontrollgene durch mutagene Faktoren inaktiviert werden. Beispiele könnten mutagene Stoffwechselprodukte mancher bakterieller Infektionen sein, aber auch das Rauchen und Alkoholkonsum [59].

Die Entstehung eines Tumors ist ein monoklonales Ereignis. Die relativ niedrige Zahl von HPV-infizierten Individuen, die ein Karzinom entwickeln, könnte dadurch erklärt werden, daß die Wahrscheinlichkeit, daß alle genannten Ereignisse innerhalb einer Zelle stattfinden, extrem selten ist und deswegen auch sehr lange Latenzphasen nach einer Primärinfektion vergehen.

Wie im Genitaltrakt sind HPV-Infektionen sehr häufig mit gutartigen Tumoren der Mundhöhle und des oberen Respirationstraktes assoziert [11].

HPV-11-DNA wurde ursprünglich aus einem Papillom des Larynx isoliert [22]. Verschiedene Berichte weisen auf die Anwesenheit von HPV-6- oder HPV-11-DNA in 75-100% solcher Tumoren bei jüngeren und älteren Patienten hin [7, 9, 20, 21, 35].

In der Mehrzahl aller Papillomatosen der Mundhöhle konnten entweder HPV-6- oder HPV-11-DNA nachgewiesen werden [1]. Aus Läsionen der fokalen epithelialen Hyperplasie (Morbus Heck) wurden jeweils HPV 13 [14] oder HPV 32 [1] isoliert und charakterisiert. Diese beiden Viren sind die einzigen HPV-Typen, die nur in einer Lokalisation, nämlich in der Mundschleimhaut, nachgewiesen wurden. HPV 32 wurde auch in einzelnen oralen Papillomatosen gefunden.

Infektionen der Mundschleimhaut mit HPV-Typen, die auch im Genitaltrakt vorkommen, sind nicht überraschend, obwohl die meisten solcher Infektionen wahrscheinlich subklinisch verlaufen [29]. Dagegen konnte festgestellt werden, daß Patientinnen mit Karzinomen im Hals-Kopf-Bereich oft auch Veränderungen des Zervixepithels aufwiesen. Ebenfalls wurden HPV-16- bzw. HPV-18-DNA sowohl in diesen Abstrichen als auch im Tumor nachgewiesen [34]. Häufige scheint eine latente Infektion unter Bedingungen der Immunsuppression zur Läsionbildung zu führen. Nicht nur wurden bei Nierentransplantationspatienten solche Läsionen gehäuft festgestellt [5], sonder auch bei Patienten, die mit HIV infiziert waren [23, 49]. In der letzteren Gruppe wurde häufiger als in anderen Patienten zum Beispiel HPV-32-DNA nachgewiesen. Intersssanterweise kommen hier HPV-7-DNA-haltige Läsionen vor [23]. HPV 7 wurde bis dahin nur in seltenen Fällen in kutanen Veränderungen der Hände von Metzgern gefunden [14, 41]. Diese HPV-7-Infektionen der Mundschleimhaut und der umliegenden Gesichtshaut sprechen dafür, daß HPV-Infektionen wahrscheinlich latent sind oder meist subklinisch verlaufen [12].

Obwohl verschiedene histologische Kriterien, die für Papillomvirusinfektionen typisch sind, wie z. B. Koilozytosen oder Hyperkeratosen, auch in vielen prämalignen und malignen Tumoren des Hals-Kopf-Bereichs beschrieben wurden, konnte bis heute nur in einer sehr niedrigen Zahl solcher Tumoren HPV-DNA von bekannten Typen nachgewiesen werden [26].

Invertierte Papillome der Nasennebenhöhle führen manchmal zur Entstehung eines Karzinoms. HPV 6 und HPV 11 wurden in solchen Tumoren nachgewiesen [8, 24, 42]. Aus einem invertierten Papillom der Nasennebenhöhle wurde HPV 57 als neuer Typ isoliert [13]. Dieses Virus ist in seiner DNA-Sequenz HPV 2 sehr ähnlich und wurde in weiteren Untersuchungen in einzelnen oralen und genitalen Tumoren angetroffen.

Larynxpapillome können nach bestimmten Behandlungsverfahren (Röntgenbestrahlung) mehrere Jahre später in maligne Tumoren entarten. Die letzteren beinhalten dann auch die DNA des HPV-Typs, die im Papillom vorhanden war, z. B. HPV 6 oder HPV 11 [27, 36, 55]. HPV 30 wurde aus einem Larynxkarzinom isoliert [25]. Dieses HPV war aber in keinem weiteren solcher Tumoren vorhanden. Einzelne Larynxkarzinome wurden als HPV-16-DNA-positiv beschrieben [6, 30, 47]. Die meisten Untersuchungen (mit Hilfe zuverlässiger Methoden) auf den HPV-DNA-Inhalt von Larynxkarzinomen blieben bisher leider erfolglos.

DNA der bekannten HPV-Typen wird nur in sehr wenigen malignen Tumoren des Oralbereichs nachgewiesen. HPV 16 ist relativ häufig in Karzinomen zu finden, z. B. in sowohl einem maxillären als in einem tonsillären Karzinom [24] sowie in einzelnen Karzinomen des Mundbodens und der Zunge [16; de Villiers, unveröffentlichte Daten]. Dies sind aber einzelne aus einer größeren Zahl von Biopsien, die untersucht wurden.

HPV-verwandte DNA-Sequenzen wurden in einer Reihe von malignen Tumoren verschiedenen Ursprungs nachgewiesen [6, 11], obwohl der Anteil der HPV-DNA-Positivität der untersuchten Tumoren wiederum nur sehr niedrig blieb. In diesen Fällen mußte die HPV-DNA erst isoliert und charakterisiert werden.

Der Nachweis von HPV-DNA in Tumoren des Kopf-Hals-Bereichs wurde bisher durch das Fehlen geeigneter DNA-Sonden erschwert. Erst wenn solche neuen HPV-Typen identifiziert und isoliert werden, wird voraussichtlich die Zahl positiver Tumoren steigen und die ätiologische Rolle der Papillomviren vermutlich in diesen Tumoren bestätigt werden.

Literatur

1. Beaudenon S, Praetorius F, Kremsdorf D, Lutzner M, Worsae N, Petnau-Arnaudet G, Orth G (1987) A new type of human oral focal epithelial hyperplasia. J Invest Dermatol 88:130–135
2. Bedell MA, Jones KH, Laimins LA (1987) The E6–E7 region of human papillomavirus type 18 is sufficient for transformation of NIH3T3 and Rat-1 cells. J Virol 61:3635–3640
3. Bosch FX, Schwarz E, Boukamp P, Fusening NE, Bartsch D, zur Hausen H (1990) Suppression in vivo of human papillomavirus type 18 E6-E7 gene expression in nontumorigenic HeLa × fibroblast hybrid cells. J Virol 64:4743–4754
4. Boshart M, Gissmann L, Ikenberg H, Kleinheinz A, Scheurlen W, zur Hausen H (1984) A new type of papillomavirus DNA, its presence in genital cancer and in cell lines derived from genital cancer. EMBO J 3:1151–1157
5. Bradford CR, Hoffman HT, Wolf GT, Carey TE, Baker SR, McClatchey KD (1990) Squamous carcinoma of the head and neck in organ transplant recipients: possible role of oncogenic viruses. Laryngoscope 100:190–194
6. Brandsma JL, Abramsom AL (1989) Association of papillomvirus with cancers of the head and neck. Arch Otolaryngol Head Neck Surg 115:621–625
7. Brandsma JL, Lewis AJ, Abramson A, Manos MM (1990) Detection and typing of papillomavirus DNA in formaldehyde-fixed paraffinembedded tissue. Arch Otolaryngol Head Neck Surg 116:844–848
8. Brandwein M, Steinberg B, Thung S, Biller H, Dilorenzo T, Galli R (1989) Human papillomavirus 6/11 and 16/18 in Schneiderian inverted papillomas. In situ hybridization with human papillomavirus RNA probes. Cancer 63:1708–1713
9. Corbitt G, Zarod AP, Arrand JR, Longson M, Farrington WT (1988) Human papillomavirus (HPV) genotypes associated with laryngeal papilloma. J Clin Pathol 41:284–288
10. De Villiers E-M (1989) Heterogeneity of the human papillomavirus group. J Virol 63:4898–4903
11. De Villiers E-M (1989) Papilloma virus in cancers and papillomas of the aerodigestive tract. Biomed Pharmacother 43:31–36
12. De Villiers E-M (1989) Prevalence of HPV 7 papillomas in the oral mucosa and facial skin of patients with human immunodeficiency virus. Arch Dermatol 125:1590
13. De Villiers E-M, Hirsch-Behnam A, von Knebel Doeberitz C, Neumann C, zur Hausen H (1989) Two newly identified human papillomavirus types (HPV 40 and 57) isolated from mucosa lesions. Virology 171:248–253
14. De Villiers E-M, Neumann C, Oltersdorf T, Fierlbeck G, zur Hausen H (1986) Butcher's wart virus (HPV 7) infections in non-butchers. J Invest Dermatol 87:236–238
15. De Villiers E-M, Wagner D, Schneider A et al. (1987) Human papillomavirus infections in women with and without abnormal cervical cytology. Lancet II:703–706
16. De Villiers E-M, Weidauer H, Otto H, zur Hausen H (1985) Papillomavirus DNA in human tongue carcinomas. Int J Cancer 36:575–578
17. Doorbar J, Evans HS, Coneron I, Crawford L, Gallimore PH (1988) Analysis of HPV-1 E4 gene expression using epitope-defined antibodies. EMBO J 7:825–833
18. Dürst M, Dzarlieva-Petrusevska RT, Boukamp P, Fusening NE, Gissmann L (1987) Molecular and cytogenetic analysis of immortalized human primary

keratinocytes obtained after transfection with human papillomavirus type 16 DNA. Oncogene 1:251–256
19. Dürst M, Kleinheinz A, Hotz M, Gissmann L (1985) The physical state of human papillomavirus type 16 in benign and malignant genital tumours. J Gen Virol 66:1515–1522
20. Duggan MA, Lim M, Gill MJ, Inoue M (1990) HPV DNA typing of adult-onset respiratory papillomatosis. Laryngoscope 100:639–642
21. Furuta Y, Inuyama Y, Nagashima K (1989) Detection of human papillomavirus genome in nasapharyngeal papillomas using digoxigenin labeled DNA probes. Nippon Jibiinkoka Gakkai Kaiho 92:2055–2063
22. Gissmann L, Diehl V, Schultz-Coulon H, zur Hausen H (1982) Molecular cloning and characterization of human papillomavirus DNA from a laryngeal papilloma. J Virol 44:393–400
23. Grennspan D, de Villiers E-M, Grennspan JS, de Souza YG, zur Hausen H (1988) Unusual HPV types in oral warts in association with HIV infection. J Oral Pathol 17:482–487
24. Ishibashi T, Matsushima S, Tsunokowa Y, Asai M, Nomura Y, Sugimura T, Terada M (1990) Human papillomavirus DNA in squamous cell carcinoma of the upper aerodigestive tract. Arch Otolaryngol Head Neck Surg 116:294–298
25. Kahn T, Schwarz E, zur Hausen H (1986) Molecular cloning and characterization of the DNA of a new human papillomavirus (HPV 30) from a laryngeal carcinoma. Int J Cancer 37:61–65
26. Kashima HK, Kutcher M, Kessis T, Levin LS, de Villiers E-M, Shah K (1990) Human papillomavirus in squamous cell carcinoma, leukoplakia, lichen planus, and clinically normal epithelium of the oral cavity. Ann Otol Rhinol Laryngol 99:55–61
27. Kashima H, Wu TC, Mounts P, Heffner D, Cachay A, Hyams V (1988) Carcinoma ex-papilloma: histologic and virologic studies in whole-organ sections of the larynx. Laryngoscope 98:619–624
28. Kaur P, McDougall JK (1988) Characterization of primary human keratinocytes transformed by human papillomavirus type 18. J Virol 62:1917–1924
29. Kellokoski J, Syrjaenen S, Syrjaenen K, Yliskoski M (1990) Oral mucosa changes in women with genital HPV infection. J Oral Pathol Med 19:142–148
30. Kiyabu MT, Shibata D, Arnheim N, Martin WJ, Fitzgibbons PL (1989) Detection of human papillomavirus in formalinfixed, invasive squamous carcinomas using the polymerase chain reaction. Am J Surg Pathol 13:221–224
31. Kjaer KS, Engholm G, Teisen C et al. (1990) Risk factors for cervical human papillomavirus and herpes simplex virus infections in Greenland and Denmark: a population-based study. Am J Epidemiol 131:669–682
32. Kreider J, Howett M, Wolfe SA, Bartlett G, Zaino R, Sedlacek T, Mortel R (1985) Morphological transformation in vivo of human uterine cervix with papillomavirus from condylomata acuminata. Nature (London) 317:639–641
33. Lambert PF, Spalholz BA, Howley PM (1987) A transcriptional repressor encoded by BPV-1 shares common carboxy-terminal domain with the E2 transactivator. Cell 50:69–78
34. Lee NK, Ritter DB, Gross AE, Myssiorek DJ, Kadish AS, Burk RD (1988) Head and neck squamous cell carcinomas associated with human papillomaviruses and an increased incidence of cervical pathology. Otolaryngol Head Neck Surg 99:296–301
35. Levi JE, Delcelo R, Alberti VN, Torloni H, Villa LL (1989) Human papillomavirus DNA in respiratory papillomatosis detected by in situ hybridization and the polymerase chain reaction. Am J Pathol 135:1179–1184

36. Lindeberg H, Syrjaenen S, Kaerjae J, Syrjaenen K (1989) Human papillomavirus type 11 DNA in squamous cell carcinomas and preexisting multiple laryngeal papillomas. Acta Otolaryngol (Stockh) 107:141-149
37. Matlashewski G, Schneider J, Banks L, Jones N, Murray A, Crawford L (1987) Human papillomavirus type 16 cooperates with ras in transforming primary cells. EMBO J 6:1741-1746
38. Matsukura T, Koi S, Sugase M (1989) Both episomal and integrated forms of human papillomavirus type 16 are involved in invasive cervical cancers. Virology 172:63-72
39. McCance DJ, Kopan R, Fuchs E, Laimins L (1988) Human papillomavirus type 16 alters human epithelial cell differentiation in vitro. Proc Natl Acad Sci 85:7169-7173
40. Orth G, Favre M, Breitburd F et al. (1980) Epidermodysplasia verruciformis: a model for the role of papillomaviruses in human cancer. In: Essex M, Todaro G, zur Hausen H (eds) Viruses in naturally occurring cancer. Cold Spring Harbor Laboratory Press, Cold Spring Harbor, NY, pp 259-282
41. Orth G, Jablonska S, Favre M, Croissant O, Obalek S, Jarzabek-Chorzelska M, Jibard N (1981) Identification of papillomaviruses in butcher's warts. J Invest Dermatol 76:97-102
42. Pater A, Gardner H, Respler DS, Jahn A, Pater MM (1988) Isolation and characterization of a variant of human papillomavirus type 11 from a nasal inverting (Schneiderian) papilloma. J Med Virol 25:149-156
43. Pater MM, Pater A (1985) Human papillomavirus types 16 and 18 sequences in carcinoma cell lines of the cervix. Virology 145:313-318
44. Pfister H, Hettig I, Runne U, Gissmann L, Chilf GN (1983) Characterization of human papillomavirus type 13 from lesions of focal epithelial hyperplasia. J Virol 47:363-366
45. Pirisi L, Yasumoto S, Feller M, Doniger J, DiPaolo J (1987) Transformation of human fibroblasts and keratinocytes with human papillomavirus type 16 DNA. J Virol 61:1061-1066
46. Rösl F, Dürst M, zur Hausen H (1988) Selective suppression of human papillomavirus transcription in non-tumorigenic cells by 5-azacytidine. EMBO J 7:1321-1328
47. Scheurlen W, Stremlau A, Gissmann L, Höhn D, Zenner HP, zur Hausen H (1986) Rearranged HPV 16 molecules in an anal and in a laryngeal carcinoma. Int J Cancer 38:671-676
48. Schwarz E, Freese UK, Gissmann L, Mayer W, Roggenbuck B, Stremlau A, zur Hausen H (1985) Structure and transcription of human papillomavirus sequences in cervical carcinoma cells. Nature 314:111-114
49. Snijders PJ, Schulten EA, Mullink H et al. (1990) Detection of human papillomavirus and Epstein-Barr virus DNA sequences in oral mucosa of HIV-infected patients by the polymerase chain reaction. Am J Pathol 137:659-666
50. Spalholz BA, Yang Y-C, Howley PM (1985) Transactivation of bovine papillomavirus transcriptional regulatory element by the E2 gene product. Cell 42:183-191
51. Tase T, Okagaki T, Clark BA, Manias DA, Ostrow RS, Twiggs LB, Faras AJ (1988) Human papillomavirus types and localization in adenocarcinoma and adenosquamous carcinoma of the uterine cervix: A study by in situ hybridization. Cancer Res 48:993-998

52. Thierry F, Carranca AG, Yaniv M (1987) Elements that control the transcription of genital human papillomavirus type 18. In: Steinberg BM (ed) Cancer Cells, Vol 5: Papillomaviruses. Cold Spring Harbor Laboratory Press, Cold Spring Harbor, NY, pp 23–32
53. Von Knebel Doeberitz M, Oltersdorf T, Schwarz E, Gissmann L (1988) Correlation to modified human papillomavirus early gene expression with altered growth properties in C4-1 cervical carcinoma cells. Cancer Res 48:3780–3786
54. Yasumoto S, Burkardt A, Doniger J, DiPaolo J (1986) Human papillomavirus type 16 DNA-induced malignant transformation of NIH3T3 cells. J Virol 57:572–577
55. Zarod AP, Rutherford JD, Corbitt G (1988) Malignant progression of laryngeal papilloma associated with human papilloma virus type 6 (HPV-6) DNA. J Clin Pathol 41:280–283
56. Zur Hausen H (1976) Condylomata acuminata and human genital cancer. Cancer Res 36:530
57. Zur Hausen H (1977) Human papillomaviruses and their possible role in squamous cell carcinomas. Curr Top Microbiol Immunol 78:1
58. Zur Hausen (1986) Intracellular surveillance of persisting viral infections: Human genital cancer results from deficient cellular control of papillomavirus gene expression. Lancet II:489–491
59. Zur Hausen H (1989) Papillomaviruses in anogenital cancer as a model to understand the role of viruses in human cancers. Cancer Res 49:4677–4681
60. Zur Hausen H (1989) Papillomaviruses as carcinomaviruses. In: Klein G (ed) Advances in viral oncology, Vol 8. Raven Press, New York, pp 1–26
61. Zur Hausen H (im Druck) Papillomavirus-host cell interactions in the pathogenesis of anogenital cancer. Cold Spring Harbor Laboratories

Speicheldrüsenkrebs – Eine kurze Übersicht hinsichtlich möglicher Risikofaktoren

H. Maier, H. Weidauer

Bösartige Tumoren der Kopfspeicheldrüsen sind seltene Erkrankungen. Die Inzidenz schwankt weltweit zwischen 0,2 und 1,7 Fällen pro 100000 Einwohner. Im Jahre 1980 wurde die mit Abstand höchste Inzidenz mit 1,7 (Männer) bzw. 1,1 (Frauen) für die Bevölkerung des brasilianischen Bundesstaates Sao Paulo ermittelt [14]. Legt man das Krebsregister des Saarlandes zugrunde, so erkrankten in Deutschland im gleichen Jahr 0,8 Männer und 0,4 Frauen pro 100000 Einwohner [14].

Die Pathogenese der Speicheldrüsenmalignome ist letztendlich noch nicht geklärt. Man vermutet, daß mit Ausnahme des Azinuszelltumors sowohl benigne als auch maligne Speicheldrüsentumoren vornehmlich aus Speicheldrüsengangepithelien entstehen. Insbesondere im Bereich des terminalen Gangsystems und dort am Übergang zwischen Schaltstücken und Azinuszellen findet sich eine Indifferenzzone mit hoher regeneratorischer Potenz, die vermutlich den Ausgangspunkt für zahlreiche epitheliale Speicheldrüsentumoren darstellt [2, 24].

Über die zugrunde liegenden ätiologischen Faktoren existieren bislang nur spärliche Informationen. In der vorliegenden Arbeit soll eine kurze Übersicht über mögliche Risikofaktoren für die Entstehung von Speicheldrüsenkrebs gegeben werden.

Ionisierende Strahlen

Als wichtigster Risikofaktor wird die Exposition gegenüber ionisierenden Strahlen diskutiert. Eine retrospektive Fallkontrollstudie von Takeichi et al. [34] an Überlebenden der Atombombenexplosion von Hiroshima ergab ein gehäuftes Auftreten von malignen Tumoren der Kopfspeicheldrüsen. Histologisch handelte es sich dabei um Mukoepidermoidtumoren, Adenokarzinome und Karzinome im pleomorphen Adenom. Gegenüber nichtexponierten Kontrollpersonen wurde für exponierte Personen (Aufenthalt innerhalb eines Radius von 5 km vom Explosionszentrum während des Ereignisses bzw. im Verlauf von 2 Wochen danach) ein um das 9,8fache erhöhtes Risiko, an einem Parotiskarzinom zu erkranken, ermittelt. Das Risiko an einem bösartigen Tumor der kleinen Mundspeicheldrüsen zu erkranken, war um das 12,3fache erhöht (p < 0,005), und das Risiko an einem bösartigen Tumor der Gl. submandibularis zu erkranken, war sogar um das 13,8fache erhöht (p < 0,001). Die Tumoren traten im Mittel 18,8 Jahre nach der Exposition auf.

Ein erhöhtes Risiko für Speicheldrüsenkarzinome wurde auch im Gefolge einer Strahlentherapie im Kopf-Hals-Bereich beobachtet. Vor Einführung des Antimykotikums Griseofulvin erfolgte im Rahmen der Behandlung der Tinea capitis eine Enthaarung durch Röntgenstrahlen (Adamson-Kienbock-Verfahren; weltweit bei ca. 200000 Kindern eingesetzt). Die auf unterschiedliche Schädelregionen applizierte Strahlendosis betrug dabei zwischen 4,5 und 8,0 Gy. Fallkontrollstudien von Modan et al. [13] und von Shore et al. [26] ergaben ein gehäuftes Auftreten von Parotiskarzinomen im Verlauf von 12-33 Jahren bei derartig behandelten Kindern. Ein gehäuftes Auftreten von Speicheldrüsenmalignomen wurde auch bei Patienten beobachtet, bei denen zuvor eine Bestrahlung der Halsregion – vornehmlich wegen eines Neoplasmas – durchgeführt wurde [6, 7, 22, 23, 27, 28, 36].

Nicht nur eine Strahlenbelastung bedingt durch eine Radiotherapie, sondern auch eine Strahlenexposition durch diagnostische Maßnahmen wurde in Zusammenhang mit der Entstehung von Speicheldrüsenkrebs gebracht. Von 1930–1950 wurde Thorotrast (^{232}Thoriumdioxidsol) als Röntgenkontrastmittel u. a. auch für die Sialographie verwendet. Nielsen et al. [16] berichteten über 2 Patienten, bei denen 18 bzw. 23 Jahren nach einer Thorotrastsialographie Plattenepithelkarzinome der betreffenden Ohrspeicheldrüse auftraten.

Eine populationsbasierte Fallkontrollstudie in Los Angeles zeigte eine signifikante Dosis-Wirkungs-Beziehung zwischen diagnostischer Strahlenbelastung im Kopf-Hals-Bereich – vor allem zahnärztliche Röntgendiagnostik – und dem Erkrankungsrisiko für gut- und vor allem bösartige Speicheldrüsentumoren: Bei einer Exposition von 0,5 Gy oder mehr stieg das Krebsrisiko um das 3,4fache des Ausgangswertes an [19]. In diesem Zusammenhang muß man natürlich darauf hinweisen, daß in den letzten Jahrzehnten die Strahlenbelastung durch diagnostische Verfahren mittels technischer Verbesserungen um ein Vielfaches verringert wurde. Preston – Martin et al. [19] kamen auf Grund ihrer Untersuchungsergebnisse zu dem Schluß, daß im Großraum Los Angeles schätzungsweise 28% aller bösartigen Speicheldrüsentumoren auf eine frühere Exposition gegenüber ionisierenden Strahlen aus diagnostischen oder therapeutischen Gründen zurückzuführen sind.

Chemische Karzinogene

Über die Bedeutung chemischer Mutagene für die Entstehung von bösartigen Speicheldrüsentumoren liegen eine Reihe tierexperimenteller Untersuchungen vor. Steiner [29] sowie Bauer u. Byrne [1] implantierten Cholesterinkügelchen, die 3,4-Benzpyren, 1,2,5,6-Dibenzanthrazen, 20-Methylcholanthren, 9,10-Dimethyl-1,2-benzanthrazen (DMBA) enthielten, in die Speicheldrüsen von Mäusen, Ratten und Meerschweinchen. Auf diesem Wege erzeugten sie Sarkome und Karzinome der Kopfspeicheldrüsen. Cataldo u. Shklar [3] erzeugten Plattenepithelkarzinome der Gl. submandibularis der Ratte durch Implantation von DMBA-Kügelchen. Andere Autoren [4] induzierten Sarkome der Gl. submandibularis des Hamsters durch intraglanduläre Injektion von DMBA. Sela et al. [25] instillierten DMBA-Emulsionen in den Stenonschen Gang der Ratte und erzeugten damit Fibrosarkome und Plattenepithelkarzinome.

Svoboda u. Azarnoff [33] beobachteten neben verschiedenen anderen Tumoren im Bereich von Pankreas, Magen, Leber, Niere und Blase Sarkome der Ohrspeicheldrüse bei Ratten, die über einen Zeitraum von 72–97 Wochen Ethyl-2-(4chlorphenoxy)-2-methylpropionat (Clofibrat) als Zusatz zur Nahrung erhielten.

Adenome der Kopfspeicheldrüse wurden darüber hinaus durch intravenöse Applikation von N-2-Fluorenylacetamid oder 7,12 – DMBA am tierexperimentellen Modell der Ratte induziert. Die Aussagekraft derartiger Tierversuche ist hinsichtlich der Entstehung von Speicheldrüsenmalignomen beim Menschen natürlich sehr limitiert. Sie liefern jedoch zumindest Hinweise dafür, daß Speicheldrüsengewebe eine gewisse Suszeptibilität gegenüber der lokalen Einwirkung chemischer Karzinogene aufweist. In diesem Zusammenhang erscheint ein Fallbericht von Maisel et al. [10] bemerkenswert: Bei einem Chemiker, der jahrelang inhalativ gegenüber unterschiedlichen Rußarten exponiert war, trat ein Plattenepithelkarzinom des Stenonschen Ganges auf. Im Drüsengewebe konnten Rußeinschlüsse nachgewiesen werden. Ruß enthält eine Reihe polyzyklischer aromatischer Kohlenwasserstoffe (PAH's) – u. a. 3,4-Benzpyren, die in den obigen Tierversuchen Speicheldrüsentumoren verursachten.

Manusco u. Brennan [11] beobachteten ein gehäuftes Auftreten von Speicheldrüsentumoren bei Arbeitern in Gummifabriken. Auch bei dieser Personengruppe, insbesondere bei Arbeitern, die mit der Herstellung von Autoreifen beschäftigt sind, ist mit einer Exposition gegenüber PAH's zu rechnen. Darüber hinaus muß von einer Exposition gegenüber flüchtigen Nitrosaminen ausgegangen werden. Im Tierexperiment konnte bislang nicht nachgewiesen werden, daß eine alleinige Nitrosaminexposition zur Entstehung von Speicheldrüsentumoren führt. Unter bestimmten Versuchsbedingungen, z. B. nach Vorbehandlung mit β-adrenergen Substanzen, wurde nach systemischer Applikation von Methylnitrosoharnstoff (MNU) das Auftreten von gut- und bösartigen Tumoren in der Rattenparotis nachgewiesen [18].

Sonstige ätiologische Faktoren

Verschiedene Viren wurden in Zusammenhang mit dem Auftreten von Speicheldrüsentumoren gebracht. Es handelt sich dabei um Polyomaviren, Adenoviren, das Simian-40-Virus, das Zytomegalievirus und das Epstein-Barr-Virus [5, 8, 9, 20, 35]. Diese Beobachtungen basieren fast ausschließlich auf tierexperimentellen Untersuchungen an immunsupprimierten Mäusen. Auch für die Entstehung menschlicher Speicheldrüsentumoren scheinen Viren von Bedeutung zu sein. In diesem Zusammenhang sind insbesondere die Untersuchungen von Saemundsen et al. [21] bemerkenswert, die in anaplastischen Parotiskarzinomen bei Eskimos Epstein-Barr-Virusprodukte nachweisen konnten. Es existieren ferner Hinweise dafür, daß genetische Faktoren eine Rolle für die Ätiologie von Speicheldrüsentumoren spielen. So wurden reziproke Translokationen bei adenoidzystischen Karzinomen, ein Verlust des Y-Chromosoms in Adenokarzinomen, sowie chromosomale Deviationen bei pleomorphen Adenomen beschrieben [12, 30, 31].

Kasuistische Mitteilungen über das familiäre Auftreten von Karzinomen der Gl. submandibularis und Whartin-Tumoren [15, 17] weisen in die gleiche Richtung.

Zusammenfassend kommt man nicht umhin festzustellen, daß unser Wissen hinsichtlich der Ätiologie der Speicheldrüsentumoren und möglicher Risikofaktoren sehr lückenhaft ist. Mit Ausnahme der ionisierenden Strahlen, deren Bedeutung als Risikofaktor für Speicheldrüsenkrebs allgemein anerkannt ist, beruhen fast alle unsere Erkenntnisse diesbezüglich auf kasuistischen Beobachtungen oder tierexperimentellen Untersuchungen und stehen somit bislang auf schwachen Beinen. Ähnlich wie für andere bösartige Tumoren im Kopf-Hals-Bereich ist ein Fortschritt nur durch subtile epidemiologische Untersuchungen zu erzielen, die neben den oben erwähnten, wahrscheinlichen oder potentiellen Risikofaktoren auch Lebensgewohnheiten, Umwelteinflüsse und soziales Umfeld erfassen. Derartige Untersuchungen werden allerdings erheblich dadurch erschwert, daß es sich um seltene Tumoren handelt und ausreichend hohe Fallzahlen für eine aussagekräftige statistische Analyse nur schwer zu erreichen sind. Letztendlich dürfte diese Hürde nur durch multizentrische Studien zu bewältigen sein.

Literatur

1. Bauer WH Byrne JJ (1950) Induced tumors of the parotid gland. Cancer Res 10:755-760
2. Batsakis JG (1980) Salivary gland neoplasia – an outcome of modified morphogenesis and cytodifferentiation. Oral Surg 40:229-234
3. Cataldo E, Shklar G (1984) Chemical carcinogenesis in the hamster submaxillary gland. J Dent Res 43:568-579
4. Chaudhry AP, Reynold DH, Gorlin RJ, Vickers RA (1961) Experimental carcinogenesis in submandibular glands of hamsters. J Dent Res 40:426-432
5. Fasske E, Themann H (1969) Stromamastocytose in virogenen transplantierbaren Speicheldrüsencarcinomen der Ratte. Z Krebsforsch 73:75-80
6. Hempelmann LA, Pifer JW, Burke GJ (1967) Neoplasms in persons treated with X-rays in infancy for thymic enlargement. A report of the third follow-up survey. J Natl Cancer Inst 38:317-341
7. Ju DMC (1968) Salivary gland tumors occurring after radiation of the head and neck area. Am J Surg 116:518-523
8. Lamey JP, Ferguson MM (1981) Salivary gland viral oncogenesis in mice. J Dent Res 60:1117-1122
9. Lamey JP, Waterhouse JP, Ferguson MM (1982) Pleomorphic salivary adenoma. Virally induced pleomorphic salivary adenoma in the CFLP mouse. Am J Pathol 109:129-134
10. Maisel B, Pearce C, Connolly J, Pearce J (1959) Carbon-black carcinoma of Stensen's duct. Arch Surg 78:331-339
11. Manusco TF, Brennan MJ (1970) Epidemiological considerations of cancer of the gallbladder, bile ducts, and salivary glands in the rubber industry. J Occup Med 12:333-337
12. Mark J, Ekedahl C (1987) Polyclonal chromosomal evolution in a benign mixed salivery gland tumor. Cancer Genet Cytogenet 28:237-243
13. Modan B, Baidatz D, Mart H (1974) Radiation-induced head and neck tumors. Lancet I:277-279
14. Muir C, Waterhouse J, Mack T, Powell J, Whelans S (eds) (1987) Cancer incidence in five continents, Vol 5. International Agency for Research on Cancer. IARC, Lyon
15. Newman AN, Calcaterra TC, Bhuta S (1981) Familial carcinoma of the submandibular gland. A case report and epidemiologic review. Arch Otolaryngol Head Neck Surg 107:169-175
16. Nielsen M, Albrechtsen R, Johnsen NJ, Visfeldt J (1979) Carcinoma of the parotid gland following sialography with Thorotrast. Acta Otolaryngol (Stockh) 88:462-467
17. Noyek AM, Pritzker KPH, Greyson ND et al. (1980) Familial Whartin's tumor. I. Its synchronous occurrence in mother and son. II. Its association with cystic oncocytic metaplasia of the larynx. J Otolaryngol 9:90-97
18. Parkin R, Neale S (1976) The effect of isoprenaline on induction of tumors by methyl nitrosourea in the salivary and mammary glands of female Wistar rats. Br J Cancer 34:437-443
19. Preston-Martin S, Thomas DC, White SC, Cohen D (1988) Prior exposure to medical and dental X-rays related to tumors of the parotid gland. J Natl Cancer Inst 80:943-949
20. Raab-Traub N, Flynn K (1986) The structure of the termini of the Epstein-Barr virus as a marker of clonal cellular proliferation. Cell 47:883-889

21. Saemundsen AK, Albeck H, Hansen JPH et al. (1982) Epstein-Barr virus in nasopharyngeal and salivary gland carcinomas of Greenland eskimos. Br J Cancer 46:721–726
22. Salenger EL, Buncher CR, Thomas SR et al. (1981) Radiation-associated carcinoma of the salivary glands: a controlled study. Ann Otol Rhinol Laryngol 90:107–108
23. Schneider AB, Favus MJ, Stachura ME, Arnold MJ, Frohmann LA (1977) Salivary gland neoplasms as a late consequence of head and neck irradiation. Ann Int Med 87:160–164
24. Seifert G, Miehlke A, Haubrich J, Chilla R (Hrsg) (1984) Speicheldrüsenkrankheiten, Pathologie-Klinik-Therapie-Fazialischirurgie. Thieme, Stuttgart
25. Sela J, Azachi C, Levij S, Ulmansky M (1974) Fibrosarkoma or squamous cell carcinoma of rat parotid after instillation of DMBA into the duct. J Dent Res 53:1498–1499
26. Shore RE, Albert RE, Pasternak BS (1976) Follow-up study of patients treated by x-ray epilation for tinea capitis. Arch Environ Health 31:17–24
27. Spitz MR, Tilley BC, Batsakis JG et al. (1984) Risk factors for major salivary gland carcinoma: a case-comparison study. Cancer 54:1854–1859
28. Son YH (1975) Radiation carcinogenesis. Cancer 36:941–945
29. Steiner PE (1942) Comparative pathology of induced tumors of the salivary glands. Arch Pathol 34:613–634
30. Stenman G, Dahlenfors R, Mark J, Sandberg N (1982) Adenoid cystic carcinoma: A third type of human salivary gland neoplasm characterized cytogenetically by reciprocal translocations. Anticancer Res 2:11–18
31. Stenman G, Mark J (1983) Loss of the Y-chromosome in a cultured human salivary gland adenocarcinoma. J Oral Pathol 12:458–461
32. Strauss M, Hershey PA (1981) Cytomegalovirus and the otolaryngologist. Laryngoscope 91:1995–2005
33. Svoboda DJ, Azarnoff DL (1979) Tumors in male rats fed ethyl chlorophenoxyisobutyrate, a hypolipidemic drug. Cancer Res 39:3419–3428
34. Takeichi N, Hirose F, Yamamoto H, Ezaki H, Fujikura T (1983) Salivary gland tumors in atomic bomb survivors, Hiroshima, Japan. II. Pathologic study and supplementary epidemiologic observations. Cancer 52:377–385
35. Wells SA jr, Rabson AS, Mahngren RA, Ketcham AS (1966) In vitro neoplastic transformation of newborn hamster salivary gland tissue by oncogenic DNA viruses. Cancer 19:1411–1415
36. Wiseman JC, Hales IB, Joasoo A (1982) Two cases of lymphoma of the parotid gland following ablative radioiodine therapy for thyroid carcinoma. Clin Endocrinol 17:85–89

Zur Ätiologie des Lippenkrebses

G. Angres, A. von Ciriacy-Wantrup, H. Weidauer

Einleitung

Lippenkrebs gehört zu den häufigsten malignen Tumoren im Kopf-Hals-Bereich. Aufgrund der besonderen Lokalisation auf dem Lippenrot, der Grenze zwischen Haut und Schleimhaut, nimmt er eine Sonderstellung ein. Teilweise werden Lippenkarzinome den Hautkarzinomen, teilweise den Mundhöhlenkarzinomen zugeordnet. Klammt [6] gibt die relative Häufigkeit der Lippenkarzinome unter den Mundhöhlenkarzinomen mit ca. 60%, diejenige unter den Karzinomen des Gesichts mit ca. 50% an.

Anatomie

Die Lippe besteht aus verschiedenen Haut-bzw. Schleimhautbezirken, der oralen Mukosa, dem Lippenrot und der Haut. Das Epithel des Lippenrotes stellt einen Übergangsbezirk zwischen der Mundschleimhaut und der Gesichtshaut dar. Es ist teilweise keratinisiert, wesentlich dünner als die Mukosa und enthält selten Talgdrüsen, aber nie Schweißdrüsen. Häufig ist es schwierig, das Ursprungsgebiet von auf der Lippe entstandenen Tumoren zu erkennen. Auch kann die histologische Unterscheidung, woraus der Tumor entstanden ist, vom Lippenrot oder von der Mukosa, erschwert sein.

Verteilung

Bösartige Tumoren entstehen am häufigsten auf der Unterlippe. So fand Lindquist [8] bei Männern 94,6% der Karzinome auf der Unterlippe. Keller [5] gibt bei 90,4% der Lippenkarzinome von weißen und farbigen Amerikanern die Unterlippe als Entstehungsort an. Auffallend ist, daß der Anteil von Unterlippenkarzinomen bei Frauen wesentlich geringer ist (68,2%). Insgesamt leiden Männer ca. 20- bis 30mal häufiger an malignen Lippentumoren als Frauen [15]. Shedd [16] gibt eine Rate von 94%

Tabelle 1. Häufigkeitsverteilung von Lippenkrebs (1980). Durchschnittliche jährliche alterskorrigierte Inzidenzraten pro 100000. (Nach Boyle et al. [1])

Rang	Männer		Frauen	
	Geographische Region	Inzidenzrate	Geographische Region	Inzidenzrate
1	Kanada, Neufundland	15,1	Südaustralien	1,6
2	Kanada, Saskatchewan	12,3	Australien, Victoria	1,6
3	Südirland	11,6	Australien, Queensland	1,5
4	Kanada, Manitoba	10,9	Brasilien, Sao Paulo	1,3
5	Italien, Ragusa	10,9	Südirland	1,2
6	Australien, Queensland	10,8	Israel (in Israel geboren)	1,1
7	Kanada, Prinz-Edward-Insel	9,4	Rumänien, Cluj	1,1
8	Südaustralien	9,1	Ungarn, Szabolcs	1,1
9	Kanada, Alberta	9,1	USA, Utah	0,9
10	Ungarn, Szabolcs	8,4	Israel (in Amerika oder Europa geboren)	0,9

Männern unter den von ihm untersuchten Lippenkarzinompatienten in Connecticut an. Tabelle 1 gibt einen Überblick der Inzidenzraten verschiedener Untersuchungen aus verschiedenen Regionen bzw. Ländern, wobei Frauen und Männer getrennt aufgeführt sind.

Die Altersverteilung wird in der Literatur unterschiedlich angegeben, jedoch liegt der Gipfel der Häufigkeitsverteilung meistens zwischen 50 und 70 Jahren [17]. Molnar et al. [11] sehen den Häufigkeitsgipfel zwischen 50 und 60 Jahren. Eigene Ergebnisse der Untersucher erbrachten, daß 30,9% der Tumoren im Alter zwischen 50 und 60 Jahren auftraten. Auf jeden Fall ist das Lippenkarzinom eine Erkrankung, die am häufigsten im fortgeschrittenen Alter auftritt.

Histologie

Histologisch überwiegen bei den malignen Lippenkarzinomen mit über 90% die Plattenepithelkarzinome [5]. Hiervon treten am häufigsten hochdifferenzierte, verhornende Karzinome auf [15]. Gefolgt werden die Plattenepithelkarzinome von den Basaliomen mit ca. 5%. Diese wiederum sind häufiger auf der Oberlippe als auf der Unterlippe, und sind dann als besonders aggressiv einzuordnen.

Erwähnt werden sollten noch die malignen Speicheldrüsentumoren (adenoidzystisches Karzinom, Mukoepidermoidkarzinom, Karzinom im pleomorphen Adenom und malignes papilläres Zystadenokarzinom). Diese gibt es jedoch insgesamt gesehen sehr selten. Desweiteren treten mit einer ähnlich geringen Häufigkeit maligne Melanome der Lippen auf.

Risikofaktoren

Ein wesentlicher Faktor für die Entstehung von Lippenkarzinomen ist nach Ansicht von vielen Autoren die Sonneneinstrahlung. Hierfür spricht, daß Lippenkrebs in ländlichen Gebieten häufiger auftritt als in Städten [5]. Außerdem fand Lindquist [8] bei einer umfassenden Studie zur Epidemiologie von Lippenkarzinomen heraus, daß Finnen, die den größten Teil ihres Berufes im Freien ausüben, ein höheres Risiko haben an Lippenkrebs zu erkranken als Finnen, die in geschlossenen Räumen arbeiten (Tabelle 2). Untersuchungen von Molnar et al. [11] konnten dieses Ergebnis bestätigen. 66,9% der von ihnen untersuchten Karzinompatienten arbeiteten in der Landwirtschaft. Auch neufundländische Fischer hatten verglichen mit der restlichen männlichen Bevölkerung nach Spitzer et al. [18] ein 1,65-(Case-Control-Studie) oder 4,4fach (Kohortenanalyse) erhöhtes Risiko an Lippenkrebs zu erkranken. Zudem besteht ein erhöhtes Risiko an Lippenkarzinomen zu erkranken für Bewohner von Regionen, in denen die Sonneneinstrahlung sehr intensiv ist (320 nm Wellenlänge) [5, 20]. Die besondere Potenz von UV-Licht im 300-nm-Bereich kann als gesichert gelten [18]. Auch das vermehrte Auftreten von Unterlippenkarzinomen im Gegensatz zu Oberlippenkarzinomen spricht für den Einfluß des Sonnenlichts, denn die Oberlippe ist durch ihre anatomische Lage lichtgeschützter als die Unterlippe.

Tabelle 2. Mittlere jährliche alterskorrigierte Inzidenzraten (pro 100000) von Lippenkarzinomen in Finnland. (Nach Lindquist u. Teppo [9])

	1953–1960	1961–1965	1966–1970
Männer			
Stadt	5,8	5,6	3,8
Land	9,7	8,5	7,2
Insgesamt	8,5	7,5	5,8
Stadt/Land	0,60	0,66	0,53
Frauen			
Insgesamt	0,5	0,5	0,4

Ein weiterer wichtiger Risikofaktor für Lippenkrebs, der immer wieder von verschiedenen Autoren diskutiert wird, ist das Tabakrauchen, wobei die Rolle insbesondere des Pfeifenrauchens früher zu sehr überschätzt wurde. Heute wird eher der Genuß von Tabak, unabhängig in welcher Form, für die Karzinogenese mitverantwortlich gemacht. Brugère et al. [2] geben ein signifikant erhöhtes Risiko für Raucher in Frankreich, eingeteilt in verschiedene Kategorien, an. Lindquist [8] fand heraus, daß das relative Risiko an Lippenkrebs zu erkranken durch eine vermehrte Sonnenstrahlenexposition kombiniert mit Tabakrauchen deutlich erhöht ist (RR: 15,4). Ergebnisse von neueren Studien bestätigen, daß das Zigarettenrauchen zumindest als Kofaktor zur Karzinogenese betrachtet werden kann [4, 14, 18].

In einigen Untersuchungen konnte gezeigt werden, daß der Haut- und Haartyp bei Lippenkarzinompatienten eine Rolle spielen kann. Dardanoni et al. [4] führten eine Untersuchung in Sizilien durch, wo ein Teil der Bevölkerung auf normannische Eroberer im 11. Jahrhundert zurückgeht. Er fand heraus, daß ein signifikanter Zusammenhang zwischen Lippenkarzinomen und blondem, braunem oder rotem Haar, blauen Augen, Hellhäutigkeit und der Neigung einen Sonnenbrand zu bekommen, besteht. Das Risiko der Einwohner von Ragusa an Lippenkrebs zu erkranken, stieg exponentiell an, wenn mehrere Charakteristika der nordeuropäischen Bevölkerung auf sie zutrafen. Auf der anderen Seite spielt die Lippenkarzinomhäufigkeit bei Farbigen in den USA keine wesentliche Rolle [19].

Die Vorstellung, daß mechanische Belastung die Krebsentstehung auf der Lippe erhöht, wurde inzwischen verlassen. So finden Spitzer et al. [18] keinen Zusammenhang zwischen der Benutzung des Mundes zum Halten von Tauen bei neufundländischen Fischern und dem Auftreten von Lippentumoren.

Sehr wenige Arbeiten behandeln den Zusammenhang von Lippenkarzinomen mit Alkoholkonsum; dieser scheint keine sehr große Rolle zu spielen. Wynder et al. [20] verglichen die Inzidenzrate von Tumoren der Mundhöhle an verschiedenen Lokalisationen in Abhängigkeit vom Alkoholkonsum der Patienten und fanden heraus, daß das Lippenkrebsrisiko im Vergleich zu den restlichen Karzinomen niedriger war als erwartet. Jedoch gibt es auch Untersuchungen, die zu einem gegenteiligen Ergebnis kommen. Brugère et al. [2] gaben ein erhöhtes Krebsrisiko im Bereich des oberen Aerodigestivtraktes bei Alkoholkonsum an. Auch bei ihren Untersuchungen war das Risiko an Lippenkrebs zu erkranken, im Gegensatz zu anderen Lokalisationen, wie z. B. der Mundhöhle und des Larynx, vergleichsweise gering.

Herpes-simplex-Infektionen werden im Zusammenhang mit der Entstehung von Tumoren der Lippen gebracht. Kvasnecka schrieb 1964, daß die Herpes-simplex-Infektion neben anderen Faktoren unspezifisch aktivierend auf die Krebsentstehung wirken kann [7]. Neuere Studien [3, 4] konnten aber diesen Verdacht nicht bestätigen. Letztlich sind die Meinungen widersprüchlich, wobei eine engmaschige Kontrolle von Patienten mit Herpes labialis empfohlen wird, wenn weitere Risikofaktoren bekannt sind.

Epidemiolgische Untersuchungen ergaben ein allgemein erhöhtes Krebsrisiko bei immunsupprimierten Patienten. Dies gilt auch für das Lippenkarzinom. Vor allem bei Patienten nach Organtransplantation, die postoperativ immunsuppressiv behandelt wurden, traten vermehrt Lippen- (und Haut-) Karzinome auf. Penn u. Starzl [13] sahen bei 8 von 75 untersuchten Patienten, die eine Transplantation überlebten, Lippenkarzinome. Die allgemeine Tumorinzidenz war 80fach erhöht. In einem Fall wird über einen Jungen nach Nierentransplantation berichtet, der 4 Jahre nach einer therapieresistenten Herpesinfektion ein Unterlippenkarzinom an der selben Stelle auf der Unterlippe entwickelte [10].

Außer den bereits obengenannten Einflüssen, werden weitere als Risikofaktoren für Lippenkrebs diskutiert, die im folgenden kurz aufgeführt werden. Es handelt sich dabei um Traumata, Lues, Candida-Cheilitis, Lichen ruber, Tbc und Lupus erythematodes. Sie scheinen jedoch, wenn überhaupt, eher eine untergeordnete Rolle in der Karzinogenese für Lippenkrebs zu spielen. Ähnliches gilt für das Plummer-Vinson-Syndrom und andere Hypovitaminosen.

Zusammenfassend scheinen Lippenkarzinome in Verbindung mit Sonneneinstrahlung, Arbeit im Freien und Tabakgenuß, jedoch nicht speziell mit dem Pfeifenrauchen, vermehrt aufzutreten. Alkoholkonsum scheint im Gegensatz zu anderen Tumoren im oberen Aerodigestivtrakt eine untergeordnete Rolle zu spielen.

Literatur

1. Boyle P, MacFarlane GJ, McGunn R, Zheng T, La Vecchia C, Maisonneuve P, Scully C (1990) International epidemiology of head and neck cancer. In: De Vries N, Gluckman JL (eds) Multiple primary tumors in the head and neck. Thieme, Stuttgart
2. Brugère J, Guenel P, Leclerc A, Rodriguez J (1986) Differential effects of tobacco and alcohol in cancer of the larynx, pharynx, and mouth. Cancer 57:391–395
3. Cassai E, Rotola A, Di-Luca D, Manservigi R, Meneguzzi G, Milanesi G, Califano A (1981) Herpes simplex virus and human cancer. II. Search for relationship between labial tumours and herpes simplex type I. J Cancer 17(6):695–702
4. Dardanoni L, Gafa L, Paterno R, Pavone G (1984) A case-control study on lip cancer risk factors in Ragusa (Sicily). Int J Cancer 34:335–337
5. Keller AZ (1970) Cellular types, survival, race, nativity, occupations, habits and associated diseases in the pathogenesis of lip cancers. Am J Epidemiol 91(5):486–499

6. Klammt C (1978) Zur chirurgischen Behandlung des Lippenkarzinoms unter besonderer Berücksichtigung des Metastasenproblems. Med. Diss., Tübingen
7. Kvasnecka A (1964) Relationship between herpes simplex and lip carcinoma, 4 selected cases. Neoplasma 12:61-69
8. Lindquist C (1979) Risk factors in lip cancer: a questionnaire survey. Am J Epidemiol 109(5):521-530
9. Lindquist C, Teppo L (1978) Epidemiological evaluation of sunlight as a risk factor of lip cancer. Br J Cancer 37:983-989
10. Marshall V (1974) Premalignant and malignant skin tumours in immunsuppressed patients. Transplantation 17(3):272-275
11. Molnar L, Ronay P, Tapolcsanyi L (1974) Carcinoma of the lip. Analysis of the material of 25 years. Oncology 29:101-121
12. Penn I (1975) The incidence of malignancies in transplant recipients. Transplant Proc 7(2):323-327
13. Penn I, Starzl TE (1972) Malignant tumors arising de novo in immunsuppressed organ transplant recipients. Transplantation 14(4):407-417
14. Röth GJ, Schirner E, Hornstein OP, Simon M (1984) Präkanzerosen und Karzinome der Unterlippe. Dtsch Med Wochenschr 109:1229-1231
15. Schedler M, Federspil P (1988) Die bösartigen Tumoren der Lippen. In: Ganz H, Schätzle W (Hrsg), HNO Praxis Heute, Bd 8. Springer, Berlin Heidelberg New York Tokyo, S 148-174
16 Shedd D, Essen C von, Conelly RR, Eisenberg H (1970) Cancer of the lip in Connecticut, 1935-1959. Cancer Bull 22:116-120
17. Shons AR, Press BHJ (1986) Cancer of the lip. In: McQuarrie DG, Adams GL, Shons AL, Browne GA (eds) Head and neck cancer. Clinical decisions and management principles. Year Book, Chicago, pp 211-218
18. Spitzer W, Hill GB, Chambers LW, Helliwell BE, Murphy HB (1975) The occupation of fishing as a risk factor in cancer of the lip. N Engl J Med 8:419-424
19. Szpak CA, Stone MJ, Frenkel E (1977) Some observations concerning the demographic and geographic incidence of carcinoma of the lip and buccal cavity. Cancer 40:343-348
20. Wynder EL, Bross IJ, Feldman R (1975) A study of the etiological factors in cancer of the mouth. Cancer 10:1300-1323

Zur Epidemiologie des Nasopharynxkarzinoms

Ch. Reißer

Das überdurchschnittlich häufige Auftreten von Nasopharynxkarzinomen in Südchina ist seit mehr als 50 Jahren bekannt. Ho [17] fand die ersten Hinweise auf ein vermehrtes Auftreten von Nasopharynxkarzinomen in Protokollen des Pathologischen Instituts in Singapur aus dem Jahre 1924, wo 5 von 40 bei der Autopsie diagnostizierten Karzinomen im Nasopharynx lokalisiert waren. Auch in Berichten aus dem Tan Tock Seng Hospital in Kanton geht hervor, daß in den Jahren 1907–1912 immerhin 17% der bei der Autopsie diagnostizierten Karzinome im Nasopharynx lokalisiert waren [33]. Das gehäufte Auftreten dieses Tumors im südchinesischen Raum scheint demnach nicht unbedingt durch moderne Umwelteinflüsse oder berufliche Exposition gegenüber kanzerogenen Substanzen bedingt zu sein [17].

Auffallend ist, daß das Risiko an einem Nasopharynxkarzinom zu erkranken weniger durch rassische als durch regionale Faktoren bedingt zu sein scheint. In einigen Küstengebieten der chinesischen Provinz Guangdong liegt die altersstandardisierte Inzidenzrate bei männlichen Patienten über 50/100000, verglichen mit einer entsprechenden Inzidenz von unter 1/100000 in USA und Europa [38]. Das Risiko ist nicht bei der mongolischen Rasse an sich erhöht [16], da bei Chinesen, die im Landesinneren leben ebenso wie bei Japanern [26] und Koreanern [40] das Risiko nicht erhöht ist. Bei Auswanderern aus Südchina in die USA [6, 8, 41] oder Australien [37] war auffallend, daß bereits bei der zweiten Generation eine deutlich geringere Inzidenz für Nasopharynxkarzinome vorhanden ist als bei der ersten in China geborenen Generation [22]. Malaysier, die sich seit dem 14. Jahrhundert rassisch mit Südchinesen vermischt haben, zeigen nur ein mäßig hohes Risiko für Nasopharynxkarzinome [27]. Die Rassenvermischung alleine kann jedoch das mäßig hohe Risiko nicht erklären, da z. B. Eingeborene in Borneo keine rassische Beziehung zu Südchinesen haben und dennoch bei ihnen ein hohes Nasopharynxkarzinomrisiko vorliegt [27]. Allerdings hat es einen regen Austausch von Lebensweise und Ernährungsgewohnheiten zwischen Borneo und Südchina gegeben. Die Eingeborenen von Papua-Neuguinea (angrenzend an Borneo) hatten weder rassischen noch kulturellen Kontakt zu Südchinesen und haben interessanterweise auch kein erhöhtes Risiko an Nasopharynxkarzinomen zu erkranken [5]. Es scheint, daß Übereinstimmungen in der Lebensweise für das Nasophaynxkarzinom-Risiko entscheidender sind als genetische Aspekte. Die von Simons et al. [35] 1974 beschriebene signifikante Assoziation zwischen HLA-A2 und zwei Antigenen am B-Lokus und Nasopharynxkarzinomen bei Chinesen ist in ihrer Relevanz fraglich, da bereits in der zweiten Generation von südchinesischen Auswanderern die Häufigkeit des Nasopharynxkarzinoms deutlich geringer ist [6, 8, 22, 37, 41] und auch bei in Südchina geborenen Nachkommen von Europäern ein hohes Risiko für Nasopharynxkarzinome gesehen wurde [7, 17]. Henderson diskutiert bei Chinesen eine möglicherweise genetisch determinierte erhöhte Empfindlichkeit gegenüber inhalativen Karzinogenen, wobei das Risiko nur für Nasopharnyxkarzinome erhöht ist, denn bei anderen Karzinomen des Respirationstraktes ist bei Chinesen kein erhöhtes Risiko beschrieben worden [15].

In der Literatur wird die Entstehung von Nasopharynxkarzinomen erstmals 1971 von Ho [16] auf den Konsum von salzkonserviertem Trockenfisch[1] während der frühen Kindheit zurückgeführt. In der südchinesischen Provinz Guangdong besteht die traditionelle Ernährung der sozial ärmeren Schichten aus salzkonserviertem Trockenfisch, der bereits bei Kleinkindern als proteinreiche Beikost mit Reisbrei gefüttert wird.

Der Genuß von salzkonserviertem Trockenfisch während der Schwangerschaft und der Stillperiode sowie als Kostaufbau bei Kleinstkindern ist in einer Reihe epidemiologischer Studien für die spätere Entstehung von Nasopharynxkarzinomen verantwortlich gemacht worden [3, 15, 25, 29, 34, 39]. Yu et al. befragten 1988 128 Mütter von Patienten mit Nasopharynxkarzinomen und konnten einen signifikanten Zusammenhang mit der Ernährung mit salzkonservierten Trockenfischen und Enteneiern sowie anderen in Salzlaken eingemachten Speisen feststellen. Es fand sich kein Zusammenhang mit dem Konsum von frischem Fisch, frischen Eiern und frischem Gemüse. Ein Zusammenhang mit dem Konsum von salzkonserviertem Trockenfisch im Erwachsenenalter und dem Auftreten von Nasopharynxkarzinomen wurde nicht beobachtet [39]. In der an Guangdong

---

[1] Salztrocknung ist die traditionelle Konservierungsform von Fisch in Südchina. Der Fisch wird entweder nicht ausgenommen oder die Innereien werden ohne Eröffnung der Bauchseite des Fisches durch den Schlund entfernt. Die Salzkonservierung findet in Holzbottichen statt und dauert 1–5 Tage. Danach wird der Fisch je nach Größe und abhängig vom Wetter für weitere 1–7 Tage in der Sonne getrocknet. Im feuchten Klima in Südchina ist ein Insektenbefall des Fisches während der Konservierung häufig. Durch welchen chemischen Vorgang während der Konservierung (Bakterienbefall, Parasitenstoffwechsel etc.) eventuelle Karzinogene entstehen, ist noch nicht geklärt.

angrenzenden chinesischen Provinz Guangxi wurde die zweithöchste Nasopharynxkarzinom-Inzidenz Chinas gefunden (8,54/100000) und ein signifikanter Zusammenhang mit der frühkindlichen Ernährung mit salzkonserviertem Trockenfisch und Chung choi, einer salzkonservierten Wurzelbrühe nachgewiesen [39]. Armstrong et al. [3] befragten 1983 100 Patienten mit Nasopharynxkarzinomen und konnten ebenfalls den Genuß von salzkonserviertem Trockenfisch in der Kindheit als signifikant relevanten Risikofaktor für die Erkrankung an einem Nasopharynxkarzinom feststellen. Shanmugaratnam fand ähnliche Ergebnisse bei der Untersuchung von 379 Nasopharynxkarzinom- Patienten [34].

Ein möglicher kausaler Zusammenhang zwischen der Entstehung von Nasopharynxkarzinomen und der beruflichen Exposition gegenüber diversen Arbeitsstoffen [2, 3, 7, 15, 23, 24, 34], den Rauchgewohnheiten der Patienten [3, 14, 15, 20, 24, 25, 38] sowie anderen Umweltfaktoren [3, 4, 11] wurde von mehreren Autoren analysiert. Andersson et al. [2] untersuchten 1984 die Todesursache von 105 Arbeitern, die in einer schwedischen Batteriefabrik zwischen einem und 52 Jahren Kadmium- und Nickeldämpfen ausgesetzt waren und fanden nur einen Fall eines Nasopharynxkarzinoms. Die Inhalation von Nickel-, Chrom- und radioaktiven Stäuben am Arbeitsplatz führt zu Karzinomen der Nase, der Nasennebenhöhlen, des Larynx und der Lungen, aber nicht zu Nasopharynxkarzinomen [34]. Henderson et al. [15] befragten 1976 156 Patienten mit Nasopharynxkarzinomen sowie 267 Kontrollpersonen und konnten einerseits ein erhöhtes Risiko bei Patienten, die in Südchina geboren waren, feststellen, andererseits zeigte sich ein Zusammenhang mit einer beruflichen Exposition gegenüber Holzfeuerrauch und beruflicher Staubexposition. Hinsichtlich der Rauchexposition konnte eine Relation zwischen der Expositionsdauer, z. B. bei Köchen, und dem Krebsrisiko festgestellt werden. Das erhöhte Nasopharynxkarzinom-Risiko bei südchinesischen Holz-, Zinn-, Zement-, Gummi- und Straßenbauarbeitern wurde im Zusammenhang mit der Inhalation von Stäuben bei sozial niedrigen Berufen interpretiert [3, 7, 15, 34].

Ein erhöhtes Risiko bei jüngeren Patienten mit Vorerkrankungen im Hals-Nasen-Ohren-Bereich wurde von einigen Autoren festgestellt [15, 24, 34, 39]. Proetz [30] führt die kindliche Empfindlichkeit des Nasopharnyx gegenüber inhalativen Kanzerogenen auf eine Nasenatmungsbehinderung durch die adenoiden Vegetationen einerseits und die damit verbundene chronische Irritation und Entzündung andererseits zurück. Dadurch könnten bereits geringe Konzentrationen karzinogener Substanzen lokal wirksam werden. Dem widerspricht allerdings die Tatsache, daß adenoide Vegetationen auch außerhalb typischer Endemiegebiete die weitestverbreitete Erkrankung des kindlichen Nasopharynx sind. Bei chronischen Entzündungen der Nasenschleimhaut treten zwar zunehmend Metaplasien der Nasenschleimhaut auf, die jedoch keine entscheidende Rolle bei der Karzinomentstehung spielen dürften [15, 18].

Bei den meisten Autoren fand sich kein Zusammenhang zwischen dem Nasopharynxkarzinom-Risiko und den Rauchgewohnheiten sowie dem Alkoholkonsum der Patienten [3, 14, 15, 20, 25, 38]. Henderson et al. [15] weisen auch auf das seltene Auftreten von Nasopharynxkarzinomen in den USA und Westeuropa hin, wo der durchschnittliche Zigarettenkonsum deutlich höher ist als in Südchina. Eine prospektive Studie bei Rauchern in den USA konnte bei einer Million untersuchter Todesfälle kein gehäuftes Auftreten von Nasopharynxkarzinomen feststellen [14]. Yu et al. [38] konnten 1986 ebenfalls keinen Zusammenhang zwischen den Rauchgewohnheiten der Patienten und dem Auftreten von Nasopharynxkarzinomen feststellen. Lediglich ein Trend zu erhöhter Tumorinzidenz beim Zusammenleben mit rauchenden Familienangehörigen wurde festgestellt [38, 39]. Dies wurde auf ein möglicherweise erhöhtes Krebsrisiko im Zusammenhang mit Passivrauchen zurückgeführt [9]. Lin et al. [24] fanden bei Rauchern in Taiwan ein erhöhtes Nasopharynxkarzinom-Risiko. Mabuchi et al. [25] diskutierten einen möglichen zusätzlichen Effekt des Rauchens bei Risikopatienten in Nicht-Endemiegebieten.

Ein erhöhtes Risiko für Nasopharynxkarzinome fanden Henderson et al. [15] bei Patienten mit familiärer Häufung von Brustkrebs und Karzinomen des Respirationstraktes.

Ein Zusammenhang zwischen Nasopharynxkarzinomen und der in Südchina weitverbreiteten Verwendung von Weihrauch wurde nicht beobachtet [24, 34]. Bei Verwendung von Anti-Moskito-Räucherstäbchen und typischen chinesischen Medikamenten (aromatische Harze, Kräuter, Nasenöle) fanden Lin et al. [24] und Shanmugaratnam et al. [34] ein erhöhtes Risiko. Yu et al. [39] und Armstrong et al. [3] hingegen konnten dies nicht bestätigen.

Lam u. Tan [23] fanden 1984 in Hongkong ein gehäuftes Auftreten von Nasopharynxkarzinomen bei Fischern und Bauern und erklärten das hohe Risiko mit den meist ärmlichen Verhältnissen und der fischreichen Ernährung. Bei Beamten wurde eine signifikant niedrigere Inzidenz gesehen. Lam u. Tan führten dies auf die westeuropäische und amerikanische Ernährungsweise der Beamten zurück. In Hongkong leben Fischer meist auf Booten vor der Küste und sind im Vergleich mit der Landbevölkerung Hongkongs oder im Vergleich mit Fischern in anderen Regionen der Welt gegenüber keinen speziellen inhalativen Karzinogenen exponiert (Anderson, zit. nach [16]). Anderson schlußfolgert daraus, daß nicht inhalative, sondern hauptsächlich ingestive Karzinogene für das regional gehäufte Auftreten von Nasopharynxkarzinomen verantwortlich sind.

Blot et al. [4] wiesen 1975 auf eine erhöhte Nasopharynxkarzinom-Inzidenz bei Alaska-Eskimos hin, die Holzfeuer in geschlossenen Räumen abbrennen. Auch Djojapranata u. Soesilowati [11] zeigten 1967 in einer Fallkontrollstudie, daß Nasopharynxkarzinome in Gesellschaften, die Holzfeuer-Kochstellen verwenden, gehäuft auftreten. Armstrong et al. [3] sehen einen Zusammenhang zwischen der Rauchpartikelgröße von 5–10 µm im Rauch von Holzfeuerstellen und der Filterfunktion des Nasopharynx für Partikel dieser Größe.

Welche Faktoren oder Karzinogene sind nun für das Auftreten von Nasopharynxkarzinomen entscheidend?

Fong u. Chan [13] konnten 1979 zeigen, daß Extrakte von südchinesischem, salzkonservierten Trockenfisch sowie der Harn von Ratten, die mit südchinesischem, salzkonservierten Trockenfisch gefüttert worden waren, im Ames-Test [1] eine deutliche mutagene Aktivität besitzen. Nach einer 10tätigen salzfisch-freien Diät war die mutagene Aktivität des Harns derselben Ratten deutlich geringer. Huang et al. [19] induzierten bei Ratten durch eine Diät mit südchinesischem, salzkonservierten Trockenfisch Nasen- und Nasennebenhöhlenkarzinome.

Durch gaschromatographische Untersuchungen konnten mehrere Autoren [12, 39] in südchinesischen, salzkonservierten Trockenfischproben eine hohe Konzentration volatiler Nitrosamine feststellen. Durch volatile Nitrosamine wurden bei Versuchstieren Tumoren der Nase, der Nasennebenhöhlen, des Nasopharynx und im Bereich der Tuba Eustachii induziert [3, 8, 13, 31].

Außer in Südchina [17] und in Borneo [27] treten Nasopharynxkarzinome gehäuft in Tunesien und bei Grönland-Eskimos auf. Poirier et al. [29] untersuchten 1987 die Eßgewohnheiten in Tunesien, Grönland und Südchina und konnten zeigen, daß die tunesischen Speisen Touklia und Qaddid, die durch Vergärung in Salzlake hergestellt werden, einen hohen Anteil an volatilen Nitrosaminen (z. B. N-nitrosodimethylamin: NDMA) enthalten (Touklia: 12,0 µg/kg NDMA, Qaddid: 23,0 µg/kg NDMA). In grönländischen, ohne Salzkonservierung getrockneten Fischen wurden ebenfalls hohe Werte gemessen (38,0 µg/kg NDMA), im südchinesischen, salzkonservierten Trockenfisch lag die Konzentration bei 133,0 µg/kg NDMA. Zum Vergleich haben Sen et al. [32] 1985 in europäischen Fischkonserven einen NDMA-Gehalt von unter 1 µg/kg festgestellt. In japanischen salzkonservierten Trockenfischproben wurden NDMA-Konzentrationen von bis zu 313 µg/kg gemessen [21]. Eine mögliche Ursache für die unterschiedliche Inzidenz der Nasopharynxkarzinome in Südchina ($>50/100000$) [38] und Japan ($0,4/100000$) [26, 36] könnte die Tatsache sein, daß in Japan Trockenfisch nicht an Kinder gefüttert wird [29, 38]. Der Zeitpunkt der Ingestion des Karzinogens in frühester Kindheit ist wahrscheinlich entscheidend, da die altersspezifische Inzidenzkurve bei Nasopharynxkarzinomen einen steilen Anstieg für beide Geschlechter ab dem Alter von 20–24 Jahren [18] zeigt und für gewöhnlich die Latenzperiode zwischen der Exposition gegenüber dem Karzinogen und der Diagnose des Tumors bei mindestens 20 Jahren liegt. Ho [17] diskutiert als einen zusätzlichen Risikofaktor einen ernährungsbedingten frühkindlichen Vitamin-C-Mangel in Südchina.

Ein Zusammenhang zwischen einer Epstein-Barr-Virus-Infektion und Nasopharynxkarzinomen wurde erstmals 1966 von Old et al. [28] beschrieben. Eine Änderung des Antikörpertiters gegen EBV-DNA in Abhängigkeit vom Tumorstadium läßt einen direkten Zusammenhang vermuten, allerdings wurde dieser auch bei anderen Plattenepithelkarzinomen des oberen Respirationstraktes beobachtet [15]. In Biopsiematerial von Nasopharynxkarzinomen konnte EBV-DNA identifiziert werden [17]. Allerdings beweist die Persistenz der EBV-DNA in Nasopharynxkarzinomzellen nicht die Rolle des Virus in der Entwicklung des Tumors [17]. Die hohe Durchseuchung mit EBV in Asien und Afrika [10] läßt den Schluß zu, daß dort nahezu jeder Mensch in früher Kindheit eine EBV-Infektion durchgemacht hat. Im Gegensatz dazu ist die Nasopharynxkarzinom-Inzidenz streng geographisch limitiert. Yu et al. [39] schlußfolgern daraus, daß eine EBV-Infektion nur einer von mehreren entscheidenden Kofaktoren bei der Entstehung des Naxopharynxkarzinoms sein dürfte und daß Karzinogene eventuell nur synergistisch mit dem Epstein-Barr-Virus wirksam sind.

Insgesamt zeigt sich, daß die 1971 von Ho [16] aufgestellte Hypothese der Ätiologie des Nasopharynxkarzinoms durch eine Reihe epidemiologischer Studien bestätigt werden konnte. Die entscheidende Rolle scheint der endemischen frühkindlichen ingestiven Exposition gegenüber volatilen Nitrosaminen zuzukommen. Sekundäre Faktoren dürften eine mögliche genetische Disposition, Vorerkrankungen im HNO-Bereich und die ubiquitär vorkommende EBV-Infektion sein. In Nicht-Endemiegebieten ist ein erhöhtes Risiko durch die Exposition gegenüber Rauchpartikeln gegeben. Ein Zusammenhang mit dem Zigarettenkonsum erscheint unwahrscheinlich, die Exposition gegenüber typischen chinesischen Heilmitteln wird unterschiedlich beurteilt.

Literatur

1. Ames BN, McCann J, Yamasaki E (1975) Methods for detecting carcinogens and mutagens with Salmonella/mammalian-microsome mutagenicity test. Mutat Res 31:347–364
2. Andersson K, Elinderr CG, Hogstedt C, Kjellström T, Spang G (1984) Mortality among cadmium and nickel-exposed workers in a Swedish battery factory. Toxicol Environ Chem 9:53–62
3. Armstrong RW, Armstrong MJ, Yu MC, Henderson BE (1983) Salted fish and inhalants as risk factors for nasopharyngeal carcinoma in Malaysian Chinese. Cancer Res 43:2967–2970

4. Blot WJ, Lanier A, Fraumeni JF (1975) Cancer mortality among Alaskan natives 1960–1969. J Natl Cancer Inst 55:547–554
5. Booth K, Cooke R, Scott G, Atkinson L (1968) Carcinoma of the nasopharynx and oesophagus in Australian New-Guinea 1958–65. In: Cancer in Africa. Kenya Litho, Nairobi/Kenya
6. Buell P (1965) Nasopharyngeal cancer in Chinese of California. Br J Cancer 19:459–470
7. Buell P (1973) Race and place in the etiology of nasopharyngeal cancer: A study based on California death certificates. Int J Cancer 11:268–272
8. Cardesa A, Pour P, Haas H, Althoff J, Mohr U (1976) Histogenesis of tumors from the nasal cavities induced by DEN. Cancer 37:346–355
9. Committee on Passive Smoking (1986) Environmental Tobacco Smoke. National Acedemy Press, Washington/DC
10. DeThe G, Ho JHC, Muir CS (1982) Nasopharyngeal carcinoma. In: Evans AS (ed) Viral infections of humans, epidemiology and control. Plenum Press, New York pp 621–652
11. Djojapranata M, Soesilowati J (1967) Nasopharyngeal cancer in East Java (Indonesia). In: Muir CS, Shanmugaratnam KS (eds) Cancer of the nasopharynx (UICC Monograph Series, Vol 1). Munksgaard, Copenhagen, pp 43–46
12. Fong LYY, Chan WC (1973) Dimethylnitrosamines in Chinese marine salt fish. Fd Cosmet Toxicol 11:841–845
13. Fong LYY, Ho JHC, Huang DP (1979) Preserved foods as possible cancer hazards: WA rats fed salted fish have mutagenic urine. Int J Cancer 23:542–546
14. Hammond EC (1966) Smoking in relation to the death rates of one million men and women. Natl Cancer Inst Monogr 127–204
15. Henderson BE, Louie E, Jing JS, Buell P, Gardner MB (1976) Risk factors associated with nasopharyngeal carcinoma. N Engl J Med 295:1101–1106
16. Ho JHC (1971) Genetic and environmental factors in nasopharyngeal carcinoma. In: Nakahara W, Nikshioka T, Hirayama T, Ito Y (eds) Recent advances in human tumor virology and immunology. Tokyo University Press, Tokyo, pp 275–295
17. Ho JHC (1978) An epidemiologic and clinical study of nasopharyngeal carcinoma. Radiol Oncol Biol Phys 4 (3):183–198
18. Ho JHC (1979) Some epidemiologic observations on cancer in Hongkong. Natl Cancer Inst Monogr 53:35–47
19. Huang DP, Saw D, Teoh TB, Ho JHC (1978) Carcinoma of nasal and paranasal regions in rats fed Cantonese salted marine fish. In: DeThe G, Ito Y, Davis LV (eds) Nasopharyngeal carcinoma: aetiology and control. IAR Scientific Publication No. 20. IARC, Lyon, pp 315–329
20. Kahn HA (1966) The Dorn study of smoking and mortality among U.S. Veterans: Report on eight and one-half years of observation. Natl Cancer Inst Monogr 19:1–125
21. Kawabata T, Ohnshima H, Uibu J, Nakamura M, Matsui M, Hamano M (1979) Occurrence, formation and precursors of N-nitroso compounds in Japanese diet. In: Miller EC, Miller JA, Hirono I, Sugimura T, Takajama S (eds) Naturally occurring carcinogens-mutagens and modulators of carcinogenesis. Japan Scientific Society Press, Tokyo, pp 195–209
22. King H, Haenszel K (1972) Cancer mortality among foreign and native-born Chinese in the United States. J Chron Dis 26:623–649
23. Lam YM, Tan TC (1984) Mortality from nasopharyngeal carcinoma and occupation in men in Hongkong from 1976–81. Ann Acad Med 13/2 (Suppl):361–365

24. Lin TM, Chen KP, Lin CC (1973) Retrospective study on nasopharyngeal carcinoma. J Natl Cancer Inst 51:1403-1408
25. Mabuchi K, Bross DS, Kessler II (1985) Cigarette smoking and nasopharyngeal carcinoma. Cancer 55:2874-2876
26. Miyaji T (1967) Cancer of the nasopharynx and related organs in Japan based on mortality, morbidity and autopsy studies. In: Muir CS, Shanmugaratnam K (eds) Cancer of the nasopharynx (UICC Monography Series, Vol 1). Munksgaard, Copenhagen, pp 29-32
27. Muir CS (1972) Nasopharyngeal carcinoma in non-Chinese populations. In: Biggs PM, DeThe G, Payne LN (eds) Oncogenesis and Herpesviruses. International Agency for Research on Cancer (IARC) Publications No. 2. IARC, Lyon, pp 367-371
28. Old LJ, Boyse EA, Oettgen HF et al. (1966) Precipitation antibody in human serum to an antigen present in cultured Burkitt's lymphoma cells. Proc Natl Acad Sci USA 56:1699-1704
29. Poirier S, Ohnshima H, DeThe G, Hubert H, Bourgade MC, Bartsch H (1987) Volatile nitrosamine levels in common foods from Tunesia, South China and Greenland, high-risk areas for nasopharyngeal carcinoma (NPC). Int J Cancer 39:293-296
30. Proetz AW (1953) Respiratory air currents and their clinical aspects. J Laryngol Otol 67:1-17
31. Rivenson A et al., nach Mabuchi 1985 [25]
32. Sen NP, Miles WF, Donaldson B, Panalaks Z, Iyengeer JR (1973) Formation of nitrosamines in a meet curing mixture. Nature 245:104-105
33. Shanmugaratnam K (1971) Studies on the etiology of nasopharyngeal carcinoma. Int Rev Exp Pathol 10:361-413
34. Shanmugaratnam K, Tye CY, Goh EH, Chia KB (1978) Etiological factors in nasopharyngeal carcinoma: A hospital-based, retrospective, case-control, questionnaire study. IARC Sci. Publ. No. 20. IARC, Lyon, pp 199-212
35. Simons MJ, Wee GB, Day NE (1974) Immunogenetic aspects of nasopharyngeal carcinoma. 1. Differences in HLA antigen profiles between patients and control groups. Int J Cancer 13:122-134
36. Waterhouse J, Muir C, Shanmugaratnam K, Powell J (eds) (1982) Cancer incidence in five continents, Vol IV. IARC Sci. Publ. No. 42. IARC, Lyon
37. Worth RM, Valentine R (1967) Nasopharyngeal carcinoma in New South Wales, Australia. UICC Monogr Ser 1:73-76
38. Yu MC, Ho JHC, Lai SH, Henderson BE (1986) Cantonese-style salted fish as a cause of nasopharyngeal carcinoma: Report of a case-control study in Hongkong. Cancer Res 46:956-961
39. Yu MC, Mo CC, Chong WY, Yeh FS, Henderson BE (1988) Preserved foods and nasopharyngeal carcinoma: a case-control study in Guangxi, China. Cancer Res 48:1954-1959
40. Yun IS (1949) A statistical study of tumors among Koreans. Cancer Res 9:370-371
41. Zippin C, Tekawa IS, Bragg KU, Watson DA, Liden G (1962) Studies in heredity and environment in cancer of the nasopharynx. J Natl Cancer Inst 29:483-490

Sachverzeichnis

Adenokarzinom, Nasennebenhöhlen, Holzstaub 139
- Respirationstrakt, Passivrauchen 41 ff.
Alkohol 15 ff., 130 ff.
- Gießener/Heidelberger Fallkontroll-Studien 28 ff.
- kokarzinogene Wirkung 15
- - Pathomechanismen 16
- - - lokal-spezifische 17
- - - Mangelernährung 21
- - - mikrosomale Enzyminduktion 18
- - - Nitrosaminstoffwechsel 19, 20
- - tierexperimentelle Wirkung 15
- Konsum-Vergleich, Deutsche Herz-Kreislauf-Patienten-Studie 33
- Krebsrisiko, oberer Aerodigestivtrakt 26, 130 ff., 278
- Lippenkarzinom 274
Alkohol-/Tabak-Kombination, Krebsrisiko 32
Allergie (siehe auch Kontaktallergie) 210 ff.
Arbeitsstoffe
- Krebsrisiko
- - Asbest 67
- - chemische Industrie 70
- - Farben- und Druckindustrie 72
- - Fleischindustrie 75
- - Glasfaserstaub 68
- - Gummiindustrie 71
- - Holzstaub 69, 79, 83, 141 ff.
- - Hotel- und Gaststättengewerbe 76
- - Insektizide 71
- - Isopropylalkohol, Herstellung 71
- - Kfz-Bereich 73
- - Kohle- und Teerprodukte 73, 79, 83

- - Landwirtschaft 74
- - Lederindustrie 72
- - metallverarbeitende Industrie 74, 75
- - Papierindustrie 75
- - Schwefelsäuredämpfe 71
- - Senfgas 70
- - Strahlung, ionisierende 76
- - Textilstaub 69
- - Zement 74, 79, 83
- Plattenepithelkarzinom, oberer Aerodigestivtrakt 67 ff.
Asbest, Krebsrisiko 67, 69, 91 ff.
- berufsbedingtes 116
- - Entschädigung 116

Beruf
- berufsassoziiertes Krebsrisiko (siehe auch Arbeitsstoffe) 67 ff., 141 ff., 266, 278
- Entschädigung, Berufskrankheit? 116 ff., 141 ff.
- gefährdete Berufsgruppen, Erlanger Feldstudien 3
Berufskrankheiten 152 ff.
Berufskrankheiten, Karzinome im Kopf-Hals-Bereich
- anerkannte 152 ff.
- Bundesrepublik Deutschland 155
- - Ausnahmeklausel 155
- - BRD/andere Staaten, Vergleich 152 ff.
- - Listenprinzip 155
- - Mischsystem 155
Betelnußkauen, Mundhöhlenkarzinom 10
Burkitt-Lymphom
- kongenitale Immundefizienz 236
- X-chromosomal-lymphoproliferatives Syndrom 236

Sachverzeichnis

chemische Industrie, Krebsrisiko 70
Chemoprävention
- chemopräventive Stoffe 59
- - biologische Eigenschaften 60
- - Karotinoide 59
- - N-Acetyl-Cystein 61
- - Nebenwirkungen 60
- - Retinoide 59
- - Studien (laufende) 58, 61
- - - EUROSCAN 61, 191 ff.
- - Vitamin A 59
- - Wirkungsmechanismus 60
- Definition 56
- Vorgehensweisen 58, 59
- Zweitkarzinome 186 ff.

Deutsche Herz-Kreislauf-Patienten-Studie, Alkoholkonsum-Vergleich 33

Entschädigung, Berufskrankheit? 116
- Asbest 116 ff.
- Hartholzstaub 141 ff.
Epstein-Barr-Virus, Nasopharynxkarzinom 256, 281
Erlanger Feldstudien 3
- Berufsgruppen, gefährdete 3
- Kehlkopfkarzinom 3
- Mundhöhlenkarzinom 3
- Präkanzerosen 3
Ernährung 52 ff.
- Kehlkopfkarzinom 52 ff.
- und Krebs allgemein 52 ff.
- Mundhöhlenkarzinom 52 ff.
- Nasopharynxkarzinom 277 ff., 283
- Plattenepithelkarzinom, oberer Aerodigestivtrakt
- - Beta-Karotin 55
- - Selenium 56
- - Vitamin A 55
- - Vitamin C 55
- - Vitamin E 56
- Rachenkarzinom 52 ff.

Farben- und Druckindustrie, Krebsrisiko 72
Fleischindustrie, Krebsrisiko 71

genetische Faktoren (siehe auch Karzinogenese)
- Karzinogenese 239 ff.
- - Onkogene 240 ff.

- - Tumor-Suppressorgene 242 ff.
- - Tumor-Suppressorproteine 245 ff.
- - Tumorentstehung 239
Gießener/Heidelberger Fallkontroll-Studien 28
- Krebsrisiko 28
- - Alkohol 28 ff.
- - berufsassoziiert 77 ff.
- - internationaler Vergleich 35
- - orale Hygiene/Zahnstatus 175 ff.
- - Tabak 28 ff.
Glasfaserstaub, Krebsrisiko 68
Gummiindustrie, Krebsrisiko 71, 266

Heidelberger/Gießener Fallkontroll-Studien (siehe Gießener...)
Herpes simplex-Infektion, Krebsrisiko, Lippenkarzinom 273
HIV-Infektion, Kaposi-Sarkom 236
Holzstaub/Hartholzstaub, Krebsrisiko 69, 79, 83, 141 ff.
Hotel- und Gaststättengewerbe, Krebsrisiko 76
HPV-Infektion (siehe auch Papillomavirus) 259
Hypopharynx (siehe Rachen)

Immunantwort, spezifische, Karzinome im Kopf-Hals-Bereich 234
Immundefizienz, kongenitale, Burkitt-Lymphom 236
Immunsuppression
- Krebsrisiko, Plattenepithelkarzinom im Kopf-Hals-Bereich 232 ff., 274
- medikamentös bedingte, Krebsrisiko 237
Immunsurveillance, grundlegende Aspekte 232, 233
Insektizide, Krebsrisiko 71
Inzidenz, Plattenepithelkarzinom, oberer Aerodigestivtrakt 2, 26, 27
Isopropylalkohol, Herstellung, Krebsrisiko 71

Kaposi-Sarkom 236
Karzinogene
- chemische, Speicheldrüsenkarzinom 266
- N-Nitroso-Verbindungen 10
- Tabak 11, 46, 47

Karzinogenese
- genetische Faktoren 239ff., 277
- grundlegende Mechanismen 53, 57
- Tabak 7, 11
- - Reversibilität 12
Kehlkopf, Krebsrisiko
- Alkohol 26ff.
- Beruf 67ff.
- Tabak 26ff.
Kehlkopfkarzinom
- androgener Einfluß 204
- Antiandrogentherapie 206
- Asbest 67, 68, 91ff.
- endokrine Aspekte 202ff.
- Epidemiologie 124
- - Europa/Polen, Vergleich 124ff.
- - Polen 124ff.
- Erlanger Feldstudien 3
- Ernährung 52ff.
- Frauen, junge 203
- Gießener/Heidelberger Studien 26ff., 67ff., 158ff.
- HPV-Infektion 259
- Plattenepithelkarzinom, oberer Aerodigestivtrakt 1
- Sexualsteroidrezeptoren 205
Kfz-Bereich, Krebsrisiko 73
Kohle- und Teerprodukte, Krebsrisiko 73, 79, 83
Kontaktallergie, maligne Lymphome, Kopf-Hals-Bereich 210ff.
- klinische Aspekte 211ff.
- theoretische Grundlagen 210, 211
Krebsregister, saarländisches 2
Krebsrisiko
- Aerodigestivtrakt, oberer, präkanzeröse Läsionen 168ff.
- Aerodigestivtrakt, oberer, sozioökonomischer Status (allgemein) 159
- Alkohol-/Tabak-Kombination 32
- berufsassoziiertes (siehe auch Arbeitsstoffe) 67ff., 141ff.
- Ernährung 52ff.
- Gießener/Heidelberger Fallkontroll-Studien 26ff.
- ionisierende Strahlen 76, 195ff.
- Kehlkopf
- - Alkohol 26ff.
- - Tabak 26ff.
- Mundhöhle
- - Alkohol 26ff.
- - Tabak 26ff.
- Rachen
- - Alkohol 26ff.
- - Tabak 26ff.
- zentralnervöse Erkrankungen 219ff.
- - Epidemiologie 216ff.
- - Schizophrenie 222ff.
- - - Medikation 223ff.

Landwirtschaft, Krebsrisiko 71
Larynx (siehe Kehlkopf)
Lederindustrie, Krebsrisiko 71
Lippenkarzinom 9, 270ff.
- Ätiologie 270ff.
- Epidemiologie 270, 271
- Pfeifenraucher 9
- Risikofaktoren
- - Alkohol 273
- - Herpes simplex-Infektion 273
- - Immunsuppression 274
- - mechanische Belastung 273
- - Sonneneinstrahlung 272
- - Tabak 273
lymphoproliferatives Syndrom, X-chromosomales, Burkitt-Lymphom 236

maligne Lymphome, Kopf-Hals-Bereich, Kontaktallergie 210ff.
Mangelernährung, Plattenepithelkarzinom, oberer Aerodigestivtrakt 21
metallverarbeitende Industrie, Krebsrisiko 71
MONICA-Studie, Tabakkonsum-Vergleich 34
Mortalität, Plattenepithelkarzinom, oberer Aerodigestivtrakt 1, 26, 27, 127ff.
Mundhöhlenkarzinom
- Alkohol 26ff.
- Beruf 67ff.
- Erlanger Feldstudien 3
- - Ernährung 52ff.
- Gießener/Heidelberger Studien 26ff., 67ff., 158ff., 173ff.
- HPV-Infektion 259
- Plattenepithelkarzinom, oberer Aerodigestivtrakt 1
- Tabak 26ff.
- Tabakextrakt 10

N-Nitroso-Verbindungen, Karzinogene 10
Nasenkarzinom 10, 137ff.
- Schnupftabak 10
- Ursachen
- - berufsbedingt (siehe auch Nasennebenhöhlenkarzinom) 138ff.
- - nicht berufsbedingt 138
Nasennebenhöhlenkarzinom 137ff.
- Adenokarzinom 139
- nicht berufsbedingt 138
- Plattenepithelkarzinom 139
- Ursachen, berufsbedingt 138ff.
- - anorganische Verbindungen 139
- - Arbeitsprozesse 141
- - Hartholzstaub 141
- - organische Verbindungen 140
- - physikalische Einwirkungen 140
- - Thorotrast 138
Nasopharynxkarzinom 276ff.
- (siehe auch Rachenkarzinom)
- Epidemiologie 276
- Risikofaktoren 277
- - Alkohol 279
- - berufsbedingte 278
- - Epstein-Barr-Virus-Infektion 281
- - Ernährung 277ff.
- - - Trockenfisch, Nitrosamine 280ff.
- - - Vitamin C-Mangel 281
- - genetische Faktoren 277
- - In-door-pollution 278
- - Tabak 278

orale Hygiene, Krebsrisiko, Plattenepithelkarzinom, oberer Aerodigestivtrakt 175ff.
Oropharynxkarzinom (siehe Rachenkarzinom)

Papierindustrie, Krebsrisiko 75
Papillom, invertiertes
- Kehlkopf 259
- Nasennebenhöhlen 259
Papillomavirus
- Plattenepithelkarzinom im Kopf-Hals-Bereich 235
- Virustypen 256ff.
Passivrauchen 38ff.
- Respirationstrakt, Adenokarzinom 41ff.

- Respirationstrakt, Plattenepithelkarzinom 38ff.
Plattenepithelkarzinom, oberer Aerodigestivtrakt
- Alkohol 15ff., 26, 130ff., 274
- Arbeitsstoffe 67ff.
- endokrine Aspekte 202ff.
- Epstein-Barr-Virus 256, 281
- Ernährung 52ff.
- - Mangelernährung 21
- Früherkennung 1
- - Befundausbeute 5
- - Kosten-Nutzen-Analyse 5
- - Untersuchungsmethoden 4
- - Voraussetzung 4
- - Zuverlässigkeit 4
- Gießener/Heidelberger Studien 26ff., 67ff., 158ff., 173ff.
- Immunsuppression 232ff.
- Inzidenz 2, 26, 27
- Kehlkopfkarzinom 1
- Lippenkarzinom 10, 270ff.
- Mortalität 1, 26, 27, 127ff.
- Mundhöhlenkarzinom 1
- Nasenkarzinom 10, 137ff.
- Nasennebenhöhlenkarzinom 10, 137ff.
- orale Hygiene 175ff.
- Papillomavirus 235, 256ff.
- präkanzeröse Läsionen 168ff.
- Prävention 6
- - Chemoprävention 56ff.
- Rachenkarzinom 1
- sozioökonomischer Status 158ff.
- Tabak 7ff., 26, 130ff., 273ff.
- Vorsorge 1
- Zahnersatz 173ff.
- Zahnstatus 175ff.
- Zweitkarzinom 185ff.
Plattenepithelkarzinom, Respirationstrakt
- Passivrauchen 38ff.
- - Dosis-/Wirkungsbeziehung 44, 45
- - Epidemiologie 38ff.
- - Risikoabschätzung 38ff.
Präkanzerosen 168
- Erlanger Feldstudien 3
- histologischer Aspekt und maligne Entartung 170
- klinischer Aspekt und maligne Entartung 168, 169
- Leukoplakie

Sachverzeichnis 289

– – Erythroleukoplakie 168
– – homogene 168
– – noduläre 168
– – verruköse 168
– Plattenepithelkarzinom des oberen Aerodigestivtraktes 168 ff.
– sonstige Indikatoren für maligne Entartung 171, 172
– Therapie 170
Prävention
– (siehe auch Chemoprävention)
– Chemoprävention, Plattenepithelkarzinom, oberer Aerodigestivtrakt 56 ff.
– primäre 6, 57, 186
– sekundäre 58, 186
– tertiäre 58, 186
– Zweitkarzinome 186 ff.

Rachen, Krebsrisiko
– Alkohol 26 ff.
– Krebsrisiko, Tabak 26 ff.
Rachenkarzinom
– Ernährung 52 ff.
–, Plattenepithelkarzinom, oberer Aerodigestivtrakt 1
Rauchen
– (siehe auch Tabak)
– (siehe Passivrauchen)
– Gießener/Heidelberger Fallkontroll-Studien 28 ff., 67 ff., 158 ff., 173 ff.
– Inhalation 13
– – Lungenrauchen 13
– – Mundrauchen 13
– – Pfeifenrauchen, Lippenkarzinom 9
Risikogruppen 3

saarländisches Krebsregister 2
Schnupftabak, Nasenkarzinom 10
Schwefelsäuredämpfe, Krebsrisiko 71
Senfgas, Krebsrisiko 70
Sonneneinstrahlung, Krebsrisiko, Lippenkarzinom 272
sozioökonomischer Status (allgemein) und Krebsrisiko 159
– Ausbildungsgrad 159
– Berufstätigkeit 160
– Confounding-Bias 164
– Einkommensniveau 162
– Religion/Kultur 163
Speicheldrüsenkarzinom 264 ff.

– Risikofaktoren 264 ff.
– – Beruf 266
– – Gummifabrik 266
– – chemische Karzinogene 266
– – genetische Prädisposition 267
– – ionisierende Strahlung 264, 265
– – Virusinfektion 267
Strahlung, ionisierende, Krebsrisiko 76, 195 ff.
– Dosis-/Wirkungsbeziehung 197
– Latenzzeit 198
– Speicheldrüsenkarzinom 264, 265
– Spontanrisiko 199
Studien (siehe auch Test(s))

Tabak
– Hauptstromrauch 45
– Inhaltsstoffe, Tabakrauch 45 ff.
– – Aktivrauchen 47
– – Passivrauchen 47
– Karzinogene 11, 46, 47
– Karzinogenese 7
– – Mechanismen 11
– Konsum-Vergleich, MONICA-Studie 34
– Krebsrisiko, oberer Aerodigestivtrakt 26, 130 ff., 278
– Lippenkarzinom 273
– Nasopharynxkarzinom 278
– Nebenstromrauch 45
– Rauchinhalation 13
– Rauchstraße 9
– Schnupftabak, Nasenkarzinom 10
– Speichelextraktion 10
Test(s)
– Chemoprävention, chemopräventive Stoffe, Studien (laufende) 61–63
– Deutsche Herz-Kreislauf-Patienten-Studie, Alkoholkonsum-Vergleich 33
– Erlanger Feldstudien 3
– Gießener/Heidelberger Fallkontroll-Studien 28
Textilstaub, Krebsrisiko 69
Tumor-Suppression in Hybridzellen, Mechanismus 247 ff.
Tumor-Suppressorgene, Karzinogenese, genetische Faktoren 242 ff.
Tumor-Suppressorproteine, Karzinogenese, genetische Faktoren 245 ff.

Virusinfektion,
  Speicheldrüsenkarzinom,
  Risikofaktoren 267
- Tumorentstehung, Kopf-Hals-
  Tumoren 256 ff.
Virusinfektion, Tumorentstehung,
  begünstigende Faktoren 258
- Virustypen 256 ff.

Zahnersatz, Krebsrisiko,
  Plattenepithelkarzinom, oberer
  Aerodigestivtrakt 173 ff.
Zahnstatus, Krebsrisiko,
  Plattenepithelkarzinom, oberer
  Aerodigestivtrakt 175 ff.
Zement, Krebsrisiko 74, 79, 83

zentralnervöse Stimulation,
  Krebsrisiko
- Epidemiologie 216 ff.
- limbisches System 224
- Parkinson 225 ff.
Zweitkarzinome,
  Plattenepithelkarzinome im
  Kopf-Hals-Bereich 185 ff.
- Chemoprävention 186 ff.
- Definition 187, 188
- EUROSCAN 191 ff.
- Häufigkeit 189
- metachrone 185
- Prävention 186 ff.
- Risikofaktoren 190
- synchrone 185

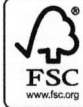

MIX
Papier aus verantwortungsvollen Quellen
Paper from responsible sources
FSC® C105338

If you have any concerns about our products,
you can contact us on
ProductSafety@springernature.com

In case Publisher is established outside the EU,
the EU authorized representative is:
**Springer Nature Customer Service Center GmbH
Europaplatz 3, 69115 Heidelberg, Germany**

Printed by Libri Plureos GmbH
in Hamburg, Germany